스트레스
핸드북
STRESS HANDBOOK

『삶을 만점으로 만드는 스트레스 관리』 개정증보판

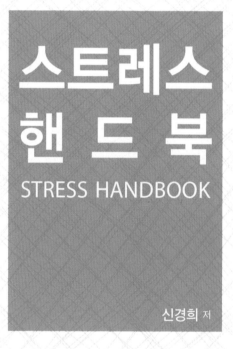

스트레스
핸 드 북
STRESS HANDBOOK

신경희 저

씨
아이알

들어가는 글

이 책은 2015년에 출간되었던 『삶을 만점으로 만드는 스트레스 관리』의 개정증보판이다. 초판에 대해 독자들이 보내준 관심과 격려에 힘입어, 예상보다 일찍 개정증보판을 내놓게 되었다. 하지만 초판을 탈고한 직후부터 개정증보판의 준비는 이미 시작되고 있었다. 스트레스에 관한 의학, 심리학, 사회학 이론은 하루가 다르게 진보하고 있고, 실천적 기술을 필요로 하는 영역 또한 전문적인 치유 분야로부터 일상의 삶으로 크게 확대되고 있기 때문이다.

모든 질병의 80% 이상이 스트레스로 인해 발생한다는 것은 더 이상 놀라운 이야기가 아니다. 암 환자들에게 "왜 당신에게 암이 발생한 것 같은가?" 하고 물으면, 대다수가 "스트레스 때문인 것 같다"라고 대답을 할 만큼, 스트레스가 질병의 원인이라는 믿음은 대중의 신념 속에 깊이 자리를 잡은 지 오래이다.

스트레스는 각종 중독과 의존증, 학교 폭력, 직장 내 집단 따돌림 같은 문제들을 야기하는 뿌리가 된다. (이 부분이 궁금하다면, 잠시 '30. 투쟁도 도피도 포기도 안 된다면?'을 훑어보고 돌아와도 좋다.) 게다가 기업과 국가 경제에도 막대한 짐을 지우고 있다. (만일 독자가 기업체를 운영하는 사람이라면, 직원 1인당 스트레스 비용이 연간 '최소' 수백만 원에 이른다는 사실을 믿기 어려울 것이다. 잠시 후 이 사실을 확인하게 될 터이니, 그때 너무 스트레스를 받지 않도록 미리 마음의 준비를 하기 바란다.)

이미 의료계, 교육계, 산업계를 비롯한 사회 전반에서 스트레스 관리의 필요성을 절감하고 있지만, 이에 관한 과학적 이론과 실질적 관리 기법을 안내하는 방안은 체계적으로 논의되지 않고 있다. 스트레스를 완화시켜 준다는 상업적 도구와 프로그램만이 난무하고 있을 뿐이다. 그러나 이러한 도구나 프로그램을 접해 본 사람들은 한결같이 "하는 동안에는 효과가 있는 듯해도 삶의 현장으로 돌아오면 다시 예전으로 돌아오더라"라는 푸념을 한다. 이것은 혈압약을 끊으면 혈압이 다시 올라가는 것과 같은 이치다.

평생 약에 의존하지 않고 혈압을 조절하려면 혈압을 높일 수밖에 없는 삶의 방식들을 바꾸어야 한다. 평생 스트레스 관리 프로그램, 상담소, 정신과 병원을 전전하지 않고 스트레스라는 만성적인 괴로움에서 벗어나고 싶은가?

살아 있는 동안 스트레스라는 경험은 피할 수 없지만, 스트레스가 더 이상 해가 되지 않도록 잘 다스리고, 오히려 그것이 심신의 건강과 웰빙을 증진하는 도구가 되도록 하는 방법들이 있다. 이제부터 당신은 등록비가 200만 원이나 되는 스트레스 관리 코스를 책 한 권의 비용으로 참여하게 될 것이다.

이 책은 스트레스에 관해서 독자들이 꼭 알아야 할 지식과 생활 속에서 스트레스를 관리하는 데 필요한 지혜를 담고 있다. 무엇보다도 독자들이 자신의 스트레스를 정확히 이해하고 삶 속에서 실질적인 변화를 이끌어내는 것이 중요하므로, 자기 진단법과 응용 기술을 설명하는 데 상당한 지면을 할애하였다. 이 기술들은 실제 치유의 현장에서 전문가들이 활용하는 심리적 기법, 생리적 기법을 누구나 쉽게 배워 활용할 수 있도록 변형한 것이다. 사람마다 스트레스의 원인과 그로 인한 영향이 다르고 생활환경도 다르므로, 다양한 기법을 소개함으로써 모든 독자가 자신에게 필요한 기법을 선택할 수 있도록 하였다. 비록 직장인을 주요 독자층으로 하였지만, 스트레스라는 문제에 관심이 있는 사람이라면 학생, 주부를 막론하고 누구나 활용할 수 있다.

책을 읽을 때는 꼭 펜을 준비하여 제시된 진단지, 체크 리스트 등을 작성하면서 워크북으로 활용하라. 그리고 소개된 기법을 모두 실천해 보면서 당신이 언제나 요긴하게 이용할 수 있는 방법들을 골라 잘 익혀 두라. 책을 읽은 뒤에도 최소한 1년 동안은 가까운 곳에 책을 두고, 스스로 세운 스트레스 관리 계획의 실행 정도와 변화 성과를 기록하라.

만일 당신이 기업의 경영자이거나 학생을 가르치는 교사라면 여럿이 함께 할 수 있는 관리법을 더욱 눈여겨보기 바란다. 예컨대 지루한 회의에서 짜증스러운 브레인스토닝(brain stoning. 브레인스토밍(brain storming)이라고도 알려져 있음. 머리가 돌이 되는 부작용이 있는 진부한 회의 기법의 하나) 대신 '사점찍기'를 도입하거나, 나른한 교실에서 '123 요가'를 함께 한다면 몸과 마음에 놀라운 활기를 불어넣을 수도 있을 것이다.

스트레스학은 의학, 심리학, 신경과학, 사회학, 철학을 비롯한 수많은 학문이 집결된 다학제적 학문이다. 따라서 의학자든 심리학자든 어떤 특정 분야에서는 내로라하는 전문가라 하더라도, 생소하고 난해하게 느껴지는 부분이 있을 수밖에 없다. 이 책에서는 전문용어의 사용을 최소화하고 복잡한 이론은 비유와 사례를 제시하여 설명하였으며, 많은 삽화를 곁들여 어떤 독자라도 내용의 핵심을 쉽게 포착할 수 있도록 하는 데 많은 노력을 기울였다.

책을 읽다가 좀 더 자세한 설명이 필요한 부분이 있다면, 또는 더 많은 스트레스 진단법과 스트레스 관리법에 대해 체계적으로 알고자 한다면, 스트레스의학 교과서인 『통합스트레스의학』을 참고하라. 이 책(『스트레스 핸드북』)에 사용된 진단지들 중에는 원래의 것을 변형하거나 축약한 것이 많으니, 정확한 검사법과 출처를 알기 원하는 독자는 반드시 교과서를 참고하기 바란다.

본론을 시작하기에 앞서, 혹시 독자가 보건의료 정책을 입안하거나 집행하는 사람이라면, 예방의학적 관점에서 스트레스 관리 사업의 필요성을 충분히 검토해 보는 기회가 되기를 간구한다. 만일 기업의 경영자라면, 직원들을 괴롭히고 직무 생산성을 저하시키는 원인 가운데 직무나 근무 환경에 관한 문제는 제한적이라는 사실을 심각하게 받아들이기 바란다. 그들은 오늘도 부부싸움, 주가의 하락, 자녀의 성적, 교통정체 같은 삶의 스트레스를 잔뜩 이끌고 회사에 나와서는, 지금 하고 있는 일 때문에 스트레스를 받는 것이라고 생각하며 인상을 쓰고 있다. 쾌적한 근무 환경, 직장 내 커뮤니케이션 능력 향상, 복리후생…. 이런 것들이 그 문제를 해결해 줄 수는 없다. 그렇다면 경영자가 할 수 있는 최고의 전략은 어떤 스트레스라도 잘 대처하고 이겨 낼 수 있는 힘, 소위 '스트레스 면역력'을 향상시켜 주는 것이 아닐까?

CONTENTS

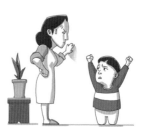

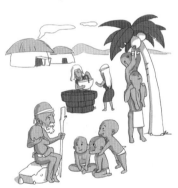

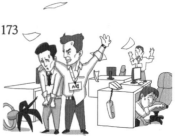

PART III 뿌리부터 다스리는 스트레스 치유의 원리

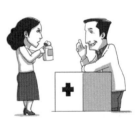

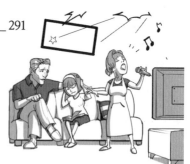

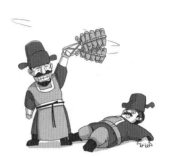

PART V 스트레스 다시보기

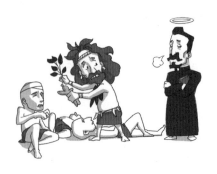

PART I

스트레스 미리보기

01

삶은 비극인가, 블랙코미디인가?
삶을 만점으로 만드는 것

삶을 100점으로 만드는 것이 무엇일까? 영어 알파벳의 A에서 Z까지, 순서대로 1부터 26까지의 숫자를 부여하고, 삶에서 가장 소중하다고 생각하는 것의 영어 단어를 찾아 각 알파벳에 부여된 숫자를 모두 더해 보자. 지식(knowledge)은 96점, 돈(money)은 72점, 사랑(love)은 54점에 불과하다. 과연 어떤 단어가 삶을 100점으로 만드는 것일까? 답은 태도(attitude)였다.

그런데 긍정적인 태도를 취하는 것만으로는 삶이 변화하지 않는다. 실력도 경험도 지식도 쌓이지 않는다. 태도에는 합당한 대상이 필요하다. 과연 무엇에 관한 어떤 태도가 삶을 100점으로 만든다는 말인가? 돈에 관한 태도? 공부에 관한 태도? 일에 관한 태도?

자, 이제 우리는 '태도'의 목적어이자, 삶을 만점으로 만드는 또 하나의 100점 단어에 대해 이야기를 시작한다. 그 단어는 바로 스트레스(stress)이다. 스트레스에 대한 우리의 태도가 우리의 삶을 100점 곱하기 100점, 즉 10,000점으로 만들어 줄 수 있다.

입시라는 스트레스에 대한 태도는, 우주를 동경하던 소년을 최고의 물리학자가 되게 할 수도 있고, 어린 시절의 꿈에서 너무도 멀어진 자신의 모습이 술잔에 비칠 때마다 원망하듯 술잔을 비워대는 주정뱅이가 되게 할 수도 있다. 사업 실패라는 스트레스에 대한 태도는 절대로 빠져나올 수 없는 좌절의 나락으로 인간을 추락시킬 수도 있지만, 경험으로 쌓아 올린 큰 산의 강인함과 대양과 같은 지혜를 갖춘 경영자로 성장시킬 수도 있다.

스트레스라는 자극이 없다면 삶이 지금보다 더 나아지고 더 행복해질 수 있을까? (단언하건대, 지난 수십만 년 동안 인류가 아무런 스트레스를 겪지 않았다면, 당신이 지금 마트에서 장을 보거나 도로 위에서 운전을 하고 있을 가능성보다는, 기를 쓰고 토끼의 뒤를 쫓거나 야자나무를 기어오르고 있을 가능성이 훨씬 높다.)

스트레스를 관리하는 기술에는 과도하고 불필요한 자극을 제거하는 기술도 포함된다. 하지만 스트레스 관리의 궁극적 목적은 그러한 스트레스성 자극의 본질을 '제대로' 파악하고 그 자극에 '제대로' 대응함으로써, 우리에게 내재된, 건강하고 행복한 삶의 잠재력을 최대로 실현하는 것에 있다.

당신이 비싼 항공료를 지불하고 사파리 여행을 왔다고 가정해 보라.

그런데 맹수보다 무서운 모기들이 사파리에 득실대고 있다. 모기에 물려 괴롭힘을 당하느니 아예 호텔 모기장 안에만 있다가 돌아가기로 결심할 것인가? 강력한 모기 기피제를 바르고 나가서 사파리를 즐겨라. 그러면 당신은 알게 될 것이다. 당신이 피하려던 모기 중에는 사파리의 보물로 당신을 안내해 주러 온 작은 전령들도 섞여 있었다는 것을 말이다.

모든 생물체는 스트레스라는 경험을 통해서 끊임없이 변화하고 있는 환경에 새롭게 적응한다. 스트레스를 느끼지 않는 것은 생명체가 아니거나, 생명활동을 멈춘 것이다. 스트레스는 생명체가 살아 있음을 느끼게 하고 반응하도록 하는 것이다. 살아 있고자 한다면 스트레스는 피할 수 없다.

스트레스를 피할 수 없다는 말이 왠지 실망스러운가? 스트레스라는 말만 들어도 가슴이 답답해지는가? 기대하라! 지금까지 생각해 온 스트레스의 본 모습을 알게 된다면, 당신이 주인공을 따라 훌쩍이면서 보던 영화가, 사실은 찰리 채플린의 익살스러운 코미디 영화의 한 장면에 불과했음을 깨달았을 때와 같은 혼란에 빠질 수도 있다.

극작가 멜라무드는 "인생은 기쁨으로 가득 찬 비극이다"라는 말을 했다. 모든 주인공이 죽음으로 끝나니, 비극이 아닌 삶은 없다. 우리의 진정한 비극은 기쁨으로 가득 찬 삶이 아니라 스트레스로 가득 찬 삶을 살고 있다는 데 있지 않을까? 흥미진진한 사파리 여행을 온통 모기의 불쾌함으로만 채우는 것은 아닌가? 어쩌면 존재하지도 않는 모기들 때문에 말이다.

사폴스키라는 학자는 "인간은 스트레스를 주는 사건들을 순전히 머릿속에서 만들어 낼 수 있을 만큼 충분히 지혜롭다"라고 말한다. (그렇더라도 스트레스 검사가 조만간 지능검사를 대신하게 될 것 같지는 않다.)

당신의 삶이 혹시 그런 블랙코미디는 아닌가?

02

모든 길은 스트레스로 통한다

스트레스,
자기계발과 기업 경영의 새로운 화두

스트레스는 인간, 사회, 생태의 모든 병리적 개념을 설명하는 만능어이자 의학, 심리학, 교육학, 사회학 등 인간에 대한 모든 학문이 궁극적으로 다루는 문제이다. 건강, 웰빙, 성공과 직결되는 현대인의 화두이기도 하다. 학생도 직장인도 공부할 시간, 일할 시간이 부족하지만, 그 시간을 쪼개고 아껴서 스트레스 교육에 참여하기 시작하였다.

기업의 경우를 예로 들어 보자. 직원들의 스트레스가 기업과 국가 경제에 미치는 영향은 상상을 초월할 정도이다. 조사에 의하면 우리나라 직장인 10명 중 9명이 회사를 때려치우고 싶을 정도로 심각한 직장 스트레스를 경험하고 있고, 역시 10명 중 9명이 한두 가지씩 고질병을 가지고 있다. 스트레스가 바로 그 중심에 있다. 스트레스는 직무 생산성에 막대한 영향을 줄 뿐 아니라 직원들의 심신 건강, 기업 문화 전반에 영향을 준다.

직원 1인당 직간접적인 스트레스 비용은 1년에 최소 수백만 원으로 추정된다. 믿기 어렵다고? '최소' 수준으로 설명해 보자. 우리나라 직장인들의 스트레스 해소법 중 가장 흔한 것이 '나가서 담배를 피운다'이다. 비흡연자라면 화장실이나 자판기가 있는 휴게실에 다녀올 것이다. (물론, 생리적 욕구의 해소나 최소한의 휴식에 필요한 것 이상으로 긴 시간, 또는 잦은 빈도로 사무실을 벗어나는 것을 뜻하는 것이니, 이 글을 읽은 후 화장실에 갈 때마다 망설이게 된다든지, 상사가 자리를 비우려 할 때마다 상사의 눈치를 살피는 일은 없기 바란다.)

연봉 오천만 원인 직장인이라면, 기업은 그에게 하루 약 21만 원, 시간당 2만 6천 원의 임금을 지불하고 있다. 하루에 스트레스 때문에 자리를 비우고 나가서 담배를 피우거나, 화장실에서 나지막한 뒷담화가 길어지는 시간이 얼마나 될까? 사무실에 앉아 있어도 일에 집중을 못하고 사이버공간으로 유체이탈을 하거나(대개는 여기서도 누군가의 뒷담화를 하든지, 아니면 구직 사이트에 이력서를 업데이트하면서 소심한 쾌감을 느끼는 것으로 조사된다), 일에서 실수하는 것 등을 포함하면 적어도 하루 한 시간 정도는 손해다.

여하간 담배 피우러 딱 세 번만 나가서 10분씩 총 30분간 일을 못했다고 하자. 30분에 해당하는 임금 1만 3천 원씩 한 달(20일)이면 26만 원, 일 년이면 310만 원이다. 30분 자리를 비운 것 외에는 아무 문제없이 업무의 질과 밀도를 유지했고, 컴퓨터 절전 모드에서 화면 잠금을 풀기까지 걸리는 시간은 0초였다는 비현실적인 가정을 했을 때 그렇다. 여기에 스트레스를 술로 해소하는 경우 발생하는 결근, 지각, 숙취의 영향만 함께 고려해 보더라도, 경영자들은 오늘부터 잠이 들기 어려울 지경이 될 것이다.

생산성은 차치하고, 직무 스트레스로 인한 질병도 계속 증가하고 있다. 스트레스성 질환이라고 소송이 일고, 산재로 인정받는 비율이 계속 높아지는 것을 생각하면, 기업 입장에서 직원들의 스트레스 관리에 힘을 쏟는 것은 단순한 복리후생적 차원의 배려가 아니라, 기업의 방어 차원에서 선택의 여지가 없는 것이다.

직원들이 갖추어야 할 능력은 직무 수행력, 외국어 능력, 리더십, 커뮤니케이션 능력만이 아니다. 그 능력이 제대로 성과로 이어질 수 있게 해주는 것은 스트레스 관리 능력이다. 채용을 하려면 건강검진을 해야한다. 건강하지 않은 직원, 전염성 질환이 있는 직원은 함께할 수 없다. 마찬가지로 자기 삶의 스트레스 조절 능력이 없는 직원도 그렇다. 아무리 뛰어난 인재라고 해도 자신의 스트레스를 감당하지 못한다면 동료를 불편하게 하고 불협화음을 일으키는 조직 부적응자가 되거나, 결근과 자리 이탈을 일삼는 골칫덩어리가 되거나, 이 회사 저 회사를 전전하는 철새가 되기 십상이다. 하나같이 채용하고 육성하기 위해 막대한 시간과 비용을 투자한 직원들이 아닌가? 아직 우리나라 기업은 채용이나 직원 평가에서 스트레스 수준이나 스트레스 관리 능력을 반영하고 있지 않지만, 앞으로는 이들 또한 중요한 지표가 될 것으로 예상된다.

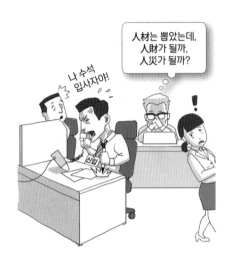

재능은 식탁에서 쓰는 소금보다 흔하다는 말이 있다. 우수한 재능을 가졌다는 것은 출발선에서 조금 앞에 있는 것에 불과하다고도 한다. 필요한 것은, 웬만한 스트레스에 꿈쩍하지 않고 자신이 있어야 할 곳에서 해야 할 일을 해내며, 스스로의 역량을 키우고 잠재력을 실현하는 힘이 아닌가? 스트레스에 대한 태도, 스트레스를 관리하는 능력이 바로 그것을 보여주는 지표가 될 것이다.

스트레스라면 나도 남부럽지 않게 많다고 생각하면서도, 스트레스 관리는 여전히 남의 이야기처럼 들리는가? 여기서는 기업에서의 스트레스 문제에 대해서만 이야기했지만, 앞으로 우리는 중독, 폭력, 범죄 등의 사회 문제, 그리고 학생들의 학업 저하, 교내 폭력, 집단 따돌림 같은 학내 문제도 스트레스와 직접적으로 관련이 있음을 알게 될 것이다. 또한 고혈압, 돌연사, 암, 피부병, 불임, 치매, 우울증, 불안증…. 당신이 어디서든 들어 본 적이 있거나 앞으로 듣게 될 온갖 심신의 질병과 장애가 스트레스와 관련되어 있음도 보게 될 것이다.

03

내 마음이 보이니?
빗속의 사람 그림검사

본격적인 이야기를 시작하기에 앞서 간단한 심리검사를 해보자. 검사의 지시문은 다음과 같다.

"비가 내리고 있습니다. 빗속에 있는 사람을 그리십시오. 만화나 막대기처럼 그리지 말고, 온전한 모습의 사람을 그리십시오." (아이들에게는 '막대기' 대신 '졸라맨'이라는 전문용어를 쓰면 쉽게 이해할 것이다.) 묻지도 따지지도 말고, 일단 연필을 들어 위의 지시문대로 다음 장의 빈 지면에 그림을 그려보라.

이것은 '빗속의 사람 그림검사'라고 하는 그림 심리검사법의 일종이다. 앞으로 스트레스 진단을 하면서 어떤 편견이나 선입견이 생기기 전에, 미리 여러분의 스트레스 정도와 취약성을 대략 가늠해 보기 위한 검사이다.

빗속의 사람을 그리시오.

정확한 해석은 전문가에 의해서만 가능하지만 비의 양이나 빗줄기의 굵기, 인물의 표정, 우산 등의 모양을 살펴보면 대략의 정보를 얻을 수도 있다. 당신이 그린 그림만 보는 것보다 다른 사람의 그림을 함께 비교해 보면 좀 더 이해하기 쉬울 것이다. (다음 장의 해석법을 먼저 보면 검사를 할 수 없게 되니, 궁금하더라도 그림부터 그린 다음 해석법을 읽기 바란다.)

이 그림에서 사람들은 자신이 느끼는 스트레스의 정도를 비, 구름, 웅덩이, 번개 등으로 그리게 된다. 또한 스트레스에 대응할 수 있는 자신의 능력은 우산, 비옷, 장화 같은 것으로 표현하게 된다. 빗줄기가 너무 많거나 굵고, 번개가 치고, 바닥에 빗물이 고여 흐르는 것을 그렸다면 현재 스트레스가 과도한 것으로 볼 수 있다.

비를 많이 그렸더라도 우산으로 비를 막고 있고, 나무나 지붕 아래에서 비를 잘 피하고 있다면, 스스로 스트레스에 '대처'할 수 있다고 인식하는 것이다. 그런 사람들은 비를 충분히 피하고 있을 뿐 아니라, 표정도 두렵거나 불안하지 않게 그리지만, 작은 불안에도 심하게 반응하는 사람은 겁에 질리거나 놀란 표정을 하고, 무기력하게 비를 맞는 상황을 표현한다.

혹시 사람보다 비를 먼저 그렸는가? 비를 먼저 그린다는 것은 스트레스가 심하다는 의미로 해석할 수 있다. 인물에 비해서 우산이 너무 큰가? 어쩌면 자기애적 성향이나 강박적 성향을 의심해 볼 수도 있다. 우산 끝을 뾰족하게 그렸다면 공격적 성향을 드러낸 것으로 볼 수도 있다.

맨발을 그렸다면 스트레스가 매우 심한 것으로 해석해 볼 수 있다. 물이 너무 많다면 우울한 성향도 의심된다.

그림의 한두 가지 요소에 연연하여 크게 걱정할 필요는 없다. 형편없는 그림 실력 때문에 괴로워할 필요는 더더욱 없다. 프로이트는 미켈란젤로의 모세상을 완전히 이해하기 위해 무려 3주 동안 작품의 비율을 재고 스케치를 하면서 연구했다고 한다. 창작물은 그것을 만들어 낸 사람의 정신세계에 관하여 풍부한 정보를 담고 있기 마련이다. 당신이 그린 그림은 비록 단순한 것이지만, 당신이 생각하는 것 이상으로 당신에 대해 많은 것을 알려 준다. 아마도 지금, 그렸던 그림을 한 번 더 들여다보고 있겠지만, 여러분이 심리 전문가가 아닌 이상 더 많은 정보를 찾아내기는 어려울 것이다.

이제 당신은 좀 더 이해하기 쉬운 진단 도구를 이용하여, 당신의 스트레스를 평가할 수 있게 될 것이다. 그러니 더 이상 숨은그림찾기를 하듯이 뚫어지게 그림을 바라볼 필요도 없다. 이것은 스트레스를 알기 위한 몸풀기일 뿐이며, 각자의 해석은 일단 무시해도 좋다. 적어도 당신이 스트레스 못지않게 중요한 '스트레스 대처능력'이라는 것의 존재에 대해 어렴풋이 알게 되었다는 것은 커다란 도약이다.

04

'스트레스', 원래는 공학용어

환경의 변화와 생명체의 적응

힘, 노력, 분투, 압력, 응력, 긴장, 강조, 강세…. 이 단어들의 공통
점은 무얼까? 영한사전에서 스트레스라는 단어를 찾으면 나오는 해석
이다. 스트레스라는 영어 단어는 '압박', '긴장' 같은 물리학적 의미를 담
고 있지만, 우리의 일상에서는 심리적 불편감과 관련된 용어로 더 많이
쓰인다.

스트레스라는 말은 언제부터 사용되었을까? 논란의 여지는 있지만,
최근에 사용되기 시작한 용어가 아니다. 문헌에 의하면 스트레스라는 단
어는 17세기에 기술 분야의 용어로서 처음 사용되었던 것이 확인된다.
당시 이 용어는 건물 대들보나 다리 아치 같은 구조물의 일부분이 전체
하중을 지탱할 때 발생하는 물리적 응력을 뜻하는 단어였다.

현재 우리에게 익숙한 스트레스라는 말은 '우리가 적절하게 적응하

지 못하여 생리적 긴장을 초래하고, 나아가 질병을 일으킬 수도 있는 정도의 불편함 또는 물리적, 화학적, 감정적 요소'로 정의된다. 쉽게 말해서 우리는 정신적 압박감, 긴장 등이 오면 스트레스를 받는다고 말하고, 더 일반적으로는 심신에 불편함이나 불만족을 느끼는 모든 상황에서 스트레스라는 표현을 한다.

우리가 심신에 불만족이나 불편함을 느끼는 이유는 무엇일까? 주변 환경과의 부조화, 불균형 때문이다. 본래 스트레스라는 것은 생명체가 환경 변화에 적응하기 위해 스스로 구성하는 내적 반응이다. 환경은 끊임없이 변화하며, 생명체는 그 변화에 대해서 지속적인 반응을 해야 한다. 다윈은 살아남는 종은 강한 종이 아니고, 똑똑한 종도 아니고, 변화에 적응하는 종이라고 하였다. 변화에 적응하기 위해 필요한 것은 그 변화를 감지하고, 뭔가 불편함을 느껴 반응을 하도록 만드는 무엇, 즉 스트레스이다.

적응이란 환경과의 조화와 균형이 이루어진 상태이다. 성공적인 스트레스 반응은 생명체에게 새로운 균형과 안정을 가져다준다. 스트레스로 인해 발병하거나 악화되는 질환을 '정신신체장애'라고 하는데, 한편에서는 이것을 '부적응증'이라는 용어로도 부른다. 스트레스 반응의 본질적 목적인 '적응'의 실패로 인해서 발생하는 것이기 때문이다.

스트레스학의 대부로 일컬어지는 한스 셀리에는 스트레스원(스트레스 반응을 일으키는 원인 자극)의 종류가 무엇이든지 그것에 대해 우리는 생리적으로 동일한(일반적인) 스트레스 반응을 보인다고 하고, 그러

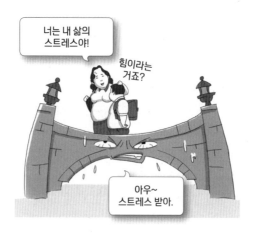

한 이유로 스트레스 반응을 '일반적응증후군'이라고 명명했다. 또한 스트레스성 질환은 스트레스원에 대한 적응에 실패하여 발생한 것이므로, 이를 '적응의 질병'이라고 하였다. 그리고 "건강과 행복의 비결은 끊임없이 변하는 환경에 성공적으로 적응하느냐의 여부에 달려 있으며, 거대한 적응 과정에 실패한다면 치러야 할 대가는 질병과 불행이다"라는 말을 남겼다.

파도타기를 하는 사람이 거친 파도 위에서 계속 뻣뻣한 자세를 유지한다면 어떻게 될지는 자명하다. 마찬가지로 세상의 파도, 즉 세파 속에서 사고방식과 행동이 경직되고 융통성이 없다면 스트레스라는 파도에 계속 두들겨 맞을 수밖에 없다. 하지만 충분히 유연하게 적응할 수 있는 능력이 있다면 당신은 그 파도를 짜릿하게 즐길 수 있다.

변덕스럽고 까다로운 상사 때문에 늘 스트레스를 받는가? 상사를 해고해 버려라! 생각만 해도 흐뭇하지만, 그것은 좀 곤란하다고? 그러면 마음에 드는 상사가 있는 부서로 이동하라. 상사를 해고하거나 부서를 바꿀 수 없다면, '적응력'을 갖추는 것이 당신이 선택할 수 있는 유일한 대안이다. 그러한 능력을 갖추는 만큼, 당신은 스트레스에서 벗어날 수 있을 것이다.

사표를 던지는 방법은 어떻겠냐고? 정말 돌아버릴 정도가 아니라면, 그 고약한 상사에게 좀 더 적응력을 갖추어 당신의 심리적 포용력이라도 조금 넓히고 나서 그만두는 것이 낫지 않을까? 다른 직장에는 더 나은 상사가 당신을 기다리고 있을 것이라는 '천진난만'한 희망을 갖고 있지 않다면 말이다. '희망고문'이라는 말도 있지만, 사실 당신의 비현실적 사고야말로 당신과 당신의 주변 사람에게 끊임없이 스트레스를 퍼 올려 들이붓는 펌프의 마중물과 같은 것이다. 이 문제에 대해서는 뒤에서 생각의 틀을 다시 짓는 전략들을 설명할 때 다시 논의하기로 하고 지금은 너무 깊이 고민하지 말자.

05

진화의 시대착오

스트레스의 3D

길을 가다가 불량배에게 쫓기게 된 상황이나, 시험 종료 10분 전인데 수학 문제를 반도 못 풀고 있는 상황을 상상해 보라. 왜 우리는 이런 상황에서 즐거움이나 기쁨보다 공포나 불안을 느끼며 스트레스 반응을 할까? "뭐? 무슨 이런 질문이 다 있어?"라고 하지 말고 한번 진지하게 생각해 보자. 조물주가 우리를 창조할 때 위험한 상황에서 공포나 불안보다는 즐거움이나 기쁨을 느끼도록 만들었다면 심신의 건강에도 유리하고 상황에 더 잘 대처할 수 있지 않을까?

모든 생명체는 스트레스 반응을 한다. 사람 역시 심박수와 호흡의 증가, 불안과 분노, 공격적 행동 같은 온갖 스트레스 반응을 한다. 이처럼 스트레스를 받을 때 일어나는 몸, 마음, 행동상의 변화는 태어난 후의 경험과 학습을 통해 얻어진 것이 아니다. 스트레스 반응은 진화와 유전의 결과물로서, 모든 생물체의 타고난 반응이다. 진화론적 관점에서 보면 우리의 심신에 갖추어진 모든 기제는 생존에 필요하고 환경에 적응적인 것이다. 그러나 현대를 사는 우리에게는 스트레스가 가진 긍정적 측면보다는 건강과 행복에 악영향을 미치는 부정적 측면만이 인식되고 있다. 왜 그럴까? 원래 스트레스라는 기제가 생존에 도움이 되는 것이었다면 스트레스로 인해 심신의 안녕이 훼손되고 질병이 야기된다는 사실은 모순적이다. 이러한 모순을 이해하기 위해서는 스트레스 반응이 형성될 당시를 살던 과거 인류의 삶과 현대인의 삶 사이에 존재하는 괴리를 알아야 한다.

현대인의 스트레스 반응은 현대 문명 속에서 만들어진 것이 아니다. 우리의 몸과 마음에 현재와 같은 스트레스 반응이 형성되던 때는 현생인류의 모습이 갖추어지기 시작하던 무렵의 과거로 올라간다. 약 500만 년 전 인류의 조상인 유인원이 생기고, 10~25만 년 전 현생인류와 닮은 호모 사피엔스가 출현하며 인류의 역사가 시작되었다. 그 호모 사피엔스가 바로 지금의 우리이다. (호모라서 멸종한 것이 아니다.)

인류의 조상이 탄생한 시점부터 현재까지를 1년으로 압축해서 보면, 농경생활이 시작된 것은 12월 31일 정오 무렵이고, 산업화가

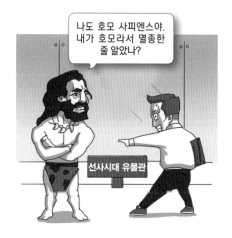

나도 호모 사피엔스야. 내가 호모라서 멸종한 줄 알았나?

선사시대 유물관

시작된 것은 늦은 밤이다. 신석기가 시작된 시기도 겨우 8,000여 년 전에 불과한데, 진화론적으로는 몇 만 년조차도 큰 의미가 없는 시간이다.

심신의 각종 기제들이 갖추어진 것은 농경생활 이전의 수렵채취 생활 시기로, 인류의 조상은 아프리카의 초원과 같은 환경에서 살며 사냥과 채집으로 삶을 영위하고 있었다. 수렵채취 생활을 하던 시기의 스트레스는 대개 생리적인 적응을 요구하는 신체적 스트레스였다. 즉, 과거 인류의 스트레스 반응은 생존을 위협하는 맹수나 자연재해에 맞서 싸우거나 신속히 도피하는 상황에 적합하도록 만들어졌다. (뒤에서 설명하겠지만, 그래서 스트레스 반응을 '투쟁-도피 반응'이라고도 한다.) 그러한 환경에서 생존과 번식에 유리한 개체는 생리적인 강인함과 신속한 반응력을 갖춘 개체이다. 맹수의 습격이나 자연재해를 보다 신속히 지각하여 격렬하게 반응할수록 생존 확률이 높아진다.

심리적으로는 어떤 것이 유리할까? 맹수의 움직임이나 재해의 발생을 확실히 탐지했을 때만 대응하는 것보다는 아직 확실하지 않더라도 그 상황을 불안하고 부정적인 것으로 느껴서 위험에 대비하는 태도가 유리할 것이다. 그 결과, 현대의 우리도 스트레스를 일으킬 수 있을 만한 모든 잠재적 자극에 접했을 때, 심리적으로는 긍정성보다는 부정성을, 그리고 멀뚱한 태도로 있기보다는 주먹을 움켜쥐고 인상이라도 쓰는 생리적, 행동적 반응성을 나타낸다.

이 시기에는 맹수가 수시로 습격을 해오는 것도 아니고, 사람이 적어서 사회적 갈등을 일으킬 일들도 많지 않았으니 스트레스 반응은 그다지

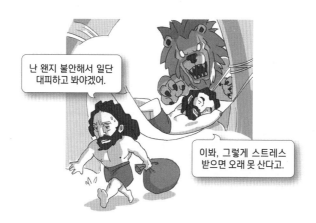

자주 일어나지 않았을 것이고, 일어나더라도 생존에 확실히 도움이 되는 긍정적 결과를 가져왔을 것이었다.

　문제는, 대개가 심리적인 원인에서 촉발되는 현대의 스트레스에서는 과거와 같은 생존 반응이 거의 불필요한데도, 여전히 원시 시대와 같은 스트레스 반응이 유발되어 심신을 소모시키고 질병을 야기한다는 것이다.

　현대의 스트레스 원인을 '스트레스의 3D'로 표현한다. [(더럽고 (dirty) 위험하고(dangerous) 어려운(difficult) 일들도 물론 스트레스 겠지만, 그 3D가 아니다.)] 즉, 불쾌감을 느끼는 상태(discomfort), 마음이 산란시키는 자극들(distraction), 판단과 결정을 해야 하는 압박 (decision making)이 그것이다. 이처럼 과거와 같은 생리적 위협이 스트레스가 되는 경우는 거의 없지만(가끔 공원에서 목줄 풀린 개와 마주치는 경우를 제외하면), 웬만한 심리적 자극에도 매번 불필요한 스트레스 반응이 일어나 심신을 마모시킨다. 집에서나 직장에서나 심지어 집과 직장을 오가는 길에서나, 온갖 자극에 부딪치며 끝없이 스트레스 반응을 일으키고 있는 것이다.

결국, 과거에는 생존에 필수적이었다고 해도, 지금은 거의 효용이 없는 부적절한 반응이 심리적인 스트레스에 대해서도 여전히 동반되고 있는 것이다. 현대인의 삶의 환경은 과거의 생리적 스트레스 반응을 불필요한 것으로 만들 만큼 변화했지만, 인간은 아직 그 변화에 어울리는 현대적 반응 기제를 새로 갖추지 못했다.

심신의 스트레스 반응을 구성하고 지휘하는 것은 중추신경계(뇌와 척수)이고 스트레스 반응에서 지배적인 역할을 하는 것은 교감신경계이다. 하지만 인간의 신경계는 적어도 지난 5만 년 동안 그다지 변화한 것이 없다. 허버트 벤슨(뒤에 소개할 '이완반응'이라는 이완법을 개발한 의학자)의 설명처럼, 현대 사회에서의 투쟁-도피 반응은 시대착오적인 것이고, 과도하고 불필요하게 교감신경계를 자극하여 심신의 질병까지 유발하고 있는 것이다.

06

스트레스의 반대말
스트레스는 항상성을 교란하는 자극

생물학 시간에 '항상성'이라는 말을 들어 본 적이 있을 것이다. 우리는 추운 겨울이든 더운 여름이든 36.5도라는 일정한 체온을 유지하고 있고, 밥을 많이 먹든 몇 끼를 굶든 일정한 혈당 수준을 유지한다. 이처럼 생체는 내외 환경의 끊임없는 변화로 인한 자극을 받고 있으나 항상 일정한 생리적 상태를 유지하는데, 이를 항상성이라 한다.

생리적 항상성이 있는 것처럼, 심리적 자극에 대해서도 '나'라는 정체성을 유지하는 심리적 항상성 기제가 있다. '나'라고 할 수 있는 심리 상태가 유지되지 않는다면 당신은 하루에도 수십 번씩 지킬과 하이드를 오가며 결국 정신이 분열되고 말 것이다.

뭔가 난해한 이야기처럼 들리는가? 쉽게 말하자면, 우리가 과음을 했을 때 '나답다'라고 생각하는 마음과 행동을 유지시키는 항상성 기제가

제 기능을 못하게 되고, 그러면 전혀 다른 정체성을 가진 존재(예를 들면, 짖거나 꼬리를 흔들어 감정을 표현하는 포유류)로 변하는 것이 바로 심리적 항상성을 벗어나는 현상이다. 항상성 균형이 이루어진 상태는 잘 (well) 존재하는(being) 상태, 즉 웰빙 상태이다. 스트레스는 심신의 항상성(웰빙)을 교란하는 자극이다.

웰빙이라는 용어의 기원은 아리스토텔레스가 말한 '유데모니아(eudaimonia)'라는 말이다. 이 말이 현대에 와서 웰빙, 행복, 성취 등으로 번역되고 있다. 스트레스는 웰빙, 행복, 성취를 방해하는 것이라 할 수 있다. 그렇다면 진정한 웰빙을 위해서 필요한 것은 유기농 채소나 공기 청정기보다는 스트레스 관리가 아니겠는가?

스트레스 관리는 어떤 특정한 한두 가지 방법으로 이루어지는 것이 아니다. 흔히 '건강'이라는 단어에 연상되는 이미지는 질병이 없고 강인한 육체이지만, 건강은 그러한 상태만을 의미하지는 않는다. '건강하다(healthy)'와 '전체·전부(whole)'는 단어의 어원이 같다. 세계보건기구(WHO)에서는 '총체적 건강은 다섯 가지 웰빙, 즉 신체적, 정신적, 정서적, 사회적, 영적 건강을 성취한 상태'라고 했다. 그런데 이러한 정의에는 우리가 신체적으로도 불건강할 수 있을 뿐 아니라 정신적, 정서적, 사회적, 영적으로도 불건강할 수 있다는 의미가 담겨 있다. 달리 말하면, 스트레스에도 신체적 스트레스, 정신적 스트레스, 정서적 스트레스, 사회적 스트레스, 영적 스트레스가 있다는 것이다.

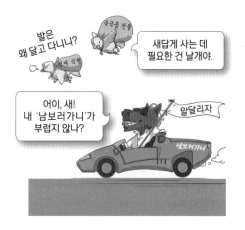

　스트레스 관리의 목적은 우리 삶 전체에서 다차원적 웰빙을 실현하는 것이며, 스트레스 관리는 이 모든 차원을 고려하여 전인적으로 이루어져야 한다. 운동이든 취미생활이든 한두 가지 방법으로 스트레스 관리가 될 수는 없다는 의미이다.

　한편 세계보건기구는 '건강은 주어진 환경 여건에서 적절히 기능하는 상태 수준'이라고도 정의한 바 있다. 이것은 앞에서 말한, 환경에의 적응과 조화가 곧 스트레스 반응의 목적이라는 것과도 상통한다. 주어진 환경에서 적절히 기능하는 것이란, 자신이 세상에 존재하는 목적에 맞는 삶을 사는 것이 아닌가? 망치면 망치답게, 못이면 못답게 말이다. 그것이 아리스토텔레스가 말한 유데모니아, 즉 인간이 성취할 수 있는 최고의 선이며, 유데모니아라는 말이 행복, 웰빙 외에 성취라는 말로도 해석되는 이유이다. (부언하자면, 아리스토텔레스는 "인간이 성취할 수 있는 최고의 선이 무엇인가?"라는 질문에 '유데모니아'라고 답했다.) 철로를

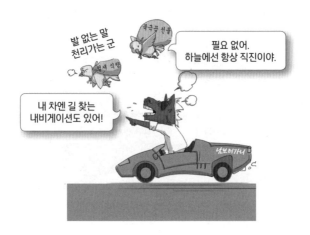

달리는 말의 다리가 건강할 수는 없다. 그 철로의 끝에 말이 찾고 싶었던, 행복이라는 이름의 종착역이 있을 리도 없다.

잘 살고 싶은가? 제대로 살고 싶은가? 그렇기는 하지만, 살아남자면 숨 돌릴 틈도 없는 세상인데, 스트레스 관리니 웰빙이니 모두 배부른 소리라고 생각하는가? 혹시 우리는 다음의 선원과 같은 이야기를 반복하며 살고 있지는 않은가?

"선장님, 지금은 시간이 촉박해서 좌표를 확인하고 엔진을 점검할 여유가 없습니다."

"이봐, 아무리 시간이 부족해도 우리가 가고 있는 방향과 배의 상태를 점검하는 것은 절대 시간 낭비가 아니네."

07

왜 스트레스를 알아야 하나?

오래 살수록 누적되는
스트레스 호르몬의 영향

당신과 어려서부터 같이 자란 친구, 또는 별로 터울이 지지 않아서 늘 옥신각신하면서 컸던 형제를 생각해 보라. 같은 환경에서 태어나 같은 음식을 먹고 같은 학교를 다녔고, 지금 살고 있는 모습도 별로 다르지 않은 것 같지만, 시간이 지날수록 건강 상태, 노화 정도에 차이가 벌어지기 시작한다. 오랜만에 결혼식이나 동창 모임에 가서 만나게 되면 그런 차이가 확연히 느껴진다. 심지어 일란성 쌍생아조차 건강 상태는 물론 노화의 정도가 다르다. 왜 이런 차이가 생기는 것일까?

물론 유전적 요인도 있다. 하지만 유전적 요인으로 설명되는 부분은 단지 20~40%에 불과하다. 나머지는 생활환경, 성격, 생활습관 같은 후천적 요인이다. 그런데 무엇보다도 우리가 스트레스를 경험할 때 분비되는 스트레스 호르몬이 결정적인 역할을 한다는 것이 밝혀지고 있다. 만성적 스트레스 반응은 신체에 기질적 손상을 가져오게 되고 이것이 곧 질병이 된다. 스트레스 때 방출되는 호르몬은 노화, 인지기능 저하, 불임, 성장장애 등에도 주요 요인으로 작용한다.

현대인을 괴롭히는 질환들의 대부분은 만성질환이다. 즉, 갑자기 발병하는 것이 아니라, 천천히 시간의 함수로 영향이 누적되어 나타나는 것이다. 이처럼 서서히 손상이 축적되는 여러 질병이 스트레스 때문에 유발되거나 더 악화된다는 사실은 의학계 안팎에 그리고 보건의료 정책에도 커다란 변화를 가져오고 있다.

이 책의 첫 문장은 모든 병의 80%가 스트레스에서 기인한다는 이야기로 시작되었다. 내과계 병원에 입원한 환자를 대상으로 한 국내의 연구에서도 환자 중 70% 이상이 정신신체장애(스트레스로 인해 발병하거나 악화되는 질환)라고 밝혀진 바 있다. 미국에서는 이미 1990년에 의료기관을 찾는 환자의 75~90%가 많든 적든 스트레스의 영향을 받고 있으며, 모든 사망의 50% 이상은 생활습관에서 오는 스트레스가 원인이라는 발표가 있었다.

잠깐! 생활습관에서 오는 스트레스? 혹시 스트레스에서 오는 생활습관을 잘못 쓴 것이 아니냐고? 훌륭한 지적이다. 당신의 말처럼 '스트레스에서 오는 생활습관'도 옳고 '생활습관에서 오는 스트레스'라는 표현도 옳다. 앞으로 자세히 설명하겠지만 당신이 겪는 스트레스의 상당 부분은 불건강한 생활습관 때문에 발생한다. 자세한 설명은 뒤로 미루고, 여기서는 야식을 하는 생활습관이 수면을 방해하고 비만을 만들고 피로를 유발하고 다음 날 업무를 방해하고…. 결국 당신을 온갖 스트레스 상황에 얽매이게 만든다는 예를 드는 것으로 짧게 정리하도록 하자.

그리고 방금 당신이 지적한 것처럼 스트레스가 다시 불건강한 생활 습관을 불러온다. 담배, 폭식 같은 불건강한 생활습관에서 오는 질환이 선진국 조기 사망 원인의 70~80% 차지하는데, 이러한 생활습관을 갖게 되는 주된 원인은 스트레스이다. 즉 스트레스는 직접적인 생리적 변화를 유도하는 것 이외에도 흡연, 음주, 약물남용, 위험한 행위 등을 유발해서 건강을 위협하기도 하는 것이다.

개인적 차원의 고통을 넘어, 스트레스는 기업과 국가 경제에까지 막 대한 영향을 미친다. 해마다 직원 1인당 최소 수백만 원의 스트레스 비 용이 발생한다는 충격에서 아직 헤어나지 못한 독자가 있다면 유감이다. 하지만 국제노동기구에서는 이미 20년도 더 전인 1993년에 스트레스가 육체적, 정신적 건강을 위협하고 기업과 국제 경제에 커다란 비용을 발 생시킨다는 내용의 연례보고를 통해 스트레스의 국가·경제적 심각성을 지적한 바 있다. 그래서 구미의 많은 국가에서는 근로자의 스트레스 관 리에 관한 연구와 지원이 오래전부터 진행되어 왔다.

굳이 이런 연구 결과나 숫자를 나열할 필요가 있겠는가? 스트레스는 당신을 병들게 하고, 기분 나쁘게 만들고, 해야 할 일에 집중할 수 없게 한다. 이 한마디로 당신이 스트레스를 제대로 알고, 제대로 관리해야 할 이유는 충분하지 않을까?

PART II
스트레스 바로보기

08

나는 얼마나 스트레스를 받고 있을까?

스트레스 정도 평가

사람에 따라 정도와 양상은 다르지만, 스트레스 반응은 생리적, 정서적, 인지적, 행동적인 다양한 증상을 유발한다.

일반적인 생리적 증상으로는 혈압 상승, 맥박 증가, 호흡 증가 또는 호흡 곤란, 감각 이상, 근육의 긴장, 통증 지각의 증가, 위장관계 증상, 알레르기 등을 들 수 있다. 정서적으로는 분노, 불안, 공포, 우울, 짜증, 긴장 등이 나타난다. 인지적으로 기억력, 주의력, 집중력 등에 장애가 나타난다. 그리고 식욕의 변화, 수면의 변화, 음주, 약물복용, 우유부단함, 공격적 태도, 폭력적이거나 위험한 행동, 실수, 수행 능력 저하 같은 행동상의 변화도 나타난다.

두통, 소화기 장애, 위장관 궤양, 불면증, 요통, 만성피로, 불안증, 우울증, 생리불순 등은 비교적 흔히 경험하는 스트레스의 증상이다. 현대인이 가장 두려워하는 협심증, 성장장애, 불임, 악성종양 등도 스트레스와 밀접한 관계가 있다.

스트레스가 어떻게, 어떤 질병을 일으킬 수 있는지는 앞으로 자세히 살펴보기로 하고, 여하간 이상과 같은 증상이 스스로 느낄 수 있을 만큼 나타나고 있다면 스트레스 관리를 시작하는 것을 더 이상 미루어서는 안 된다.

분노나 두려움 같은 정서가 신체적으로 나타나는 것을 '신체화 반응'이라 하는데, 스트레스를 경험할 때 우리에게 흔히 나타나는 생리적 반응도 여기에 포함된다. 두려움을 느낄 때 맥박이 빨라지고, 화가 나면 혈압이 상승하며, 긴장하면 근육이 뻣뻣해지고, 우울할 때 수면 장애를 겪게 되고, 걱정을 하면 각종 작업 수행 능력이 떨어지는 것 등이 그것이다.

당신에게 얼마나 스트레스 증상이 느껴지고 있는지 간단한 방법으로 측정해 보자. 다음의 진단지는 20개 문항으로 구성되어 있다. 당신에게 해당되는 문항에 모두 체크한다. 이러한 검사를 할 때는 너무 깊이 고민하지 않고 답하는 것이 좋다. 질문을 읽을 때는 가능한 한 천천히 읽고 답을 할 때는 즉흥적으로 하는 것이 더 정확한 결과를 얻는 방법이다.

당신이 체크한 문항의 수가 6개에 가까우면 주의를 요하는 단계이고, 7개 이상이면 적극적인 관리가 요구되는 단계이다. 16개 이상이라면 전문가에 의한 상세한 진단과 도움이 필요하다.

혹시 해당 항목 수가 5개 이하라서 안심해도 된다고 생각하는 사람이 있는가? 천만에! 스트레스는 이 20가지 항목과는 전혀 다른 방식으

스스로 느끼는 스트레스 증상의 정도	
문 항	해당 여부
1. 재미있는 일이 있어도 즐길 수 없다.	
2. 커피, 담배, 술 등을 찾는 일이 늘어나고 있다.	
3. 쓸데없는 일에 마음이 자꾸 끌린다.	
4. 매사에 집중할 수 없는 일이 자주 생긴다.	
5. 아찔할 때가 있다.	
6. 타인의 행복을 부럽게 느낀다.	
7. 기다리게 하는 것을 참지 못할 때가 있다.	
8. 금방 욱하거나 신경질적이 된다.	
9. 잠이 깊게 들지 않고 중간에 깬다.	
10. 때때로 머리가 아플 때도 있다.	
11. 잠들기 어렵다.	
12. 식욕에 변화가 있다.	
13. 과거에 비해 자신감이 떨어진다.	
14. 등과 목덜미가 아프거나 쑤실 때가 있다.	
15. 쉽게 피로해지고 늘 피곤함을 느낀다.	
16. 다른 사람이 내 말을 하지 않을까 두렵다.	
17. 사소한 일에도 가슴이 두근거린다.	
18. 나쁜 일이 생기지 않을까 불안하다.	
19. 다른 사람에게 의지하고 싶은 마음이 강해진다.	
20. 나는 이제 틀렸다는 생각이 든다.	
해당되는 항목의 수	

로, 즉 아무 의욕도 느낌도 가질 수 없는 상태로 당신을 망가뜨려 놓았을 수도 있다. '나는 10개가 훨씬 넘으니 큰일 났다'고 생각하는 사람이 있는가? 스트레스 취약성과 대처자원을 평가하기 전까지는 미리 스트레스를 받지 않기 바란다.

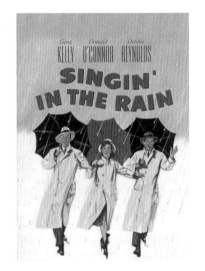

스트레스에 대한 대처자원이 풍부하다면, 아무리 번개와 천둥을 동반한 폭우 속에 있을지라도, 노란 레인코트에 우산을 받쳐 들고, 도로에 흐르는 빗물을 장화로 경쾌하게 튀기면서 'Singing in the rain'을 부르는 진 켈리가 될 수 있는 것이다.

대한민국 직장인의 현실

직무 스트레스, 기업과 근로자의 생사가 걸린 문제

이 책을 읽고 있는 독자 중에는 직장인이 많을 테니, 이쯤에서 우리나라 직장인의 참담한 현실을 짚어 보고 직무 스트레스 정도를 평가해 봄으로써 스트레스 관리의 의지를 한번 더 확실히 다지기로 하자.

당신이 직장인이 아니라도 상관없다. 직장인이 아닌 독자라면 진단지의 문항을 훑어보면서 직장생활을 하고 있는 가족이나 친구의 모습을 그려 보라. 그들이 직장에서 어떤 고충을 겪고 있는지 구체적으로 알게 된다면, 평소 그들에게 받았던 스트레스가 완화되고 조금은 애틋한 마음이 생겨날 수도 있으니 말이다. 이를테면, "여보, 이제부터는 당신이 양말을 뒤집어 벗어 놓아도 화를 내지 않겠어요. 당신이 직장에서 받는 스트레스에 비하면 내가 양말을 다시 뒤집는 것은 스트레스도 아닌 것 같아요"라는 식으로 말이다.

우리나라 직장인의 스트레스는 다른 나라 직장인들에 비해 어느 정도일까? 예상했겠지만, 이런 순위에서는 1등을 놓치지 않는 것이 우리의 몹쓸 경쟁력이다. 우리나라 직장인의 근로시간은 OECD 국가 중 1위이고(조사 기관에 따라 멕시코에 이어 우리나라가 2위라고 발표되기도 하지만, 오십보백보다), 직장인의 스트레스 보유율도 90% 이상으로 세계 1위이다.(이에 비해 일본은 60%를 넘는 정도의 수준이고, 미국은 40%를 넘는 정도인 것으로 조사된 바 있다.) 더욱 쓸쓸한 사실은 자신이 행복하다고 느끼는 직장인은 10명 중 1명에 불과하다는 것이다.

그뿐인가? 직무 스트레스로 인한 생산성 감소를 보고하는 근로자가 55%나 된다. 근로자 스스로 생산성 감소를 보고하는 경우가 절반을 넘는다니, 일에 치이고 스트레스 받기에 바빠서 생산성이 저하되고 있는지 느낄 여력조차 없는 근로자들까지 감안하면 그 경제적 손실은 막대하다고 하겠다.

자, 본론은 지금부터이다. 직장인들이 스트레스를 견디는 힘, 즉 스트레스에 대한 저항력이나 스트레스 관리 방법을 들여다보면 우려는 더욱 깊어진다.

얼마 전 1,100여 명의 직장인을 대상으로 실시되었던 한 조사에 의하면, 직장인 중 88%가 직무 스트레스에 시달리고 있다고 답했고, 전체 응답자의 40%는 직무 스트레스로 인해 회사를 그만 둔 경험이 있는 것으로 나타났다.

또 다른 조사에서는 직장인들에게 '고질병이 있는가'란 질문을 했는데, 무려 92%의 응답자가 '그렇다'고 답했다. 질병별로는 요통, 팔다리

관절의 통증과 관절염, 소화불량과 위궤양, 변비와 치질 등이 모두 20%를 넘었고, 우울증을 겪고 있다는 직장인도 10%에 이르렀다. 게다가 우리나라 30대 남성들은 다른 성, 다른 연령대에 비해 비만율, 흡연율이 최고이며 신체 활동 실천율은 최저이다.

직장인 91% 이상이 회사를 때려치우고 싶을 정도로 스트레스가 심각하다고 응답을 했는데, 스트레스를 받는 이유로는 (예상했겠지만) 자신을 못살게 구는 상사나 동료 직원과의 인간관계 문제, 야근을 해도 끝나지 않는 업무, 일의 성과가 미흡한 것, 연봉이나 복지 수준에 대한 불만족 등의 순이었다.

직무 스트레스는 물리적 작업 환경, 직장 내 대인관계, 업무에 대한 부담 등을 포함한 다양한 요인으로 구성되어 있는데, 직업별로 보면 일반적으로 심리적 긴장도가 높고 업무의 자기결정권이 낮은 직업일수록 직무 스트레스가 높다고 알려져 있다. 쉽게 말하면, 긴장도가 높은 공항의 관제사보다는 농부가 스트레스가 덜하고, 자기결정권이 높은 CEO보다는 그가 결정하는 대로만 따라야 하는 CEO의 비서가 더 스트레스가 높다는 것이다.

물론 동의하지 못하는 독자들도 있을 것이다. 특히 실수투성이의 비서 때문에 매번 스케줄이 꼬이는 CEO라면 당장 저자에게 항의를 하고 싶을 수도 있다. (저자 역시 하루에 두어 번만 비행기가 이착륙하는 한가한 공항의 관제사보다는 흉년에 쌀값까지 폭락한 농부의 스트레스에 더 마음이 향한다.)

자, 이제 당신의 직무 스트레스를 평가해 보자. 다음의 진단지를 작성하고 점수를 집계한다.

직무 스트레스 평가	
문 항	**점 수** • 만족하는 편이다 : 0점 • 다소 불만이 있다 : 1점 • 가끔 회사를 그만두고 싶을 때가 있다 : 2점 • 할 수만 있다면 당장 그만두고 싶다 : 3점
1. 과도한 업무 감시와 통제(권한 및 자율성의 부족)	
2. 사내 인간관계에서의 갈등이나 어려움	
3. 일로 인한 정신적 시달림, 시간적 압박	
4. 과도한 업무량(또는 잦은 야근이나 휴일 근무)	
5. 근무 환경이 열악함	
6. 승진 및 평가에 대한 불만	
7. 해고나 실직에 대한 두려움	
8. 적성에 맞지 않는 일, 직무에 필요한 지식과 기술 부족	
9. 낮은 임금, 부족한 보상	
10. 일, 회사에 대한 자긍심 부재	
합 계	

총점이 5점 이하라면 일단은 안심할 수 있는 수준이다. 그러나 총점이 5점 이하라도 2점 이상인 항목이 있다면 주의하라. 앞으로 그 문제가 다른 부분으로까지 파급되어 점점 더 당신을 힘들게 할 수도 있다. 점수가 5~10점 이하라면 당신의 스트레스는 이미 업무의 생산성이나 삶의 질에 큰 영향을 미치고 있을지 모른다. 10점 이상이라면, 지금 상황은

당신과 회사가 서로 시한폭탄을 안고 대치하는 것과 다름이 없다. 속히 스트레스 관리를 시작하고, 적어도 이 회사에 있는 동안 더 이상 심신의 건강을 해치거나 갈등이 증폭되지 않도록 주의하라. 회사 안팎에 도움을 줄 사람이 있는지 찾아보고 적극적으로 도움을 청하라.

더불어 기업 차원에서도 스트레스 관리 체계를 구축하기 위한 적극적 노력이 필요하다. 서구에서는 1970년대부터 근로자들을 위한 스트레스 관리 프로그램이 운영되고 있다. 작업 환경 개선, 심리상담, 여가 활동 지원, 운동 등 다양한 프로그램이 시도되고 있는데, 이러한 개입은 투자 대비 2~8배에 이르는 환수 효과를 가져오는 것으로 보고되고 있다. 이것은 경영자들에게만 솔깃한 이야기가 아니다. 근로자인 독자에게는 직장생활이 더욱 즐겁고 행복해진다는 것을 의미하는 것이다.

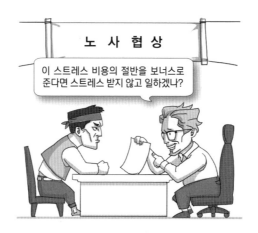

10

바누아투 사람들의 행복

생존위협과 생존경쟁

한 모금의 물, 한 끼의 먹거리를 얻기 위해서도 먼 거리를 이동하며 맹수의 위협에 맞서야 했던 과거의 호모 사피엔스들에 비하면, 당신은 비할 수 없을 정도로 물질적으로 풍요롭고 육체적으로 편안한 삶을 살고 있다.

그래서 당신은 수십만 년 전의 그들보다 행복한가? 최소한 당신의 위장과 근육은 행복해졌는가? 오히려 생활환경, 생활양식의 변화 속도가 빨라지는 만큼 당신의 소화불량과 근육통이 나날이 심해지고 있지 않은가?

과학 문명의 발달과 정보화 사회로의 변화는 우리에게 점점 더 빠른 환경 변화에 적응하도록 요구하고 있고, 인구의 집중과 사회관계망의 확대 속에 벌어지는 성공지향의 생존경쟁은 유례없이 치열하다. 생존을 위협하는 맹수나 자연재해로 인해 발생하는 스트레스는 감소된 반면, 사회적 생존경쟁과 환경 변화에 따른 스트레스는 증가하고 있는 것이다.

새로 산 컴퓨터, 스마트폰, 각종 가전기기 사용법을 배우느라 고생해 본 경험들이 있을 것이다. 신기술 습득의 부담을 뜻하는 '기술스트레스(technostress)'는 당신에게도 예외가 아니겠지만, 당신이 겪는 이 정도의 스트레스는 아무것도 아닐 수 있다.

당신과 동시대를 살고 있는 대한민국 사람들 중에서, 아직도 대형마트에서 물건을 구입하거나, 무인점포에서 금융 거래를 하거나, ARS로 민원을 처리하는 것이 낯설고 두렵기만 한 사람들이 얼마나 많은지 생각해 보라. 곧 폭발할 것처럼 끓어오르는 세상 속에서 살고 있는 당신도 힘들겠지만, 세상이 점점 더 자신에게서 멀어지고 있다고 느껴지는 사람들의 스트레스를 생각해 보라.

과거에는 할아버지의 삶의 양식, 아버지의 삶의 양식, 아들의 삶의 양식이 다를 것이 없었고, 대개는 일생 동안 같은 일에 종사하며 생계를 이었다. 살면서 사회적 신분이나 지위가 달라지는 경우도 드물었고 심지어 자손의 신분과 지위도 예측이 가능하였다. 그러나 지금 우리의 삶의 양식은 하루가 다르게 변화하고 있고, 직업이나 사회적 역할의 잦은 변화로 인한 적응 요구가 과거에는 없었던 형태의 스트레스로서 큰 부분을 차지하고 있다.

평생직장이라는 말이 있을 때는 한 회사에 취업하면 그곳에서 자신의 평생을 설계할 수 있었으나, 지금은 평생직장은커녕, 평생직업조차 불가능하다. 언제 닥칠지 모르는 퇴사에 대비해 주경야독을 하면서 자격증을 챙기고, 휴일마다 창업 아이템을 찾아 발품을 파는 사람들이 적지 않다.

한적한 농촌 길을 걷다 보면 가끔씩 눈에 띄는 농민들의 모습이 반갑고 괜히 인사라도 건네고 싶어진다. 무거운 물건을 혼자 옮기는 사람을 보면 주저 없이 달려가 손을 내밀게 된다. 하지만 주말 오후 쇼핑몰에서 부딪치고 엉기는 인파는 단지 짜증을 유발할 뿐이다. 양보는 곧 지각이고 관심은 지갑이 열리게 한다. 과거의 마을 공동체는 서로를 돕는 것을 넘어, 삶을 공유하는 운명 공동체이기도 했지만, 지금 당신의 주변은 경쟁하고 견제할 대상들로 넘쳐난다.

인류사적으로 인간이 겪어 온 스트레스를 생존위협으로 인한 것과 생존경쟁으로 인한 것으로 구분하고 이들을 더한 것을 총 스트레스로 본다면, 바누아투공화국이나 부탄처럼 문명화가 덜 진행된 국가의 국민들에게 삶의 만족도와 행복이 더 높은 이유를 설명할 수 있다.

서열이 안정되어 있는 원숭이 무리의 우두머리와 서열 경쟁이 계속되는 불안한 무리의 우두머리를 비교해 보면, 서열이 불안정하여 계속 변하는 무리의 우두머리 원숭이에게서 동맥경화, 고지혈증, 심근경색 등이 더 많이 나타났다. 원숭이들이 안됐다고 생각하는 독자가 있는가? 설마 동맥경화, 고지혈증, 심근경색이 원숭이에게만 있는 질병이라고 알고 있는 것은 아니겠지….

스트레스에 취약하여 질병을 유발하기 쉬운 성격 유형을 'A형 행동유형'이라 한다. (A형 행동유형 이론은 뒤에서 설명할 것이며 독자들도 곧

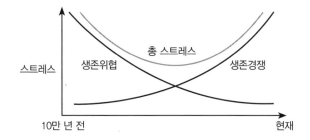

자신의 유형이 무엇인지 알게 될 것이다.) 이 A형 행동유형을 정의하는 여러 특징 가운데 핵심적인 것은 경쟁심, 적개심, 분노 등이다. 이러한 태도들은 사회적으로 우위를 차지하려는 경쟁적 태도와 무관하지 않다.

철학자 버트란드 러셀은 "미국에서 만난 모든 사람에게 혹은 영국에서 사업하는 모든 사람에게, 즐겁게 생활하는 것을 가장 방해하는 것이 무엇이냐고 물어보라. 그들은 '생존경쟁'이라고 대답할 것이다"라고 하였다.

너나 할 것 없이 '경쟁력'을 외친다. 경쟁력은 현대의 생존능력으로 여겨지고 있다. 그런데 경쟁력은 단순히 경쟁하는 능력이 아니라 경쟁에서 승리하는 능력이지 않은가? 그렇다면 소수의 승자 뒤에 있는 절대 다수의 사람들에게, 그들이 외치던 경쟁력은 과연 무엇을 남겨 주는가? 그저 '즐겁게 사는 것을 방해한 것'뿐이지 않은가?

인간은 가장 사회적인 동물이다. 과거나 지금이나 사회를 떠나서 홀로 살아갈 수는 없다. 친절을 뜻하는 단어 'kindness'는 '무리 안의 사람'이라는 이미를 갖는다. 즉 친절은 인류라는 종(human kind)의 종성(種性, kind-ness)을 뜻하는 것이라고 할 수 있다. 관대함을 뜻하는

'generosity'도 인간의 보편적(general) 성품을 반영하는 것이라 할 수 있다. 이러한 품성들은 무리에서 배척되지 않도록 하여, 생존과 번식을 가능하게 해주는 것이므로, 인간의 마음이 형성되는 과정에서 인간 본래의 성품으로 갖추어져 왔다. (지금도 다른 사람을 기만하고 괴롭히는 것을 일삼는 사람들은 사회적으로 격리되고 결국 연애를 할 기회도 제한되지 않는가?) 따라서 그와 같은 심리적, 행동적 성품을 유지할 때 우리의 심리적 항상성이 유지된다.

자유평등 사상과 사회적 지위의 가변성은 경쟁과 질투의 대상을 더욱 확대시켰고, 기술 문명의 발달은 그 경쟁의 영역을 사이버 공간으로까지 무한정으로 넓혀 놓고 있다. 사회적 관계가 적대적이고 경쟁적인 상황으로 변화되면서 경쟁심, 배타성, 이해타산적 태도가 마치 생존에 필수적인 능력인 것처럼 생애 초기 교육에서부터 조장되고 있다. 그리하여 인간의 심리적 항상성은 그 어느 때보다도 위협받고 있는 것이다.

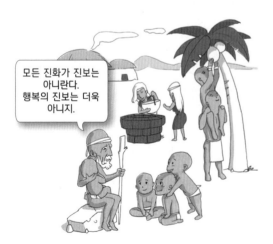

"나의 종교는 매우 단순합니다. 나의 종교는 친절입니다." 달라이 라마의 말이다. 친절은 당신을 사회에서 보호받게 하고 당신에게 심리적 평안을 가져다준다. 친절을 믿으라.

당신은 아직 친절에 대해

회의적일 것이다. 친절이 정말 스트레스를 감소시키는 효과가 있는지, 양보라는 미명하에 사회적 패배를 대가로 지불해야 하는 것은 아닌지, 꿈에서라도 한번 실컷 때려 주고 싶은 사람에게 어떻게 친절할 수 있는지, 이 모든 의구심은 당신의 이성이 기꺼이 수용할 만한 합리적 증거들에 의해 해소될 것이다. 이 책의 마지막 장을 덮기 전에 말이다.

11

돈, 인간관계가 스트레스라고?

스트레스원과 스트레스 대처자원의 역설

당신에게 요즘 무엇이 스트레스냐고 묻는다면, 아마도 경제적 문제, 인간관계, 건강문제, 시간 부족, 일과 공부에 대한 압박 등 헤아릴 수도 없이 다양한 문제를 꺼내 놓을 것이다. 스트레스 연구자들은 이런 온갖 문제를 딱 두 가지 범주로, 얄밉도록 깔끔하게 정리한다.

하나는 '앞을 예측할 수 없다는 것'과 관련된 문제, 또 하나는 '내가 상황을 통제할 수 없다는 것'과 관련된 문제이다. 이를 각각 예측가능성의 문제, 통제가능성의 문제라고 한다. 당신이 무슨 스트레스를 하소연하든지, 그것은 예측가능성 또는 통제가능성의 문제라는 것이다. 똑같은 스트레스를 겪더라도 그것의 발생을 미리 예측할 수 있거나, 그 상황을 통제할 수 있는 힘이 있다면 스트레스를 느끼는 정도는 현저히 감소한다.

소음을 예로 들어 보자. 하루 20번씩 비행기 이착륙 소음이 있는 동네에 산다고 생각해 보라. 시도 때도 없이 20번 비행기가 지나가는 것보다 정해진 시간에만 20번 지나가는 것이 훨씬 스트레스가 덜하다. 기계 소음이 심한 작업장에서 일하는 근로자들에게, 소음이 정말 돌아버릴 정도로 견딜 수 없을 때는 기계 작동을 멈추라고 하고, 기계를 멈추는 버튼을 작업대에 설치해 주면, 소음에 대해 스트레스를 느끼는 정도가 크게 감소한다. 중요한 사실은 실제로 기계 작동을 멈추는 일은 거의 일어나지 않는다는 것이다.

격심한 통증 때문에 마약성 진통제를 투여받고 있는 환자에게, 의료진이 투약 스케줄에 맞추어 진통제를 투약하지 않고 환자에게 진통제를 주면서 통증이 심할 때만 직접 투약하라고 하면 진통제의 투여량도 줄어들고 환자가 느끼는 통증도 감소한다. 이처럼 자신이 그 상황을 예측할 수 있다거나 통제할 수 있다는 믿음만으로도 스트레스가 감소하는 것이다.

자녀에게 공부를 시킬 때, "수학과 영어를 공부해라" 하고 명령하는 대신, "수학 먼저 할래, 영어 먼저 할래?" 하고 선택권을 주어 보라. 어차피 할 공부라도 이렇게 선택권을 주면, 자녀가 조금은 통제가능성을 갖게 되고 스트레스를 덜 줄 수 있다. ("맞고 할래, 그냥 할래?"는 선택권을 주는 것이 아니다.)

예측가능성, 통제가능성을 높이는 수단 중 하나는 정보를 확보하는 것이다. 운전자에게 실시간 도로 상황을 알려주는 표지판, 지하철 도착 시간을 안내하는 모니터 등은 예측가능성을 높여줄 뿐 아니라, 통제가능

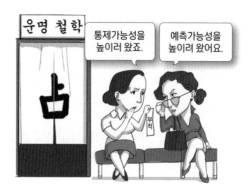

성도 높여 준다. 다음 휴게소에서 쉬었다 갈지, 자판기에서 음료수를 마시고 돌아올지를 결정할 수 있게 해주기 때문이다.

상사가 당신 때문에 스트레스 받는 것을 원하지 않는다면, 당신이 하는 일이 언제쯤 끝날지, 언제쯤 출장을 마치고 귀가할지 적절히 정보를 주면서 움직이라. 그렇지 않으면 짜증난 상사가 수시로 당신을 찾으며 오히려 당신의 스트레스 지수를 높일 것이다. (저자의 의도와는 달리, 어떤 새내기 직장인은 이것을 소심한 복수의 방법으로 활용할 생각을 하며 야릇한 미소를 짓고 있는지도 모르겠다. 물론 효과는 있을 것이다. 전화기를 꺼버리고 잠수하는 것 이상으로 상사를 열 받게 하는 방법이 또 있겠는가? 하지만 상사란 무엇이든 되로 받으면 말로 돌려 줄 힘을 가진 사람이라는 것을 기억하기 바란다. 이왕이면 좋은 것을 주고 늘려서 돌려받는 것이 좋지 않겠는가?)

규칙적인 생활, 주변 정리정돈, 명확한 목표와 구체적 계획을 가지는 것 같은 단순한 방법들이 스트레스 관리의 기본적인 기술이 되는 것도 이러한 원리에 기초한다. 규칙적인 생활은 우리의 생리적 시스템에 예측가능성을 높여 주어 몸이 느끼는 스트레스를 줄인다. 아이에게 아무 때나 부모 내키는 대로 밥을 먹인다고 생각해 보라. 아이는 정신적으로나 생리적으로나 스트레스를 받게 된다. 그리고 아이의 성격이 까칠해지고 만성적인 소화기계 장애에 시달려 병원을 밥 먹듯 오가야 할 것이다. 당신이 규칙적으로 먹고, 자고, 쉬지 않으면 당신의 몸도 이와 같은 스트레스를 받게 된다.

다음 장의 '생활 속 예측가능성, 통제가능성 진단'을 통해서, 당신은 예측가능성과 통제가능성을 높이는 기본 방법들을 얼마나 실천하고 있는지 평가해 보자. 9개의 문항에 0~10점 사이의 점수를 주고, 그 점수를 원 안에 표시한 다음 점들을 연결하라.

그려진 도형이 작거나 한쪽이 많이 찌그러진 모양으로 그려졌다면, 오늘부터 당신의 삶의 통제가능성과 예측가능성을 높이기 위한 작은 노력들을 시작하라.

내일 당장 무슨 일이 일어날지 알 수 없는 삶의 변화와 불확실성에 대한 두려움 때문에 사람들은 통제가능성과 예측가능성 확보하기 위해 본능적으로 애쓰게 된다. 그 수단으로서 현대인은 권력, 돈, 시간, 대인관계, 정보에 집착하게 된다.

실제로 높은 사회적 지위, 경제적 능력, 사회적 관계망, 풍부한 정보 같은 것들은 스트레스 학자들이 '스트레스 대처자원'이라고 부르는 것이다. 그러나 역설적으로 돈, 시간, 대인관계, 정보의 홍수는 가장 큰 스트

생활 속 예측가능성, 통제가능성 진단	
질문 1. 나는 규칙적으로 휴식을 취하고 신체 활동을 즐긴다.	(0~10점)
질문 2. 나는 규칙적으로 잠자고, 식사를 한다.	(0~10점)
질문 3. 필요한 물건(파일)은 곧 찾을 수 있도록 정리정돈한다.	(0~10점)
질문 4. 원하는 정보를 어디서(누구에게) 구할 수 있는지 잘 알고 있다.	(0~10점)
질문 5. 곤란한 일이 있을 때 믿고 의지할 사람이 있다.	(0~10점)
질문 6. 모든 일에 계획을 세우고 진행해 간다.	(0~10점)
질문 7. 흔들리지 않는 명확한 삶의 목표가 있다.	(0~10점)
질문 8. 어떤 일이든 차선책이나 대안을 준비한다.	(0~10점)
질문 9. 갑자기 지출이 수입을 초과해서 급전을 빌리거나 대출을 받는 일은 없다.	(0~10점)

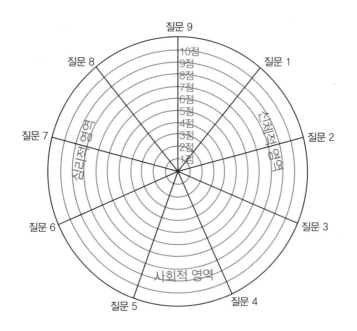

레스의 원인이다. 혹시 지금, 자기 꼬리를 덥석 물은 강아지같이 황당한 표정을 하고 있는가? 정말로, 삶은 블랙코미디가 아닌가? 그 실상을 자세히 들여다보자.

권력을 가진 사람이 과연 통제가능성을 가지고 자신의 추종자들을 움직이고 있는 것일까? 라즈니쉬는 "지도자는 언제나 그 자신의 추종자들의 추종자이다. 왜냐하면 그는 언제나 추종자들의 생각이 어디로 가고 있는지, 추종자들이 무엇을 하는지 관찰해야만 하기 때문이다"라고 지적했다.

자본주의 사회에서 권력은 돈과 함께 움직인다. OECD 국가의 국민들을 대상으로 한 조사를 보면, '돈과 행복은 관계가 있다'는 데 동의하는 비율이 우리나라 국민들에게서 제일 높다. 무려 93%나 된다. 그런데 부자에 대해 나쁘게 인식하는 비율도 57%로 1위이다. 뭔가 앞뒤가 안 맞는 것 같은가? 돈은 남이 가지면 배 아프고, 남이 없으면 마음 아프고, 내가 없으면 머리가 아프다고 한다. 그렇다면 돈에 관한 한 모든 사람이 환자라는 말이니, 앞뒤가 맞지 않는 대답을 하고 있다고 해도 너그러이 이해하자.

한편 생활의 질을 향상시키는 것이 무엇인지 묻는 질문에는 절대 다수가 '돈'이라고 응답을 하는데, 물질에 집착할수록 웰빙 수준은 크게 손상된다는 것은 많은 연구에서 이미 증명되었다.

가끔 우리는 평생 땔감으로 써도 다 쓰지 못할 만큼 많은 돈을 가진 사람들이 탐욕을 멈추지 않는 것을 보면서 이해할 수 없다고 생각한다.

그런데 통제가능성으로서의 돈은 1억 원을 가졌는지, 1조 원을 가졌는지가 중요한 것이 아니다. 더 많이 가진 사람이 있으면 안 되는 것이다. 그래서 돈으로 통제력을 맛 본 사람들은 더욱 돈에 집착할 수밖에 없다.

아예 돈이 없는 사람들은 다른 방법으로 통제가능성을 확보하려 할 것이다. 넓은 인간관계, 시간 관리, 정보의 선점 같은 것이 그 수단이 된다. 대인관계는 가장 중요한 스트레스 대처자원이다. 실제로 스트레스를 받을 때 친구가 옆에 있으면 없을 때보다 스트레스 호르몬 분비가 적다. 관계의 효과는 수명 연구에서도 확인된다. 사회적으로 고립된 사람들은 강한 사회적 관계망을 가지고 있는 사람들에 비해 조기 사망의 확률이 2배 이상 높다. 보험회사들이 내놓는 자료를 보면, 독신자의 평균 수명이 결혼한 사람에 비해 짧다. (그렇다고 해서 단지 오래 살기 위해 독신을 청산하기로 성급히 결정하지는 말라. 이혼자는 결혼자에 비해 암과 심혈관질환, 뇌졸중에 의한 사망률이 2배 더 높으며 이들이 암에 걸릴 확률은 독신에 비해 무려 5배나 된다는 연구도 있다. 오래 살기 위해 독신을 포기하고 결혼을 할지는 독자의 선택에 달려 있지만, 불행한 결혼은 그 자체가 스트레스일 뿐 아니라 질병 위험을 높이고 수명을 단축시킨다는 사실도 기억해야 한다. 할 것인가 하지 않을 것인가가 아니라, 만족스럽고 좋은 관계를 유지할 수 있는 사람과 하는가가 결혼의 요체이다.)

스트레스와 통제가능성의 관계는 "갈등은 통제력을 얻기 위한 전쟁이다"라는 한 마디로 잘 요약된다. 대인관계에서의 갈등은 가장 일반적이고도 핵심적인 스트레스의 원인이다. 사회생활의 가장 큰 어려움도 대인관계이며, 청소년과 대학생들이 상담소를 찾는 주요 원인도 가족관계, 또래관계, 이성관계 같은 관계의 문제이다. 오죽하면 인간관계를 현대의 중생고라고 하겠는가? 안타깝게도 물질과 권력에 대한 추구와 성공을 향한 경쟁이 심화될수록 사회적 관계는 점점 더 훼손될 수밖에 없다.

바쁘게 돌아가는 사회에서는 시간도 곧 돈이다. 그래서 현대인이라면 누구나 시간에 쫓기며 산다. 효율적으로 시간을 관리하기 위해 시테크도 배우고 빠듯한 시간 계획표에 따라 움직인다. 이런 방법이 예측가능성을 높여 심리적 안정감을 줄 수도 있지만, 한정된 시간 속에서 홍수처럼 쏟아지는 막대한 정보를 처리하고 의사결정을 해야 하는 상황은 심리적 공황을 야기한다. 장을 볼 시간이 없어서 인터넷 마켓에서 커피를 주문하려고 '커피'를 상품 검색란에 넣었더니 판매하는 커피 종류가 500개쯤 추려졌을 때 느낌을 잘 알 것이다.

허탈한가? 우리가 집착하는 것들은 스트레스 대처자원을 확보하려는 노력의 대상이기도 하지만, 우리가 그것들을 추구할수록 기대와 현실에 대한 차이를 확인하게 되면서 초조감과 좌절감을 느끼게 된다. 이렇게 스트레스는 악순환 속에서 증폭되는 것이다.

결국 스트레스는 우리가 피할 수 있는 것이 아니라 올바른 인식을 가지고 현명하게 관리해야 한다는 결론이 유도된다.

12

스트레스가 없으면 행복해질까?

유스트레스와 디스트레스

스트레스는 피할 수 없는 것이라는 사실 때문에 실망할 필요는 없다. 스트레스라는 것이 무조건 나쁜 것은 아니기 때문이다. 사실 스트레스 없는 것이 가장 큰 스트레스, 가장 위험한 스트레스가 될 수 있다.

"백수가 과로사한다"라는 말을 들어 본 적이 있는가? 인간은 자극이 없으면 자극을 만들어서라도 삶을 느끼고 싶어 한다. 그런 노력이 좌절되면, 세상에 아무것도 부러울 것이 없을 듯한 사람이 갑자기 삶을 포기하는 일들도 발생한다. 직장 스트레스가 심했던 사람이 실직하거나 퇴직한 후에 급격이 노화되는 경우라든가 속 썩이던 자녀들을 다 출가시킨 후 '빈둥지증후군'을 경험하는 부모들도 많이 보았을 것이다. 스트레스는 권태로부터 당신을 지켜준다.

모든 스트레스가 해로운 것은 아니라는 사실은 생리학적으로도 확인된다. 창조적인 활동, 의욕을 불러일으키는 도전에 동반되는 스트레스는 좋은 스트레스다. 이처럼 짜릿한 전율을 느끼게 하는 자극들도 스트레스 반응을 일으키기는 하지만, 이러한 스트레스들은 결과적으로 생체에 해로움보다는 유익함을 가져온다. 그래서 스트레스에는 좋은 스트레스인 '유스트레스(eustress)'와 나쁜 스트레스인 '디스트레스(distress)'가 있다.

어떤 일은 유스트레스이고, 어떤 일은 디스트레스라고 딱 잘라 말할 수는 없다. 하지만 출산, 결혼, 취업, 승진, 스포츠 경기 등은 일반적으로 좋은 스트레스인 유스트레스로 작용한다. 유스트레스는 심신의 능력을 증가시키고 성장과 발전의 원동력이 된다.

유스트레스에 대해서도 심신의 스트레스 반응이 유도되기는 하지만, 건강에 해로운 수준이 될 정도로 활성화되지는 않으며, 베타−엔돌핀이나 옥시토신과 같은 호르몬들이 함께 분비되어 유해한 스트레스 반응을 상쇄시킨다. 짧고 심하지 않은 스트레스는 일시적으로 면역 반응을 증가시키고, 세포의 활성을 증진시킬 수 있다.

그러나 만성적인 스트레스, 부정적으로 인식되는 스트레스는 심신에 유해한 결과를 가져온다. 가까운 사람과의 사별, 이혼, 경제적 빈곤, 신체적 질병, 사회적 실패, 과도한 기대와 욕심 같은 것들은 대체로 디스트레스이다. 따라서 디스트레스는 불안, 짜증, 초조, 두려움, 걱정 같은 단어들과 거의 동의어라고 할 수 있다. 디스트레스는 심신에 불건강을 초래하고 삶에 부정적 영향을 미친다.

디스트레스들은 유스트레스들보다 만성적으로 진행되는 경향이 있는데, 만성 스트레스는 면역 기능을 저하시켜 각종 질병에 대한 위험을 높인다. (뒤에서 설명하겠지만, 면역 기능은 단지 세균이나 바이러스를 잡아서 처리하는 것만을 의미하지는 않는다. 소위 '성인병'이라는 것도 면역 기능의 변조에 의해 일어난다.)

어떤 자극이 유스트레스가 될지, 디스트레스가 될지는 그 일에 대한 당신의 태도에 달려 있다. 누구에게나, 어느 상황에서나 절대적으로 좋거나, 절대적으로 나쁜 스트레스는 없다. 대개의 경우 이혼은 디스트레스이고 임신은 유스트레스이지만, 폭력 남편에 시달리던 아내에게 이혼은 디스트레스가 아닐 수 있으며, 흥부의 아내가 스물한 번째 아이를 임신한 것을 꼭 유스트레스라고 할 수는 없다.

혈압, 맥박, 호흡, 체온, 이 네 가지를 '활력징후' 또는 '생명징후(vital sign)'라 한다. 혹시 다섯 번째 활력징후를 아는가? 바로 통증이다. 통증이 그렇듯 스트레스는 생명체에게 살아 있음을 알려주는 신호이다. 실제로 스트레스(distress)를 여섯 번째 활력징후라고 설명하는 학자들도 있다.

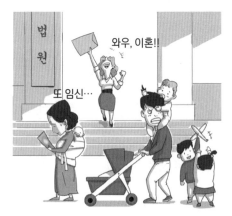

더 이상 바랄 것이 없을 때 '죽어도 여한이 없다'는 표현을 하게 된다. 이것은 무언가가 부족하고 불편한 것이

바로 우리가 살 수 있는 힘이라는 의미를 담고 있는 것이 아니겠는가? 그래서 인간은 끊임없이 새로운 걱정거리를 만들어 내거나, 위험을 무릅쓰고 모험적 행위를 추구하면서 스스로를 자극하기도 하는 것이다. 그것은 살려는 본능과 함께 주어진 살아 있음의 확인에 대한 본능이라고 할 수 있다.

환자의 고통을 무조건 제거하려는 것은 자칫 더 치명적인 결과를 초래할 수도 있다. 스트레스도 마찬가지이다. 스트레스는 좋지 않은 것이고 피해야 한다는 생각에서 유스트레스까지 포기하게 된다면, 당신은 더 많은 것을 잃게 될 수도 있다.

위험한 파도에 휩쓸리지 않기 위해 갑판으로 나오지 않는 사람들도 있지만, 바다에 뛰어들어 그 파도를 짜릿하게 즐기는 서퍼들도 있다. 똑같은 파도이다. 당신은 그 파도를 디스트레스로 피할 것인가, 유스트레스로 즐길 것인가?

스트레스의 반대말은 웰빙일 수도 있지만, 권태일 수도 있다는 것을 기억하라.

13

비타민S

Stress와 Strength

적당한 수준의 스트레스는 심신에 활력을 불어 넣고, 몸의 저항력을 높이며, 작업 수행 능력을 향상시킨다. 그렇다면 스트레스는 또 하나의 비타민, '비타민S'인 것이다.

한스 셀리에는 "적당한 스트레스가 없으면 인간은 멸망하며, 어떤 사람으로부터 스트레스를 완전히 제거하면 그 사람은 무능해진다"라고 하였다. 앞에서도 말했듯이, 사람에게 스트레스가 없으면 발전하거나 변화하려는 욕구도 없고 나태해지며 결국 무료함과 무망감을 견디지 못해 우울증에 빠지고 삶을 포기하기까지 한다. 스트레스 없는 것이 생존에는 가장 큰 스트레스가 될 수도 있는 것이다.

종 차원에서도 스트레스가 있었기에 모든 생명체가 더 나아지고 진화할 수 있었다. (그렇지 않다면 우리는 여전히 벌거벗은 채 나무에 기어올라 열매를 따거나 몽둥이를 들고 짐승의 뒤를 쫓아다니고 있을 것이다.)

피터 워라는 학자는 비타민 모델을 이용하여 스트레스가 우리에게 미치는 영향을 설명한 바 있다. 비타민은 반드시 섭취해야 하는 것이지만, 과도하게 섭취할 경우 인체에 유해한 영향을 줄 수도 있다. 마찬가지로 적당한 수준의 스트레스는 심신의 활력을 제공하지만 과도한 스트레스는 부정적 영향을 미치게 된다.

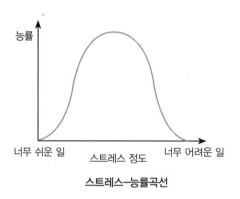

스트레스-능률곡선

스트레스-능률 곡선을 보라. 당신의 능력에 비해서 요구가 너무 높은 경우뿐 아니라, 너무 낮은 경우에도 당신의 능력은 충분히 발휘되지 않는다.

당신의 능력과 일의 난이도를 비교하여, 지금 당신이 하는 일이 비타민S인지, 그저 스트레스일 뿐인지 알아보자. 다음 장의 표를 작성하고 비타민S 지수를 계산해 보라. 이 정도의 계산은 유스트레스이니, 귀찮다고 건너뛰지 말기를!

하루 중 가장 많이 하는 일	A 지금 나의 능력 (이 일을 해내기 위해 필요한 능력을 100 으로 했을 때)	B 1년 뒤 향상될 것으로 예상되는 나의 능력 (감소될 것으로 예상되면 (−)로 표시)	비타민S 지수 100−(100과 A의 차이)+3B
(예) 부동산 중개	60	5	100−40+15=75
(예) 사무 보조	120	−5	100−20−15=65
1.			
2.			
3.			

직장인 가운데 85%는 자신이 가진 능력에 비해 더 낮은 일을 하는 것으로 느낀다. 단지 5%의 사람들만이 현재 자신의 능력을 충분히 발휘하고 있다고 생각한다. 무려 80%의 직장인이 지금 하고 있는 일이 아닌 다른 일을 하고 싶어 하는데, 여기에는 일에 대한 적성과 능력이 변수로 작용한다.

만일 당신이 지금 전혀 적성에 맞지 않는 일을 하고 있고, 당장 다른 일을 하고 싶어 안달이 나있다면 이 검사는 그다지 의미가 없다. 어느 정도는 적성에 맞는 일을 하고 있다는 가정하에서 검사 결과를 살펴보자.

비타민S 지수가 100을 초과하면 지금 당신이 하는 일은 스트레스가 아니라 비타민S이다. 그럼에도 불구하고, 지금 하는 일이 만만치 않

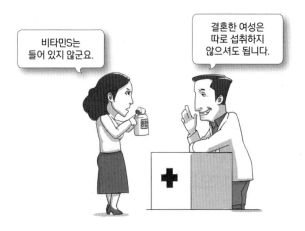

게 느껴진다면 일 자체가 아니라, 주변 환경에서 오는 스트레스가 원인일 수 있다. 이러한 경우 직장 내 인간관계나 업무 처리 방식, 사무실 환경 등을 잘 살펴보고 문제를 개선한다면 일에 대한 의욕과 성과가 높아질 수 있다.

비타민S 지수가 80에서 100 사이라면, 일이 스트레스가 될 가능성이 있다. 목표를 현실적으로 조정한다든지, 매번 같은 방식으로 일을 하기보다는 창의력을 발휘해서 변화를 시도해 보라. 지수가 80 미만이라면 먼저 이 일이 당신에게 맞는 업무인지 살펴보고, 만일 그렇지 않다면 자신의 능력을 더 잘 발휘할 수 있는 일을 찾아보라. 원하든 원치 않든 지금 하는 일을 계속하기로 결정했다면, 목표를 조정하고 조금 더 빨리 능력을 향상시키기 위해 분발하라.

14

좋아서 죽는다?

생활사건으로 질병과
사고 위험을 예측한다

스트레스는 적응의 노력을 요구하는 환경의 변화라고 설명한 바 있다. 좋은 일이든 나쁜 일이든 우리가 겪는 각종 생활사건들은 우리에게 적응의 노력을 요구하는 스트레스가 된다. 이러한 삶의 변화가 많을수록 그것에 적응하기 위해서도 더 많은 에너지가 요구된다.

그러나 재적응에 이용할 수 있는 에너지는 한정되어 있기 때문에, 너무 많은 생활사건이 한꺼번에 일어나면 그 에너지가 소진되고 심신에 각종 장애가 발생한다. 결혼, 승진 같은 좋은 일들도 역시 적응의 에너지를 요구하는 생활사건이다. 이들도 과도하면 결국 나쁜 결과를 가져올 수 있다.

"대학 졸업을 앞두고 고시에 합격한다. 뜻밖에 수석으로 졸업을 하게 되고, 바로 꿈의 기업에 스카웃된다. 오랫동안 구애를 해온 여자 친구가 청혼을 받아들여 바로 다음 달에 결혼을 한다. 신혼여행지에서 산 복권이 일등에 당첨되고, 입사하자마자 맡은 프로젝트에서 큰 공을 세워 특진을 한다. 펜트하우스와 고급 스포츠카를 구입하고, 몇 달 후 예쁜 쌍둥이를 출산한다….”

이 모든 일이 일 년 만에 일어났다고 생각해 보라. 당신이라면 이러한 급격한 삶의 변화에 무사히 적응하고 살아남을 수 있겠는가? 적어도 심장에는 해로울 수 있겠다는 생각이 든다면, 이제 당신의 심장이 혹시 그런 위태로운 상황에 있지는 않은지 진단해 보자. 물론 위의 경우처럼 좋은 사건들만 당신에게 덤벼드는 것은 아니겠지만 말이다.

최근 1년 동안 당신이 재적응을 위해 소모한 에너지를 측정하여 질병이나 사고 위험을 예측할 수 있다. 다음의 진단지에서 지난 1년 동안 경험한 적이 있는 생활사건들을 골라 발생한 횟수를 적고, 각 사건에 주어진 스트레스 가중치를 곱한 후 합산하라.

총점이 300점 이상이면 스트레스가 상당히 높은 것으로, 150~300점이면 중간 정도로 평가할 수 있다. 점수가 클수록 질병이나 사고의 위험이 높다. 연구에 따르면 점수가 200~300점인 사람들 가운데 반 이상이 다음 해에 건강에 이상이 나타나고, 300점 이상인 사람들은 80%가량이 다음 해에 질병을 앓게 된다고 한다. (300점 부근의 점수가 나왔을 때, 대부분의 사람들은 재계산을 해서 점수를 1점이라도 줄이고 싶어 한다. 하지만 굳이 그럴 필요는 없다. 299점과 301점이 얼마나 차이가 있는지는 아직 연구된 바 없으니까. 게다가 재계산한 점수가 1점이라도 높게 나오면 약만 더 오를 것이다.)

지난 1년 간 소모한 재적응 에너지			
생활사건	스트레스 가중치 (A)	지난 1년간 경험 횟수 (B)	스트레스 점수 (A x B)
1. 가족(자녀, 배우자, 부모, 형제)의 사망	70		
2. 이혼, 배우자의 외도	63		
3. 부모의 이혼이나 재혼	53		
4. 별거, 별거 후 재결합	51		
5. 해고나 파면	50		
6. 친구나 가까운 지인의 사망	50		
7. 자신 또는 자녀의 결혼, 약혼	50		
8. 감옥에 갇힘	49		
9. 큰 병에 걸리거나 큰 부상을 당함	44		
10. 사업의 큰 변화, 직업을 바꿈	43		
11. 정년퇴직	41		
12. 임신, 유산	38		
13. 입시나 취업의 실패	37		
14. 가족이 집을 떠남(결혼, 입대, 기숙사, 유학 등)	36		
15. 새로운 가족이 생김(출생, 입양, 부모 부양)	36		
16. 가족의 질병	35		
17. 어떤 일에서 큰 성과를 거둠, 주택이나 부동산 취득	35		
18. 시집, 처가 또는 친척과의 갈등	34		
19. 학업의 시작이나 중단	34		

20. 부채가 생김, 금전상의 큰 손실	34		
21. 직책의 변화, 직장에서의 책임량 증가나 감소	34		
22. 친한 사람과 거리가 멀어짐. 새 친구를 사귀거나 모르던 사람과 밀접한 관계를 맺음	33		
23. 성생활의 어려움	33		
24. 같은 일을 하는 다른 직장으로 옮김	33		
25. 손자, 손녀의 탄생	32		
26. 직장 내 상사와의 갈등	31		
27. 배우자가 새 일을 시작하거나 그만둠	31		
28. 체면이 손상되는 일을 겪음	31		
29. 근무 시간, 근무 조건, 소득상의 큰 변화	30		
30. 종교나 믿음의 변화, 장래 문제에 대한 큰 결심	29		
31. 주거환경의 큰 변화, 이사, 전학	29		
32. 가족 간의 다툼이나 가족 접촉의 큰 변화	29		
33. 자가용이나 그와 비슷한 고가 물품 구입	28		
34. 새로운 취미나 여가 활동을 함	27		
35. 계, 예금 등 금융 투자	27		
36. 수면 및 식사 습관의 큰 변화	25		
37. 냉장고나 그와 비슷한 금액의 물품 구입	22		
38. 가벼운 위법 행위(교통규칙 위반 등)	22		
39. 이성교제의 어려움(연애의 실패 등)	22		
40. 휴가, 명절, 제사, 회갑연 등을 준비함	21		
합 계			

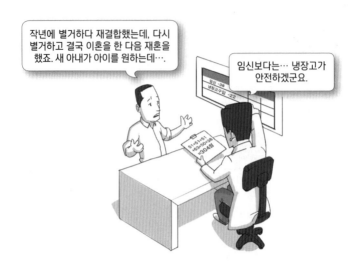

　지진이나 화재 같은 대형 재난을 겪거나, 사고로 가족을 잃는 것 같은 큰 외상성 충격이 아니더라도, 일상의 크고 작은 일이 누적되면 건강을 위협하는 심신의 변화를 초래하게 된다. 게다가 최근의 연구에 따르면 큰 생활사건들보다 일상에서 생기는 잔일과 골칫거리들이 질병 발생과 더 상관성이 높은 것으로 나타난다. 이 부분에 대해서는 '53. 나뭇가지를 분지르는 눈송이 하나'에서 자세히 설명하기로 한다.

내 안에 아직 '그'가 있다

현대병은 현대를 사는
호모 사피엔스의 숙명

이쯤에서 한 가지 짚고 넘어갈 것이 있다. 현대인의 스트레스원이 대개 심리적인 것이라고 해도, 신체적 스트레스 역시 심각한 수준이라는 사실이다. 맹수의 공격도 없고, 굶주리며 먹을 것을 찾아야 하는 일도 없는데, 무슨 신체적 스트레스가 있다는 것일까?

현대인의 신체적 스트레스란 우리가 과거의 인류와는 전혀 다른 방식으로 생활하며 스스로를 괴롭힘으로써 발생하는 것이다. 앞에서 설명한 바와 같이, 아프리카의 초원에서 투쟁-도피 반응을 하던 호모 사피엔스들은 여전히 우리의 몸과 마음속에 있다. 따지고 보면, 현대 스트레스의 본질은 복잡한 사회적 관계와 인공적인 환경에 대한 부적응이다. 우리의 몸과 마음은 자연과 교류하던 생환에 맞게 형성되어 왔는데, 그와는 반대 환경인 도시생활을 하면서 육체적 억압과 심리적 부담을 야기하고 있는 것이다.

당신의 몸과 마음이 지금과 같은 기능과 모습을 갖춘 것은, 끊임없이 활동하며 음식물을 구해야만 살 수 있는 수렵채취의 시기였다. 그 시기에는 기후와 계절의 변화로 인해 장기간 음식물을 섭취하지 못하게 되더라도 견딜 수 있는 생리적인 대응책이 있어야 했다. 그 대응책이란, 음식물을 섭취할 기회가 있을 때는 악착같이 먹어서 몸에 저장해 두고, 오래오래 조금씩 아껴서 에너지로 사용하는 것이다. 신체 활동이 거의 없는 현대의 도시 생활방식, 소비되지 않고 축적되는 과도한 열량 섭취는 근본적으로 인간의 생리와 맞지 않는다.

당뇨병은 이것을 보여주는 대표적인 질환이다. 세계보건기구는 당뇨병이 전 세계의 유행병 상태에 이른 것으로 이미 오래전에 보고하였고, 2025년경에는 전 세계 인구 중 3억 명 이상이 당뇨병을 앓게 될 것으로 전망하였다. 이처럼 당뇨병 인구가 폭증하는 이유는 무엇일까?

당뇨병은 당분 대사에 필수적인 호르몬인 인슐린의 절대적 부족 혹은 상대적 부족으로 인해 생긴다. (상대적 부족이란 먹는 양이 너무 많아서 몸에서 정상적으로 만드는 인슐린만으로는 부족하다는 의미이다.) 인슐린을 생산하는 췌장 자체에 문제가 있어서 인슐린 생산이 불가능한 경우를 '1형 당뇨병'이라고 한다. 반면 과도한 당분의 섭취로 인해 인슐린이 상대적으로 부족하게 되는 것이 대개의 당뇨병 환자가 해당되는 '2형 당뇨병'이다.

인간의 췌장이 인슐린을 생산하는 능력은 수렵채취 시대에 비해 거의 달라진 것이 없는데, 과도한 음식물을 섭취하면서 에너지를 소비하지는 않으니 당분 대사에 과부하가 생기는 것이다. 결국 당뇨병을 야기하는 것은 췌장의 문제가 아니라 신체 활동의 급감과 영양 과다를 야기한 도시적 생활환경과 생활양식인 것이다.

우리나라의 경우 1970년대의 당뇨병 유병률은 약 2%에 불과하였으나, 1990년대 초에 이미 10%에 육박하는 급증 양상을 보였다. 왜 그럴까? 우리나라에 산업혁명이 시작된 것은 대략 1960년대 중반이다. 6.25 한국전쟁 전후에 출생한 사람들은 산업사회가 아닌 농경사회에서 성장하였다. 이들은 농경사회-산업사회-정보화사회로의 이행이라는, 다른 나라에서는 200~300년이 걸린 사회 변화를 한 세대에 압축하여 경험한, 인류사에 전무후무한 사람들이다. 이러한 사회·문화적 환경 변화에 맞추어 몸의 생리적 능력도 적절히 적응했을까? 물론 천만의 말씀이다.

그뿐만 아니다. 우리 민족은 원래 서구인에 비해 췌장의 인슐린 생산 능력이 낮은데, 설상가상으로 전쟁 후 궁핍한 삶을 살면서 췌장이 제대로 인슐린 생산 훈련을 할 기회도 갖지 못했다. 췌장은 한가로이 농로를 오가던 나귀 수준에 머물고 있는데, 달라진 식습관으로 인해 수레가 아닌 트럭을 끌어야 하는 나귀의 상황을 만들게 된 것이다. 그러니 현재 50대 이상의 장년층에 당뇨병이 유행병처럼 만연하고 있는 것은 당연한 결과라 할 수 있다.

식생활만 문제가 아니다. 극단적으로 감소된 신체 활동은 동물원에 갇혀 있는 동물들이 겪는 것과 같은 스트레스를 만든다. 이완요법의 생리적 작용 기전을 설명할 때 다시 이야기를 하겠지만, 신체적 긴장에는 심리적 긴장이 반드시 따르게 된다. 동물을 대상으로 스트레스 실험을 할 때, 실험동물에게 줄 수 있는 가장 극심한 스트레스 중 하나가 꼼짝할 수 없이 구속하는 것이다. 운동을 단지 스트레스로 인해 쌓인 긴장을 방출하는 수단으로만 생각하면 안 되는 이유가 여기에 있다.

자동차, 엘리베이터, 청소기, 세탁기 등, 일상의 신체 활동을 대신해주는 문명의 이기들 덕분에 당신의 삶이 편해졌다고 생각하는가? 천만에! (적어도 빨래 방망이나 다듬이 방망이를 두드리지 않게 되면서 여성들은 효과적인 스트레스 해소법을 잃었다.) 편해졌다는 것은 당신 스스로를 기만하는 그릇된 믿음 중 하나이다. 당신의 마음이 그 믿음에 길들여졌을 뿐이다.

아이들을 보라. 그들에게 "편하게 쉬어라"라고 말하고 지켜보라. 소파에 길게 드러누워 발가락으로 리모컨을 더듬는 아이들이 있을 것 같은가?

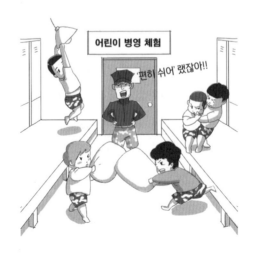

16

싸울 것인가? 도망칠 것인가?

투쟁 – 도피 반응

스트레스 반응의 원형은 투쟁-도피 반응이다. 우리의 두뇌 중 대뇌의 아래쪽 변두리에는 변연계라는 곳이 있다. 변연계에는 정서를 만드는 편도체, 기억과 학습을 담당하는 해마 등의 구조물들이 있다. 변연계의 안쪽에는 시상하부라는 부위가 있는데, 이곳은 각종 호르몬의 분비와 자율신경계의 활성을 조절하므로, 내분비계와 자율신경계의 최고위 중추라고 불린다.

스트레스 반응은 정서를 만드는 편도체가 흥분하여 공포, 불안 같은 감정이 만들어질 때 시작된다. 그러면 편도체의 흥분은 시상하부로 전달된다. 시상하부는 내분비계와 자율신경계를 작동시켜 몸에 스트레스 반응을 일으킨다. 즉, 마음의 언어를 몸의 언어로 번역하는 곳이 바로 시상하부이다.

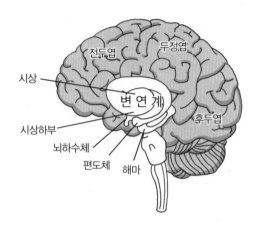

과거의 인류가 맹수에게 습격을 당하던 스트레스 상황으로 돌아가 보자. 어떠한 반응이 필요할까? 먼저 정신을 바짝 차려야 한다. 그래서 스트레스 상황에서는 먼저 심리적 각성 수준이 증가하고 흥분하게 된다. (각성 수준이 높아진다는 것이 인지적으로 더 합리적이고 민첩한 판단력을 가져오는 것을 의미하지는 않는다. 스트레스를 받으면 늘 외우던 전화번호도 기억나지 않고, 간단한 암산도 버벅거리게 되지 않던가?)

그리고 맹수와 맞서 싸우거나 도피하기 위해 근육에 힘을 불어 넣어야 한다. 근육에 산소와 연료를 공급하기 위해 심장은 바쁘게 움직이고, 혈관은 수축되어 혈압을 상승시킨다. 산소를 충분히 마시기 위해서 기관지가 확장되고 호흡이 증가하면서 숨을 헐떡이게 된다. 땀샘이 확장되어 땀 분비가 늘어난다. (이것은 내부의 열기를 방출시키기 위한 것이기도 하지만, 일단은 맹수에게 붙잡혀도 잘 미끄러져 빠져나오기 위한 것이라고 이해해 두자. 긴장한 역도 선수가 경기 전에 손에 탄산마그네슘

가루를 발라서 땀으로 인한 바벨의 미끄러짐을 방지하는 것을 생각하면 된다.) 그리고 정확하게 사물을 보기 위해서 눈의 동공이 크게 확대된다.

반면 음식물을 먹고 소화시키는 일이라든지 배설을 하는 것 같은 긴급하지 않은 일들은 일단 보류된다. 그러니, 침샘에서의 침 분비부터 감소되어 입이 바짝바짝 마른다. 위액과 소화액의 분비가 감소하여 먹은 음식이 잘 소화되지 않고 체한다. 소화관의 운동도 실조되어 설사나 변비 같은 증상이 나타나고 배뇨 장애가 일어난다.

이러한 모든 변화는 자율신경계 중 교감신경계에 의해서 일어나는 것이다. 교감신경계는 아드레날린과 노르아드레날린을 분비해서 위와 같은 반응을 일으킨다. (아드레날린은 에피네프린이라는 이름으로, 노르아드레날린은 노르에피네프린이라는 이름으로도 불린다.) 정서적으로는 흥분, 분노, 공포, 불안 반응이 일어나고 인지적으로는 기억력, 주의력, 결단력 등에 장애가 올 수 있다. 공격적이고 과격한 행동이 일어나기도 하지만, 실수나 안절부절못하는 행동이 증가하기도 한다.

자, 투쟁-도피 반응에서 일어나는 심신의 변화들을 직접 확인해 보고 싶다면, 맛있게 밥을 먹고 있는 개의 밥그릇을 빼앗아 도망쳐 보라. (약간의 위험이 따를 수도 있겠지만 뭐, 개가 사람을 가르친다는 '개인지도'라는 말도 있지 않은가?)

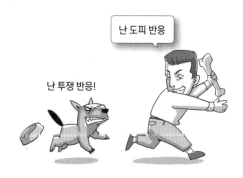

난 도피 반응

난 투쟁 반응!

17

스트레스 3종 경기

스트레스 반응성 검사

이번에는 경기를 진행할 사람이 필요하다. 아니면 당신이 진행을 하고 선수를 한 명 구한다. 이 3종 경기는 '색깔-단어 읽기', '구구단 8단 거꾸로 외우기', '철자 거꾸로 부르기'로 이루어진다. 진행자는 스톱워치와 함께 알파벳 7~8개 정도로 이루어진 영어 단어 2개를 골라 둔다. 이 책에 있는 단어를 이용해도 좋다. 선수가 실패했을 경우에 줄 벌칙도 미리 합의하라.

경기 방식은 다음과 같다. 선수는 먼저 이 책에 있는 색깔-단어 읽기 검사지의 단어들을 하나씩 큰 소리로 읽어야 한다. 주의할 점은, 단어들의 글자를 읽는 것이 아니라 글자의 색을 읽어야 한다는 것이다. 예를 들어 검사지의 네 번째 단어는 흰색이 아니라 검정이라고 읽어야 한다. 읽다가 틀리면 처음부터 다시 읽는다. 카드를 끝까지 읽었으면, 바로 구구단 8단을 거꾸로 외운다. 구구단 거꾸로 외우기를 마치면 진행자는 준비한 영어 단어 2개를 하나씩 불러주고, 선수는 그 영어 단어의 철자를 거꾸로 말한다.

제한 시간은 60초이다. 60초 안에 끝나지 않으면 진행자는 미리 정해 놓은 벌칙을 줄 수 있다. 진행자는 경기를 시작하기 전에 30초간 선수의 손목에서 맥박을 미리 재둔다. 경기를 마치자마자 다시 30초간 선수의 맥박을 잰다. 이제 스톱워치를 눌러 경기를 시작하라.

색깔-단어 읽기	구구단 8단 거꾸로 외우기	철자 거꾸로 부르기
(예) 검정 흰색 회색	8×9=72	Student
검정 흰색 회색	8×8=64	Teacher
흰색 검정 회색	8×7=56	Children
흰색 흰색 회색	8×6=48	Company
검정 흰색 흰색	8×5=40	Director
회색 검정 흰색	8×4=32	Birthday
검정 회색 회색	8×3=24	Hospital
흰색 회색 검정	8×2=16	England
회색 흰색 회색	8×1=08	Calendar
		Universe

경기를 마친 선수의 상태를 확인하라. 선수는 방금 급성 스트레스를 경험했다. 맥박이 빨라지고 혈액순환이 증가하면서 얼굴이 발갛게 되고, 졸음이 달아나 정신이 바짝 들었을 것이다. 선수가 경험한 이 스트레스는 유스트레스이다. 하지만 제한시간을 1초 초과할 때마다 뺨을 한 대씩 낯기로 했다면서, 한 날산 음식 쓰레기를 버려주는 것 같은 부시부시

한 벌칙을 정했었다면, 성공 여부와 관계없이 처음부터 디스트레스가 되었을 수도 있다.

이러한 검사들은 스트레스성 자극에 대한 반응성을 알아보는 방법들이다. 이와 같은 심리적 스트레스를 주었을 때, 다른 사람들에 비해 심박수나 혈압이 크게 변동하는 사람들은 그렇지 않는 사람들에 비해 고혈압, 심장병 등의 위험이 높다.

경기 환경에 따라, 그리고 정해 둔 벌칙에 따라 차이가 있겠지만, 3종 경기를 마쳤을 때의 맥박수가 경기 전보다 30% 이상 상승했다면 현재의 혈압, 혈당 수준을 정확히 측정해 보고, 평소 심혈관계 건강관리에 더욱 관심을 기울일 것을 권한다.

전시 상황에 적응하는 몸

버티기 – 저항 반응

앞의 3종 경기에서 선수의 심장이 빨라지게 하고, 혈압을 올리고, 정신이 바짝 들게 한 것은 바로 교감신경계가 아드레날린을 분비해서 만들어 낸 급성 스트레스 반응, 즉 투쟁–도피 반응이다.

급성적인 스트레스 상황에서 아드레날린이 신속히 그 상황을 통제할 수 있는 힘을 만들어 준비한다면, 코르티솔이라는 또 다른 스트레스 호르몬은 장기전에 대비해서 버티거나 저항할 준비에 나선다. 당신이 스트레스 상황을 즉시 벗어날 수 없다면, 그 상황에서 오래 견딜 수 있도록 해주는 것이다.

비유를 하자면, 교감신경계의 아드레날린은 전방 부대의 전투력을 갖추어 주는 반면, 내분비계의 호르몬인 코르티솔은 후방의 국민들이 전시 상황에서 버틸 수 있도록 대비시키고 국가 전체를 비상 모드로 전환

한다. 이처럼 생리적 스트레스 반응은 자율신경계와 내분비계의 협동작용에 의해 만들어진다.

난파된 유람선의 승객을 예로 들어 보자. 생사의 기로에 선 순간에 승객들이 신속히 유람선에서 탈출한 다음, 온 힘을 다해 바다를 헤엄쳐 근처의 무인도에 도착한다. 이 과정은 교감신경계에 의해 지원된다. 그다음, 마실 물이나 음식물이 없는 무인도에서 한동안 구조되지 못하고 지내야 할 가능성에 대비하여 생체를 준비시키는 것이 코르티솔이다. 급성적 스트레스나 심리적으로 긍정적인 것으로 인식되는 스트레스에서는 교감신경계가 주로 작용하고, 만성적 스트레스나 부정적으로 인식되는 스트레스에서는 코르티솔이 주요 역할을 한다.

다음의 표는 아드레날린이 주축이 되는 투쟁-도피 반응과 코르티솔이 주축이 되는 버티기-저항 반응을 비교하고 있다. 아드레날린과 코르티솔 모두 부신에서 분비된다. 부신은 콩팥(신장) 위에 붙어 있는 호르몬 분비 기관으로서, 안쪽인 부신수질은 아드레날린을, 바깥쪽인 부신피질은 코르티솔을 분비한다. ('20. 스테로이드의 두 얼굴'에 제시된 부신의 그림을 참고하라.)

이제 당신은 급성 스트레스와 만성 스트레스가 심신에 미치는 영향이 동일하지 않으리라는 것을 예상할 수 있을 것이다. 영화에서 등장인물이 갑작스러운 충격을 받으면서 뒷목을 잡거나 가슴을 움켜잡고 쓰러지는 장면을 본 기억이 있는가? 그렇다. 급성 스트레스는 돌연사를 포함한 뇌혈관계, 심혈관계의 사고 위험을 높인다.

두 가지 스트레스 반응 양식		
	투쟁–도피 반응	버티기–저항 반응
작동하는 상황	급성 스트레스 상황	만성 스트레스 상황
신호물질	아드레날린, 노르아드레날린	코르티솔
신호물질을 만드는 곳	부신수질 및 교감신경의 말단	부신피질
반응속도	즉각적	점진적, 지속적
반응목적	신속한 대응 태세 준비	상황에 견딜 저항 태세 준비
대응형태	능동적 대응	수동적 저항

　　반면 만성적인 스트레스의 영향은 가랑비에 옷 젖듯이 천천히 온몸을 잠식한다. 전쟁이 오래될수록 국민의 삶이 피폐해지고 국가 기능이 마비되는 것처럼 만성 스트레스는 점진적으로 우리의 심신을 망가뜨린다. 겉보기에는 사소한 일이라도 지속되거나 반복되고, 일상적 근심거리들이 많은 경우에는 코르티솔 농도가 계속 높게 유지되면서 여러 가지 생리적 손상과 심리적 장애를 야기한다. 가장 흔한 결과가 바로 '생활습관병'이라고 부르는 일군의 질환들이다.

19

엔돌핀이 스트레스 호르몬이라니?

스트레스 호르몬의 종류

스트레스 상황에서는 아드레날린과 코르티솔 이외에도 많은 호르몬이 분비된다. 당신이 생물학 시간에 공부했던 기억이 남아 있을 만한 호르몬들만 들어 보자.

대표적으로 바소프레신(소변이 적어지게 만드는 항이뇨호르몬), 옥시토신(분만을 돕고 자녀를 보살피는 행동을 일으키는 호르몬), 프로락틴(젖을 분비시키는 호르몬), 엔돌핀(통증을 완화시키고 기분이 좋아지게 하는 호르몬) 등을 들 수 있다. 도대체 이런 호르몬들이 스트레스 상황에서 왜 분비되는 것일까?

그 이유를 알기 위해서는, 우리가 생물학 시간에 배웠던 이 호르몬들의 기능은 본래 기능의 일부에 지나지 않는다는 것을 이해해야 한다. 예를 들어 옥시토신과 바소프레신은 사회적 유대감, 안정감, 애착 행동에도 관여한다. (지속 시간이 길어야 4년도 되지 않는 열애 호르몬들의 작용이 끝난 뒤, 부부를 안정된 사랑으로 연결해 주는 호르몬이 바로 옥시토신이다.)

사실 급성 스트레스 반응을 투쟁-도피 반응으로만 설명하는 것은 지극히 남성 위주의 관점이다. 지진이 나서 갑자기 건물이 흔들리면 남자들은 앞뒤 볼 것 없이 재빨리 밖으로 튀어나가지만, 여자들은 가족이나 동료를 먼저 찾으며 살피고 소리쳐 주변에 도움을 구하는 행동을 한다. (물론 모든 남자, 모든 여자가 그런 것은 아니라는 것을 분명히 해 둔다.) 여자들의 이러한 스트레스 반응을 투쟁-도피 반응과 비교하여 '보살피고-친구 되기 반응'이라 한다.

투쟁-도피 반응을 일으키는 것이 아드레날린이라면 보살피고-친구 되기 반응을 일으키는 것은 옥시토신이다. 그러니 집 안에서 펑 소리가 나자마자 자기만 살겠다고 총알같이 집 밖으로 튀어나갔다가 별일 아니었음을 알고 머쓱하게 돌아오는 남편을 노려보지 말라. 그는 그저 호르몬이 시키는 대로 했을 뿐이니까. (물론 자신의 몸을 던져 아내를 감싸 안고 있는 옆집 남편을 보았다면 심경이 복잡해지겠지만 말이다.)

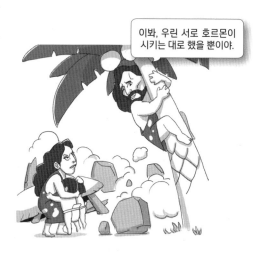

이봐, 우린 서로 호르몬이 시키는 대로 했을 뿐이야.

위급한 상황에서 주변 사람들을 돕고 자녀를 보살피는 본능이 없었다면 어떻게 인류가 지금까지 존속했겠는가? 옥시토신이 바로 그러한 작용을 하는 호르몬인 것이다. 새끼 쥐를 낳은 어미 쥐에게서 옥시토신의 작용을 방해하면 어미 쥐는 자기가 낳은 새끼 쥐들을 보살피지 않고 내팽개쳐 둔다. 반대로 새끼를 한 번도 낳은 적이 없는 처녀 쥐에서 옥시토신을 투여하면 다른 쥐가 낳은 새끼 쥐들을 보듬고 어미 쥐처럼 양육 행동을 한다.

스트레스 상황에서 분비되는 옥시토신에는 또 다른 중요한 기능이 있다. 옥시토신은 편도체의 활성을 감소시킴으로써 생리적 스트레스 반응을 완화시킨다. (정서를 만드는 편도체가 흥분하면 시상하부를 자극하여 신체적인 스트레스 반응이 일어나게 됨을 기억할 것이다.) 여성에게서 옥시토신이 그러하듯, 바소프레신은 남성에게서 애착, 접근 행동 등 사회적 행동을 매개한다.

이제 엔돌핀에 대해서 이야기해 보자. 엔돌핀에는 여러 종류가 있는데, 우리가 이야기하는 것은 베타-엔돌핀이다. 전쟁에서 큰 부상을 입은 상황에서도 계속 적과 교전을 하고, 피투성이가 된 채 부대로 살아 돌아오는 군인들을 생각해 보라. 돌아와서야 그들은 자신의 상처가 전투는 고사하고 움직이기도 불가능할 만큼 위중하였음을 알게 된다. 투쟁-도피 상황에서는 부상을 입더라도 그 고통을 잊고 계속 싸우든지, 죽을힘을 다해 달려야만 살아남을 수 있다. 그래서 스트레스 상황에서 고통을 잊기 위해 분비되는 것이 엔돌핀이다.

'러너스 하이(runner's high)'라는 현상에 대해 들어 보았을 것이다. 오래 달리다 보면 어느새 고통이 사라지는 듯하다가 묘한 도취감에 빠지게 되는 것인데, 이 또한 생리적 스트레스 상황에서 분비되는 엔돌핀의 작용에 의한 것이다.

프로락틴은 모유 생산을 촉진하고 모성 본능을 만드는 호르몬으로 알려져 있다. 성장호르몬과 비슷하게 생긴 이 호르몬은 임산부, 수유부뿐 아니라 남성과 비임신 여성에서도 다양한 역할을 한다. 스트레스 때 분비되는 프로락틴은 면역력을 향상시키고, 뇌에서 노르아드레날린(아드레날린과 형제쯤 되는 물질)을 분비시켜 의욕을 불러일으키는 작용을 한다. 그리고 프로락틴도 옥시토신처럼 만족감과 편안함, 애정을 전달하는 것과 관련이 있다.

20

스테로이드의 두 얼굴

코르티솔의 작용

스테로이드라는 약물의 오·남용 문제가 종종 보도되곤 한다. 화학적으로 스테로이드라는 고리 구조를 가진 물질들을 통칭해서 스테로이드라고 하는데, 우리의 몸에서는 콜레스테롤을 원료로 이용해서 여러 스테로이드 물질을 만든다. 남성호르몬, 여성호르몬 그리고 코르티솔이 바로 그것이다.

운동선수들이 경기를 앞두고 근육을 키울 목적으로 사용해서 문제가되는 것은 남성호르몬 계통의 스테로이드이고, 아토피나 염증 완화를 위해 의약품으로 사용하는 스테로이드는 코르티솔이다. 코르티솔은 부신피질에서 만들어지기 때문에 부신피질호르몬이라고도 한다.

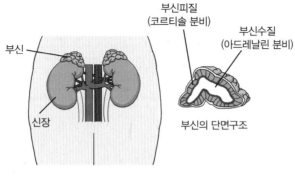

부신의 위치와 구조

코르티솔은 당질코르티코이드에 속하는 여러 물질 중 하나이다. 당질코르티코이드라는 용어가 암시하듯, 코르티솔의 가장 중요한 기능 중 하나는 전신의 세포에 당(포도당)을 공급하는 것이다. 혈관을 통해서 당을 수송해야 하니, 당연히 혈당이 높아진다.

스트레스 상황에서의 코르티솔은 버티기-저항 반응을 준비하게 되는데, 이것은 평소의 정상적인 생리 기능을 비상 상태로 전환하는 것이라고 설명한 바 있다. 코르티솔은 손상된 신체의 수복, 성장, 면역세포의 감시 작용, 생식 기능처럼 생존에 긴급하지 않은 일들은 차후로 미루고, 당장의 비상 상태에서 꼭 필요한 곳에 에너지와 자원을 조달하는 데 집중한다.

전쟁이 일어났을 때 후방의 국민들이 집수리를 하거나, 건물을 증축하거나, 모기를 박멸하려고 해충방제 업체를 부르거나, 아이를 낳으려고 서두르지 않는 것과 같은 이치이다. 그보다는 전쟁터로 식량과 무기를 보내는 것이 급선무이니 쌀독에서 쌀을 퍼내고, 무기를 만들 쇠붙이를 공급하기 위해서 집 안 곳곳에 있는 나사못까지 뽑아 모은다. 그러는 동안 집 안 곳곳에 금이 가고 해충들은 점점 늘어난다.

당신의 몸에서도 똑같은 일이 벌어지는 것이다. 단기적으로는 이러한 반응이 생존에 도움을 주지만 만성적으로 지속되면 신체 조직들은 점점 손상되고 면역력의 감소로 인해 각종 질병에 취약해지게 된다.

이 과정을 좀 더 자세히 보자. 먼저 코르티솔은 저장되어 있던 단백질과 지방을 당으로 바꾸어 혈류로 공급하고, 세포들이 긴급하지 않은 일을 하기 위해 당을 이용하는 것은 억제시킨다. 그 결과 상승된 혈당이 심장이나 뇌 같은 중요한 장기에 우선적으로 공급될 수 있는 것이다.

혈당이 상승하면 상승된 혈당을 감소시키기 위해 췌장에서의 인슐린 분비가 증가된다. 그런데 혈액 속에 인슐린이 과도하게 상승하면 신체 조직들은 인슐린에 저항성을 갖게 된다. "뭐야. 웬 인슐린이 이렇게 많이 돌아다녀? 귀찮으니 아는 척하지 말자"라고 하면서 인슐린이 결합해야 할 수용체를 세포 안으로 숨겨 버린다.

인슐린이 열쇠라면 수용체는 세포의 문에 채워진 자물쇠 같은 역할을 한다. 인슐린이 포도당을 세포 안으로 밀어 넣어 혈당을 떨어뜨리려면 세포의 수용체와 결합해서 세포의 문을 열고 혈액 속의 당을 세포 안으로 들여보내야 하는데, 수용체와 결합할 수 없으니 혈당은 계속 높아지고, 세포 안에서는 배고프다고 아우성을 친다. 그러면 췌장은 "어라? 왜 혈당이 안 떨어지지?" 하면서 더 바쁘게 인슐린을 만들어 내보낸다.

결국 고혈당은 고인슐린혈증으로, 고인슐린혈증은 인슐린저항성으로 이어진다. 그 결과가 당뇨병, 고혈압, 이상지질혈증, 비만 등의 질환이 네트워크처럼 연결되어 나타나는 대사증후군이다. ('이상지질혈증'이라는 말이 생소한가? 당신이 '고지혈증'이라고 알고 있는 것이 이것이다. 왜 고지혈증이라는 쉽고 익숙한 용어를 놓아두고 이상지질혈증이라는 말을 쓰게 된 것일까? 왜냐하면 LDL-콜레스테롤처럼 너무 높을 경우 문제가 되는 지질도 있지만, 너무 낮아서 문제가 되는 지질도 있기 때문이다. 흔히 '좋은 콜레스테롤'이라고 부르는 HDL-콜레스테롤이 그러하다. 그러니 어떤 종류의 지질이 너무 많거나 너무 적은 것을 모두 설명하기 위해 이상지질혈증이라는 용어를 쓴다.)

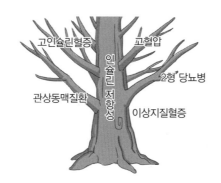

인슐린저항성의 원인 :
스트레스, 운동부족, 내장지방, 유전적 소인, 출산 시의 저체중

세계보건기구는 이미 오래전에 흡연보다도 비만이 건강에 더 해롭다고 하였다. 비만 중에도 복부비만은 더욱 큰 위험인자로 꼽힌다. 그런데 만성적 스트레스는 복부비만을 유발한다. 코르티솔이 지방을 에너지로

빨리 동원하기 위해 복부로 지방을 이동시켜 쌓아 놓기 때문이다. 팔다리에 비해 몸통에 지방이 많이 축적되고, 특히 둔부보다 복부 둘레가 큰, 소위 '사과형 체형'은 각종 성인병의 원인이다. (참고로, 20여 년 전부터 성인병이라는 말 대신 생활습관병이라는 말을 쓴다. 하지만 이 책에서는 종종 성인병이라는 용어도 쓸 것이다.)

복부비만은 혈압, 혈당, 콜레스테롤, 중성지방 등과 함께 대사증후군을 진단하는 기준들 가운데 하나이다. 결과적으로 코르티솔의 분비를 증가시키는 만성 스트레스는 현대인에게 만연한 주요 질환들의 근본 원인이 되는 것이다. (이에 관한 자세한 이야기는 '24. 흡연보다 나쁜 비만, 비만 중에도 나쁜 복부비만'에서 다룬다.)

게다가 코르티솔은 근육을 구성하는 단백질을 분해하여 아미노산을 방출시키기도 하는데, 이러한 아미노산은 손상된 조직의 단백질 합성에 사용되기도 하지만 결국은 근육의 약화를 초래할 수 있다. 또한 코르티솔이 성장이나 생식처럼 긴급하지 않은 생리적 작용을 억제함으로 인해서 성장호르몬과 성호르몬의 분비가 감소되고 성장장애나 불임이 초래될 수 있다.

코르티솔은 면역 기능과 염증 반응을 억제하기 때문에 코르티솔이 증가하면 사소한 감기에서부터 암에 이르기까지 수많은 질환의 발생 위험을 높인다. 암도…? 그렇다. 우리 몸에서는 하루에 수천 개의 돌연변이 암세포가 만들어진다. 면역 기능이 정상이면 이들 돌연변이 세포들은 면역세포들의 감시망에 걸려 모두 청소된다. 그러나 스트레스로 인해 면역 기능이 저하되면 이 돌연변이 세포들은 결국 방치되고 암덩어리로 자라나게 된다. 2016년 국내의 한 대학병원의 조사 결과, 의사들에게서 일반인보다 암이 3배 더 많이 발생하는 것으로 나타났다. 물론 스트레스가 주요 원인으로 꼽혔다. 사실 스트레스와 암의 관계는 2,000년 전 그리스의 의사 갈레노스에 의해서도 지적이 되었다.

같은 스트레스라도 주로 부정적인 정서를 동반하는 경우에는 코르티솔이 많이 분비된다. 따라서 심리적 장애와 코르티솔의 상관관계는 매우 높다. 실제로 코르티솔이 만성 스트레스뿐 아니라 우울증, 신경성 식욕부진, 불안장애 등과 정적인 상관관계가 있다는 것이 많은 연구를 통해 밝혀졌다.

더구나 코르티솔은 신경세포에도 악영향을 준다. 변연계 중에서 기억과 학습을 담당하는 구조물인 해마의 신경세포는 코르티솔에 특히 민감하고 취약하다. 높은 코르티솔 농도에 오래 노출되면 해마의 세포가

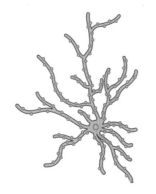
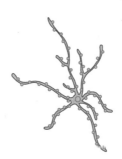

정상 해마 세포   코르티솔에 의해 위축된 해마 세포

위축되거나 사멸되어 학습과 기억, 인지 능력에 장애를 초래한다. 스트레스를 많이 받는 노인들은 뇌의 노화가 촉진되고 치매가 야기될 수 있다는 연구 결과도 이미 오래전에 발표되었다.

벌써 당신은 스트레스의 무시무시한 영향에 대해 공포감을 느끼기 시작했을 것이다. 유감이지만, 정말 무서운 이야기는 이제부터이다.

21

스트레스의 영향, 요람에서 무덤까지

스트레스의 일생

사실 스트레스는 요람에서부터가 아니라 엄마 배 속에서부터 시작된다. "애들이 무슨 스트레스가 있어?" 혹은 "돈 많이 벌어놓고 자녀들도 다 출가시킨 다음에는 스트레스 없이 살겠지?"라고 말하는 사람들이 많지만, 스트레스는 엄마 배 속에 있을 때부터 죽을 때까지 겪는 것이다. 중요한 것은 나이에 따라 겪게 되는 스트레스의 종류와 영향이 다르다는 것이다. 이제 우리의 일생 속에서 펼쳐지는 스트레스의 파노라마를 훑어보자.

심리학에서는 5세 무렵이면 그 사람의 성격이 거의 결정된다고 본다. 성격만이겠는가? 그렇게 마음의 틀이 만들어지는 동안 신체 구조와 생리적 반응성, 그리고 스트레스에 대한 대응 양식도 함께 형성되는 것이다. 그리고 그것이 여든까지 간다. (물론 여든한 살에 세 살 버릇이 갑자기 달라질 가능성은 거의 없다.)

어쩌면 당신이 심드렁해 할 수도 있는 태아의 스트레스에 대해 알아보자. 태아의 심박수는 모체의 심박수를 따라가기 때문에, 모체의 심박동에 영향을 줄 수 있는 모든 심리적 자극은 수 분 내에 태아의 심박동에도 변화를 일으킨다. 모체가 스트레스를 받으면 아드레날린과 노르아드레날린의 분비가 증가되고, 이들은 혈관을 수축시켜 자궁으로 가는 혈류를 감소시킨다. 그러면 자궁 안의 태아는 추위 속에서 산소마저 충분히 공급받지 못하는 상황에 처할 수 있는 것이다. 세상에…!

더구나 모체가 스트레스를 많이 경험할수록 태아는 스트레스 호르몬에 많이 노출되고, "나도 엄마만큼 스트레스 호르몬을 많이 만들 준비를 해야겠군" 하면서 더 많은 스트레스 호르몬을 만들 수 있는 몸을 만든다. 출생 전에 모체를 통해 받은 스트레스성 정보가 태아의 대사 시스템을 형성하는 배경이 되는 것이다.

이처럼 태아 때에 대사의 일부가 영원히 변해 버리는 것을 '대사의 각인' 또는 '대사의 편성'이라 한다. 예를 들어, 모체에서 영양결핍이라는 스트레스를 받으면, 아기는 어떻게든 몸으로 들어온 영양분을 비축하고 사용하지 않으려는 에너지 절약형 대사 체계를 갖춘다. 이것은 출생 후 고혈압, 비만, 당뇨병, 심혈관계 질환 등의 발생 위험을 높인다. 그래서 저체중으로 태어난 아이들에게서 나중에 당뇨병, 고혈압 같은 질환이 더 많이 발생한다는 것을 아는가?

출생 후의 스트레스는 주로 양육의 결핍이 원인이 된다. 아기를 보살피지 않고 방치해 두면 세로토닌 결핍이 야기될 수 있다. 우울증과 불안장애가 세로토닌 부족으로 인해 발생한다는 것을 이미 아는 독자들도 많을 것이다. 세로토닌 결핍은 부정적 기분, 공격성, 사회적 상호작용의 부족 같은 증상들과도 관련이 있다. 동물실험에서는 새끼를 어미로부터 떼어 놓는 모성박탈이 훗날 우울증이나 강박증 같은 정신병리로 나타날 수 있음이 확인되었다.

조금 덜 심한 모성박탈 스트레스(이를테면 하루 종일 떼어 놓지 않고 가끔씩 떼어 놓는 것)를 경험한 실험동물들도 성장 후 불안 경향증이 있었으며, 모성박탈이 없던 동물들에 비해 알코올이 든 물을 더 많이 섭취했다. 이것은 무엇을 의미하는가? 알코올의존증 같은 문제의 원인으로서, 어린 시절 스트레스에 의한 영향을 배제할 수 없다는 것을 시사하는 것이 아닌가?

청소년의 스트레스가 학업, 입시, 진로, 가족, 친구 등에 국한된다고 생각하면 큰 오산이다. 성인 못지않게 경제적 문제, 이성관계, 건강 문제, 외모로 인한 고민이 심각한 수준에 있는 경우도 많다. 청소년기의 스트레스 관리와 스트레스 관련 교육이 중요한 이유는 많지만 그 가운데 하나만 짚고 넘어가자면, 성인기까지 이어지게 될 부적절한 스트레스 대응 행동들이 형성되어 고착되는 시기가 바로 이때라는 점을 들 수 있다. 술, 담배, 사행성 오락, 과격한 언어와 폭력적 행동 등이 대개 이 시기에 시작된다.

충분한 신체 활동은 몸과 마음의 부조화에서 야기되는 청소년들의 내적 긴장감을 해소하는 데 효과적이지만, 잠잘 시간까지 쪼개가며 학교와 학원을 오가야 하는 우리나라 청소년들에게는 쉽지 않는 일이다. 그렇게 책상 앞에서 지내는 시간이 길어질수록 심신의 압박감은 더 커진다. 다른 방도가 없다면 실내에서 실시할 수 있는 심신이완법을 익혀서 활용하는 것도 큰 도움이 된다.

20~30대인 성인 전기는 결혼, 취업, 출산 등 삶에서 가장 중요한 사건들의 연속이다. 학생에서 군인으로, 아내와 남편으로, 부모로, 신입사원에서 중견 관리자로…. 지위와 역할의 변화로 인해 수많은 스트레스 사건에 노출될 수밖에 없다. 대부분의 직장인이 직장 스트레스를 호소하는데, 이 시기의 스트레스는 생활습관병을 유발하는 직접적 원인이 된다.

40~50대인 성인 중기는 외적으로는 안정되어 가는 것처럼 보이지만, 내적으로는 건강과 능력에 대한 자신감이 상실되고 "사는 것이 무엇인가?"라는 실존적 방황을 시작하는 시기이다. 흔히 이 시기를 사춘기에 견주어 '사추기'라 하는데, 심리학자 융도 이즈음을 '심리적 탄생기'라고 했다. 이전까지는 스트레스가 많아도 신체적으로 큰 이상을 느끼지 않을 수 있지만, 이때부터는 본격적으로 성인병, 노화 같은 변화가 눈에 띄게 나타나기 시작한다.

노인기에는 고독, 빈곤, 질병, 역할 상실이 주요 스트레스 원인이다. 지나온 삶의 통합을 통한 심리적 안정과 신체적 건강 유지가 스트레스 관리의 관건이다. 청소년기에는 몸은 어른인데 마음은 아직 덜 자라서 생

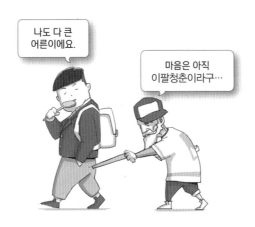

기는 불균형이 문제라면, 노년기에는 마음은 이팔청춘인데 몸이 따르지 않는 불균형이 문제이다. 이 불균형이 크면 스트레스도 커진다. 나이가 들수록 보신이나 보양으로 건강을 유지하려는 경향이 있지만, 삶의 질 유지를 위해서라면 신체 활동 비율을 늘려 체력이 감소되지 않도록 하는 데 더 많은 관심을 기울여야 한다. 그러기 위해서는 운동을 생활화하는 습관을 미리 갖추어 놓아야 할 것이다.

아직도 "애들이 뭔 스트레스야?", "그 연세에 무슨 스트레스가 있으세요?"라고 말할 수 있겠는가? 아이의 감기가 어른의 감기보다 덜 아픈 것은 아니다. 같은 감기라면 건강한 성인보다 아이나 노약자가 더 고통을 받는다.

당신의 가족원 또는 직장의 팀원들의 이름을 쓰고, 내 스트레스를 100으로 보았을 때 그 사람의 스트레스는 얼마나 될지 생각해 보자. 그리고 수요 원인이 무엇일지도 생각해 보자.

당신의 가족원 또는 직장 팀원들의 이름	당신의 스트레스를 100이라 할 때, 이 사람의 스트레스는?	이 사람에게 가장 큰 스트레스 요인 3가지
1.		① ② ③
2.		① ② ③
3.		① ② ③
4.		① ② ③
5.		① ② ③

22

아이가 무슨 스트레스?

스트레스성 왜소발육증

생애 초기에 경험하는 스트레스의 영향에 대해서는 몇 번을 강조하더라도 지나치지 않다. 한 가지 사례를 소개함으로써, 이 문제에 대한 확실한 이해를 돕고자 한다.

150년쯤 전에 영국에서 있었던 일이다. 어느 부유한 가정에 데이비드와 배리라는 형제를 둔 엄마가 있었다. 큰아들 데이비드가 13살에 죽자, 엄마는 앓아누워서 죽은 큰아들만 생각했다. 둘째 아들 배리는 안중에도 없었고 전혀 보살피지 못했다. 오히려 배리를 보면 죽은 큰아들이 살아 돌아온 것으로 착각하며 반기곤 했다. 그나마 정신이 온전할 때는, 죽은 큰아들이 순수한 소년의 영혼으로 남아 엄마 곁에 영원히 머물고 있다고 생각하면서 스스로를 위로했다.

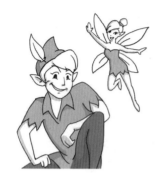

그러는 사이에 엄마의 사랑에 목말랐던 배리는 자신도 형의 영혼처럼 자라지 않고 소년으로 남아 있으면 엄마의 사랑을 받을 수 있을 것이라고 생각했다. 그런데 풍족한 환경에서 자라서 영양이 결핍될 일도 없었고, 자라면서 큰 병을 앓은 적도 없었던 배리의 성장이 어느 순간 멈추었다. 그의 키는 성인이 되어서도 키가 150cm밖에 되지 않았다.

혹시 배리가 누구인지 아는가? 동화『피터팬』의 작가인 제임스 배리이다.『피터팬』뿐 아니라, 배리가 쓴 글 중에는 어른이 되지 않고 죽은 아이들의 유령이 주인공인 이야기가 많다. (피터팬 그림을 다시 보면 갑자기 오싹하고 사뭇 다르게 느껴질 것이다. 판타지가 호러로 변한 것 같아 찜찜하더라도,『피터팬』을 읽고 있는 자녀에게 다른 동화책을 갖다 줄 필요는 없다. 위의 이야기는 소설을 쓴 배리의 이야기이지 소설 속 피터팬의 이야기가 아니니까 말이다.)

의학적으로 스트레스로 인한 성장장애를 '스트레스성 왜소발육증'이라 한다. 그런데 배리의 어린 시절 상처가 그에게 성장장애만 가져 온 것이 아니다. 그의 소설에서 드러나듯이, 유년시절의 상처는 마음 속 깊이 자리 잡아 삶 전체를 관통하는 콤플렉스가 되었던 것이다.

로버트 풀검이 쓴『내가 배워야 할 모든 것은 유치원에서 배웠다』라는 책이 세계적인 베스트셀러가 된 적이 있다. 요즘 아이들이 유치원이나 학교에서 배우는 것 중에서 건강하고 행복하게 살기 위해 진정으로 필요한 삶의 기술과 지혜는 얼마나 되는지 한번쯤 깊이 생각해 볼 일이다.

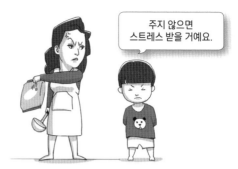

예방접종으로 세균과 바이러스에 대한 면역력을 미리 갖추어 주는 것처럼, 앞으로의 삶에서 만나게 될 각종 스트레스에 맞설 수 있는 힘도 미리 키워 주어야 하지 않겠는가? (게다가 스트레스 호르몬이 면역력을 저하시킨다면, 스트레스 관리 능력을 키워주는 것은 면역력을 향상시키는 전략도 겸하는 것이 아니겠는가? 적어도 스트레스를 많이 받고 있는 동안 예방접종을 하면 항체가 잘 만들어지지 않는다는 것을 입증하는 연구 결과들이 있으니 말이다.)

23

신부의 목둘레를 쟀던 인디언
스트레스와 관련된 신체적 질병

스트레스와 관련해서 주로 거론되는 신체적 질병으로는 고혈압, 협심증, 심근경색, 뇌졸중 같은 뇌·심혈관계 질환을 들 수 있다. 아드레날린은 심장 박동을 증가시키고 혈관을 수축시켜 고혈압과 협심증을 유발한다. 또한 아드레날린은 투쟁-도피 과정에서 부상이 발생할 경우를 대비해서 출혈을 막을 준비를 한다. 즉 혈소판의 응집을 증가시키는 것이다. 그 결과 혈관 내에 과도한 혈전이 쌓여 혈관이 좁아지게 되고 이것은 심근경색이나 뇌졸중 같은 뇌·심혈관계 사고의 발생 위험을 더욱 높인다.

스트레스는 면역 기능을 교란하여 기관지 천식, 아토피성 피부염, 알레르기 같은 과잉면역 반응을 일으킨다. 류마티스 관절염, 1형 당뇨병, 일부 갑상선 질환, 건선 같은 자가면역성 질환도 스트레스와 밀접한 관계가 있다. (자가면역성 질환이란 당신의 면역계가 혼란에 빠져, 세균을 공격하듯 당신 자신의 신체 조직까지 공격하여 발생하는 질환이다. 심지어 남성의 면역계가 자기의 정자를 공격해 불임이 되는 경우도 있다.)

교감신경계가 항진되면 골격의 근육과 심장으로 에너지가 몰리고 소화기계의 기능은 억제된다고 설명했는데, 그 결과 소화불량, 설사, 변비, 과민성대장증후군 등이 생길 수 있다. 대표적인 소화기계 질환인 위·십이지장궤양도 스트레스에 의해 유발되거나 더 심해진다.

혹시 아스피린 같은 소염진통제를 먹고 속이 아팠던 경험이 있는가? 누구나 약국에서 쉽게 구입할 수 있는 수많은 종류의 진통제, 소염제들은 '프로스타글란딘'이라는 염증 물질이 생겨나는 과정을 억제한다. 문제는 프로스타글란딘이 위에서 점막을 만들어 위를 보호해 주는 역할도 한다는 것이다. 따라서 염증을 억제하기 위해 사용한 약물 때문에 위가 손상되고 심지어 궤양이 생기는 것이다.

아스피린, 이부프로펜 같은 소염진통제를 다른 말로 비스테로이드성 소염진통제라 한다. "비스테로이드성이라면…. 스테로이드성 소염진통제도 있겠군…. 가만, 코르티솔이 스테로이드라고 했는데?" 그렇다. 뭐니 뭐니 해도 가장 강력한 염증억제제는 스테로이드이다. 코르티솔이 바로 스테로이드이다. 그런데 스테로이드는 워낙 부작용이 심해서 스테로이드가 아닌 비스테로이드성 약물을 쓰게 되는 것이다. 스테로이드도 비스테로이드성 약물처럼 프로스타글란딘의 생성을 억제하기 때문에 궤양에 악영향을 준다.

코르티솔이 면역을 억제하므로 스트레스가 지속되면 온갖 세균과 바이러스의 공격에 취약해지고, 그 결과 감기를 비롯한 각종 감염성 질환이 증가한다. 면역 기능이 감소하면 암의 발생이나 재발도 증가한다는 것은 앞에서 설명한 바 있다.

투쟁-도피 반응이 일어나면 근육이 긴장한다. 대표적으로, 허리를 세우는 척추기립근, 두피와 목을 둘러싼 근육들, 음식을 씹을 때 사용하는 교근, 쇄골과 목을 비스듬하게 지나서 귀 밑으로 이어지는 흉쇄유돌근 같은 것들이 과도하게 긴장하게 되는데, 그 결과 요통, 두통, 근육통, 턱관절장애 등이 나타난다. 편두통은 근육이 아니라 혈관의 문제로 발생하는 것이지만, 이 역시 스트레스로 인해 더 심해진다.

갑상선은 교감신경계에 의해 직접적으로 영향을 받는 대표적 장기이다. 어떤 인디언 부족에서는 신부가 신혼생활에 만족하고 있는지 알아보기 위해서 신부의 목둘레를 쟀다고도 한다. 요즘 젊은 사람들 사이에 급격이 늘고 있는 대표적 암이 갑상선암인 것을 알고 있는가? 그렇다면 그것이 스트레스와 무관하지 않다는 것을 굳이 설명할 필요는 없을 것 같다.

심리학자인 테드 그로스바르트는 피부는 정서적 삶을 살며, 심장과 마음에서 벌어지는 것들이 모두 피부에 반영된다고 하였다. 피부과 질환과 심리적 상태 간에 높은 상관성이 있음은 많은 연구에서 밝혀졌다. 피부과적 문제는 유전적 요인, 호르몬, 면역학적 자극원이 되는 물질의 접촉 등 다양한 원인에 의해 발생하지만, 피부는 심리적인 변화에 따라서도 민감하게 반응하는 기관이다. 예를 들면, 두드러기는 알레르기 반응으로 나타날 수도 있지만 정서적 자극에 의해 촉발될 수도 있다. 최면으로 두드러기를 일으키거나 치료를 한 사례들도 보고되었다. 통계에 의하면 피부질환의 40%가 스트레스와 관련되며, 피부과 환자의 75%가 치료 중 정신적 요인의 영향을 받는다. 따라서 피부질환의 진단과 치료에 스트레스 같은 심리적 요소가 고려되어야 한다는 견해가 임상에서 널리 수용되고 있다.

심리적 스트레스는 건선, 원형탈모증, 아토피 피부염, 습진 등의 피부병을 악화시킨다. 피부질환은 흔히 가려움증, 발적, 수포 같은 증상들을 동반하게 되는데, 이러한 증상들은 다시 스트레스를 야기하게 되며, 우울증이나 사회적 부적응의 원인이 될 수 있다.

스트레스에 의해 증가하는 코르티솔과 아드레날린, 감소되는 성장호르몬은 모두 손상된 피부 조직의 수복을 지연시킨다. 따라서 외과계 질환의 치료와 수술 후 회복의 촉진에도 스트레스는 중요한 변인이 될 수 있다. 수술은 심신에 엄청난 스트레스가 되며, 수술이 진행되는 동안 신체에서는 스트레스 호르몬이 다량으로 분비된다.

탈모 인구 천만 명 시대라고 한다. 탈모의 유형에는 여러 가지가 있고 유전, 영양 상태, 호르몬 불균형 등이 여러 원인에 의해 촉발되지만, 정서적 스트레스와 탈모증은 명백한 상관관계가 있다. 중년 이후 남성 환자가 대부분이던 과거와 달리, 성별과 연령을 막론하고 탈모 환자가 크게 증가하고 있는데, 스트레스가 가장 큰 원인으로 지목된다. 탈모 환

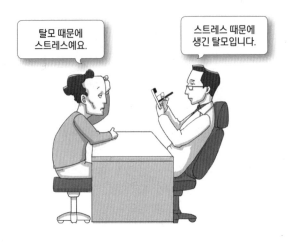

자들이 탈모 때문에 겪는 스트레스도 매우 심각한데, 이것은 증상을 더 악화시킨다.

스트레스가 흰머리의 원인이 된다는 것은 자고로 널리 알려진 사실이다. "하늘천, 따지…" 하는 『천자문』의 별명이 '백수문(白首文)'이다. 저자가 책을 쓰면서 하도 스트레스를 받아 머리가 하얗게 되었다고 해서 붙은 이름이다. 스트레스 때문에 머리가 세는 데는 몇 가지 기전이 있다. 첫 번째는 스트레스가 활성산소를 증가시키는 것과 관련된 것이다. 활성산소는 체내 환원효소의 작용으로 물과 산소로 분해되는데, 나이가 들면서 환원효소의 생성이 감소되어 세포 내 활성산소 농도가 증가하면서 멜라닌을 생산하는 세포도 파괴되어 머리가 세게 된다. 된다. 스트레스 호르몬도 흰머리를 생기게 한다. 아드레날린은 멜라닌 생성 줄기세포가 모낭을 떠나는 과정을 촉진한다. 사람만 털이 세는 것이 아니다. 개도 스트레스를 받으면 코와 주둥이 부분의 털이 하얗게 센다. (견공들이 받는 스트레스의 원인은 대부분 사람이 제공한다. "내 반려견은 아닐 거야. 예쁜 옷을 입히고 신발도 신겨주고, 퍼머에 염색에 패디큐어까지 해주는데…" 사람을 견공처럼 대하는 것이 인권침해인 것처럼 견공을 사람처럼 살게 하는 것도 견권침해가 아닌지 생각

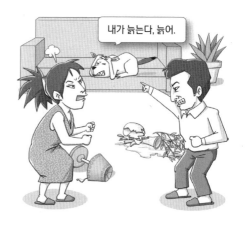

해 볼 일이다. 사람의 집에서 살기 위해 목소리마저 빼앗긴 반려견들을 보면 참 안타깝다.)

스트레스는 성호르몬의 작용을 훼방하여 배란장애, 성기능장애를 일으키고 불임의 원인이 된다. 코르티솔과 함께 부신피질에서 만들어지는 DHEA라는 호르몬이 있다. 이것은 나중에 테스토스테론, 에스트로겐 같은 성호르몬으로 바뀐다. 그런데 부신피질이 코르티솔을 많이 만드느라 바쁜 상황이 되면 DHEA의 생산을 감소시킬 수밖에 없게 된다. 결국 성호르몬의 양이 감소하게 된다. (DHEA와 코르티솔의 관계는 '25. 스트레스 때문에 정말 늙는다'에서 다시 이야기한다.) 그리고 스트레스 호르몬은 난소나 정소에서 성호르몬이 만들어지도록 조절하는 뇌의 명령 체계에도 영향을 준다.

코르티솔의 가장 중요한 기능은 혈당을 올리는 것이라고 설명했었다. 코르티솔은 아침에 일어나기 직전에 가장 많이 분비되고 자정 무렵

에는 가장 낮아지는, 하루 주기의 분비 리듬을 가지고 있다. 그래야만 아침에 충분히 혈당이 공급되어 세포들이 하루를 시작할 에너지를 얻게 되고, 밤에는 노곤해져 깊이 수면을 취할 수 있다.

만일 만성 스트레스 때문에 원래의 코르티솔 분비 리듬이 깨져, 곡선이 평평해지고 8부 능선쯤의 높이에서 늘 자글자글 끓고 있는 상황이 되면 어떤 결과가 일어날까? 밤에는 잠들기 어렵고, 잠이 깊이 들지도 못한다. (물론 아드레날린도 각성 수준을 높여 잠을 자지 못하게 한다.) 밤에 정상 수준보다 높은 코르티솔 때문에 잘 자지 못하는 것도 문제지만, 아침에는 정상 수준보다 낮은 코르티솔 때문에 몸에 에너지가 충분히 공급되지 않으니, 일어나고 싶어도 몸은 천근만근이 된다. 과도한 코르티솔을 만들던 부신은 결국 지쳐버리고 최소한으로 필요한 양만큼도 생산하지 못하게 된다. 이것이 만성피로증후군이다.

스트레스와 무관한 질병이 없다고 할 만큼 이야기가 끝이 없지만 이쯤에서 접고, '아시아의 재난'으로까지 불리고 있는 당뇨병에 대해서 좀 더 이야기하기로 하자. (참고로, 비만 인구가 많은 서구에서 당뇨병이 더 심각한 문제가 될 것 같지만, 사실은 아시아 사람들이 서구인보다 인슐린을 만드는 능력이 낮기 때문에 당뇨병에 더욱 취약하다. 따라서 똑같은 서구식 식생활을 하게 되면 당연히 아시아인들에게 더 많이 당뇨병이 발생하게 되는 것이다.)

과도한 코르티솔 분비가 혈당을 높이고 그것이 고인슐린혈증을 일으키고 결국 인슐린저항성을 유발해서 2형 당뇨병을 일으키거나 악화시킨다. 그런데 혈당을 올리는 것은 코르티솔만이 아니다. 아드레날린도 투쟁-도피를 위한 에너지를 신속히 공급하기 위해 혈당을 순간적으로 급격하게 올린다. 여기에 인슐린과 반대 작용을 하는(즉 혈당을 올리는) 글루카곤이라는 호르몬까지 가세하기 때문에 급성적인 스트레스에서는 스트레스성 고혈당이 오게 된다.

그러니 당뇨병 환자는 가장 적극적으로 스트레스 관리를 해야 하는 사람들이다. (당뇨병 환자와 더불어 '필사적으로' 스트레스 관리를 해야 하는 사람들은 암 환자와 암 치료 후 재발을 막기 위해 애쓰고 있는 사람들이다. 이유는 앞에서 설명하였다. 암 치료와 재발 방지에 있어서 면역력이 얼마나 중요한지, 그리고 면역 기능이 스트레스에 의해 어떻게 감소되는지도 말이다.)

24

흡연보다 나쁜 비만, 비만 중에도 나쁜 복부비만

스트레스와 대사증후군

연구에 따르면, 만성 스트레스는 하루 104kcal를 덜 소모시키는데 이 것은 1년 동안 체중을 5kg가량 증가시킬 수 있는 정도의 열량이다. (이 쯤 되면 체중에 민감한 사람들은 스트레스 때문에 스트레스를 받을 수 밖에 없을 것 같다.)

원래 스트레스를 경험할 때 일어나는 투쟁-도피 반응은 에너지를 소 모하는 반응이지만, 역설적으로 현대인의 스트레스는 비만의 원인이 된 다. 현대인이 겪는 스트레스 상황에서는 동원한 에너지를 실제로 소모하 지 못하고 다시 몸에 쌓아두게 되기 때문이다.

이와 같은 생리적 기전과 더불어 부정적인 감정을 먹는 것으로 해소 하려는 행동도 비만을 유발하는 데 한몫을 한다. 달거나 자극적인 음식 물이 기분이 좋아지게 하는 호르몬이나 통증을 잊게 하는 호르몬을 분비시키는 것은 사실이지만, 그 효과는 잠시일 뿐이다. 가득 차있던 접시가 깨끗하게 비워진 것을 보고 뿌듯해하며 배를 쓰다듬는 사람은 없을 것이다. 오히려 자괴감이라는 스트레스가 더 무겁게 쌓일 뿐이다.

스트레스를 유발하는 비만의 문제는 단지 체중을 늘린다거나 다이어트에 실패하게 한다는 것에서 끝나는 것이 아니다. 비만은 심혈관계 질환과 직접적인 상관관계를 가지고 있다. 비만 중에도 복부비만이 더 건강에 해롭고, 만성적 스트레스가 복부비만을 유발한다는 것은 '20. 스테로이드의 두 얼굴'에서 이미 언급하였다. 과거에는 지방세포를 단지 몸의 에너지원인 지방을 저장하는 세포라고 생각했지만, 지방세포에서도 호르몬을 비롯한 여러 물질이 분비된다는 사실이 밝혀졌다. 그런데 내장의 지방세포가 늘어나는 복부비만에서는 이러한 물질들의 분비량이 변화된다.

예컨대 백혈구에서 생산되어 염증을 일으키는 데 관여하는 것으로 알려진 TNF-알파라는 물질이 있는데, 지방세포에서도 이것이 분비된다. 지방세포에서 TNF-알파의 분비가 증가하면 인슐린의 작용이 무뎌져 지방세포가 혈중의 포도당을 흡수하는 능력이 감소된다. 지방세포는 식욕을 조절하는 렙틴, 그리고 인슐린의 작용과 관련된 아디포넥틴, 레지스틴 같은 호르몬들도 분비한다. 아디포넥틴은 인슐린 분비를 촉진하는 물질인데 비만한 사람에서는 아디포넥틴의 작용이 감소된다. 레지스틴은 인슐린에 대한 세포의 반응성을 감소시킨다. 따라서 비만한 사람에서 흔히 인슐린저항성이 일어나게 된다. (한마디로 비만인 사람은 정상 혈당량 유지하는 데 더 많은 인슐린이 필요해진다는 것이다.)

이처럼 지방세포에서 분비되는 물질들의 양이 변하면서 인슐린저항성이 일어나고 결국 대사증후군 상태가 된다. 대사증후군이란 인슐린저항성을 기반으로 하는 비만, 고혈당, 이상지질혈증, 고혈압 등을 총체적으로 아우르는 개념이다. 복부비만, 고혈압, 혈중 지방, 혈당 등과 관련된 지표 중 세 가지 이상이 정상을 벗어날 때 대사증후군으로 진단되는데, 그 상태를 방치하면 동맥경화가 진행되고 심근경색이나 뇌경색의 위험도 증가한다.

대사증후군 진단 기준	
복부비만	
남성	90cm 초과
여성	80cm 초과
중성지방	150mg/dL 이하
HDL 콜레스테롤	
남성	40mg/dL 미만
여성	50mg/dL 미만
혈압	130/85mmHg 이상
공복혈당	100mg/dL 이상

복부에만 지방이 집중된 비만이 아니라 온몸이 골고루 비만이라면 안심해도 된다는 것이 아님을 분명히 해둔다. 보통 비만도는 체질량지수(BMI, body mass index)로 평가한다. BMI는 몸무게(kg)를 키(m)의 제

곱으로 나눈 수치이다. (예를 들어 몸무게가 70kg이고 키가 170cm라면 70÷1.7÷1.7=24.2이다.) BMI가 25 이상이면 과체중, 30 이상이면 비만으로 분류한다. BMI에 따른 비만도가 높아질수록 암, 당뇨병 등으로 일찍 사망할 위험도 함께 높아진다. 고도 비만은 수명을 14년이나 단축시킨다는 연구 결과도 있다. 그뿐 아니라 관절염을 유발하거나 악화시키기도 한다. (BMI가 너무 낮아도 좋은 것이 아니다. 저체중과 과체중 모두 조기 사망의 위험률을 증가시킨다. 최근 연구에 의하면 모든 질병에서의 가장 낮은 사망률의 BMI는 남자 22.5~24.9, 여자 22.0~23.4 범위였다.)

조사에 따르면, 전 세계 인구 중에서 약 30%인 21억 명이 비만 또는 과체중으로 분류된다. 얼마 전 국민건강보험공단이 발표한 내용을 보면, 다이어트와 몸매 만들기가 사회적으로 열풍을 넘어 광풍을 일으키고 있음에도 불구하고, 우리나라의 비만 인구는 남성 33.1%, 여성 25.9%로 세계 평균보다도 오히려 높은 것으로 나타났다. 게다가 2025년에는 국내 성인 2명 중 1명이 비만 환자가 될 것이라는 전망도 있다.

앞에서도 언급했듯이 비만은 스트레스 호르몬의 작용에 의해 나타난 결과일 수도 있지만, 스트레스 때 일어나는 식습관의 변화도 비만의 중요한 원인이다. 스트레스를 경험할 때는 평소보다 많이 먹게 되고, 먹더라도 달고 기름진 음식들을 더 많이 찾게 된다. (정확히 말하면, 스트레스 때 더 먹는 사람도 있고 덜 먹는 사람도 있는데, 더 먹는 사람이 2배 정도 많다. 스트레스와 음식의 관계에 대해서는 '72. 무엇을 어떻게 먹어야 하나?'에서 좀 더 자세히 설명하게 될 것이다.) 그리고 비만은 다시 스트레스의 원인이 된다. 이처럼 스트레스는 비만을 부르고 비만은 스트레스를 부르는 것이다. 여하간, 담배보다 더 나쁜 것이 비만이라고 하지 않던가!

25

스트레스 때문에 정말 늙는다

스트레스가 노화를 촉진하는 기전들

스트레스가 온갖 질병과 무관하지 않다는 설명만으로는 스트레스를 관리하려는 동기가 충분히 형성되지 않는 사람이라도, 스트레스가 노화를 촉진한다는 것을 알게 되면 마음이 달라지지 않을까?

노화의 원인이 무엇인지 설명하는 데는 여러 가지 이론이 있다. 그런데 스트레스는 알려진 거의 모든 노화 이론과 관련이 있다. 한마디로 스트레스가 노화를 촉진하는 기제는 다양하다.

대표적인 노화 학설은 누구나 한번쯤 들어 보았을 '활성산소' 이론이다. 활성산소란 산소를 이용하는 대사 과정에서 정상적으로 발생하는 부산물이다. 쉽게 말해서, 화학 반응이라는 공놀이에서 전자라는 공을 빼앗겨 약이 바짝 올라 흥분한 산소로서, 주변에 누구든 공을 가지고 있다가 자기에게 걸리기만 하면 공격하려고 하는 열 받은 상태의 산소라고 생각하면 된다.

낮은 농도의 활성산소는 세포를 각성시키는 신호물질로 작용하지만, 우리 몸의 항산화 능력, 즉 활성산소를 중화시키는 능력을 초과하여 발생하는 과도한 활성산소는 DNA, 단백질, 지질 등 우리 몸을 구성하는 성분을 공격해 전자를 빼앗는다. (DNA는 유전정보를 담고 있는 물질임을 잘 알고 있을 것이다. DNA가 손상되면 세포는 정상적으로 분열하지 못하고 일찍 죽거나, 돌연변이가 일어나 암세포로 돌변할 수 있다. 단백질은 우리 몸을 구성하는 주요 성분이며, 온갖 대사를 진행하는 효소들도 단백질이다. 지질은 세포를 감싸고 있는 세포막의 주요 성분으로서, 세포막이 손상되면 세포는 죽게 된다.) 이처럼 활성산소가 일으킨 산화 스트레스는 세포의 정상적 수명을 단축하거나 기능을 훼손하여 세포가 노화되고 사망하게 한다.

본론으로 돌아가서, 스트레스와 활성산소가 무슨 관련이 있다는 걸까? 스트레스를 경험할 때는 교감신경계가 항진된다. 교감신경계가 항진되면 염증을 일으키는 백혈구가 증가하는데, 이들은 활성산소를 많이 발생시킨다. 원래 백혈구가 하는 일이, 우리 몸에 들어온 세균들을 걸리기만 하면 공격하는 것이고 그때 사용하는 무기 중의 하나가 활성산소이다.

코르티솔 또한 산화 스트레스를 증가시킨다. 스트레스 상태에서는 활성산소의 증가로 인해 각종 염증성 질환, 암, 당뇨병, 심장병 등이 발생하거나 더 악화된다. 그리고 세포의 구성물들을 손상시키고 기능을 저하시켜 노화를 촉진하고 수명을 단축시킨다.

순전히 심리적인 스트레스가 당신의 혈관에 염증을 일으켜 녹슨 수도관처럼 부식시키고, 잘 익은 토마토 같이 탱글탱글하던 세포를 거뭇거뭇하게 불에 그을리고 시들어 죽게 한다. 그렇게 시들고 죽는 세포와 조직이 많아지는 과정이 바로 노화이다.

최근에는 스트레스가 텔로미어를 단축시켜 노화와 죽음을 앞당긴다는 사실도 밝혀졌다. 염색체의 양쪽 끝에 있는 텔로미어는 염색체 끝이 분해되거나 염색체끼리 융합하는 것을 막는 역할을 한다. 세포가 분열할 때마다 텔로미어 길이가 조금씩 짧아지므로 세포 분열이 일정 횟수 진행되고 나면 더 이상 분열할 수 없게 된다. 이에 따르면 노화는 텔로미어가 점점 짧아지는 것이며 죽음은 더 이상 세포가 분열할 수 없게 되는 것이다. 그런데 텔로미어의 길이는 세포분열뿐 아니라 활성산소나 심리적 스트레스 등의 요인에 의해서도 짧아진다. 텔로미어를 새로 만들어 주는 효소인 텔로머라제 역시 스트레스에 의해 감소된다. 앞에서 말한 활성산소 역시 텔로미어를 감소시키므로, 스트레스는 이래저래 노화를 촉진하는 것이다.

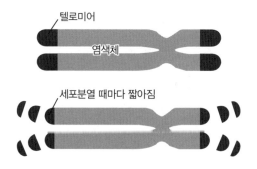

최근 연구에서는 텔로미어의 길이가 만성 스트레스의 지표가 될 수도 있는 것으로 확인되었다. 스트레스를 많이 받는 사회적 환경이나 생활환경에 노출된 사람들의 경우 그렇지 않은 사람들에 비해 텔로미어의 길이가 짧은 것으로 나타났다. 이 연구에서는 9세 소년들의 DNA를 비교하여, 어려운 환경에서 자라는 소년들은 안정된 환경에서 자라는 소년들보다 약 20% 정도 텔로미어가 짧다는 것을 확인하였다.

앞 글 '23. 신부의 목둘레를 쟀던 인디언'에서 불임과 관련하여 설명한 바와 같이, 스트레스 호르몬은 성호르몬의 생산을 억제한다. 성호르몬이 감소하면 심신의 활력이 저하되며, 젊고 아름다운 외모를 유지하는 것도 영향을 받는다. 그런데 코르티솔은 또 다른 간접적인 경로로 이 과정의 진행에 가세한다.

활력을 증진시키고 노화를 억제하는 효과가 있어서 항노화 호르몬이라고도 불리며, 건강보조식품처럼 복용되기도 하는 DHEA라는 물질이 있다. DHEA는 코르티솔의 작용을 차단하는 항스트레스 호르몬이기도 하다. 이것은 부신피질에서 코르티솔과 함께 만들어지며, 정소와 난소에서 남성호르몬과 여성호르몬을 만들 때 재료가 된다. 부신피질은 콜레스테롤로 프레그네놀론이라는 물질을 만든 다음, 이 프레그네놀론을 이용하여 코르티솔이나 DHEA를 만든다. 따라서 부신피질이 코르티솔을 생산하기 위해 프레그네놀론을 많이 소비할수록 DHEA의 생산량은 감소될 수밖에 없다. ('26. 꾀병인 듯 꾀병 아닌 꾀병 같은 병'의 그래프를 참고하라.)

스트레스의 초기 국면에서는 부신피질이 코르티솔과 DHEA의 생산을 모두 증가시키고, 스트레스가 해소되면 모두 원래의 수준으로 감소시킨다. 하지만 스트레스가 속히 해소되지 않고 지속되면 부신피질은 코르티솔의 생산 증가가 지속되는 동안 DHEA의 생산을 감소시킬 수밖에 없다.

26

꾀병인 듯 꾀병 아닌 꾀병 같은 병
70%가 넘는 미병 인구

DHEA 이야기가 나온 김에 짚고 넘어갈 것이 있다. 병 아닌 병, 환자 아닌 환자에 관한 문제이다. 만성 스트레스는 서서히 당신의 몸을 망가뜨린다. 당신에게 아직 뚜렷하게 진단되는 질병이 없다고 해서 건강하다고 안심할 수는 없다.

스트레스가 지나치게 오래 지속된 후에는, 코르티솔과 DHEA의 균형을 원래대로 회복하는 능력이 와해되어 스트레스가 해소된다 하더라도 높은 코르티솔과 낮은 DHEA 상태가 유지된다. 이 상태가 계속되어 부신의 피로가 누적되면, 그래프에 표시된 코르티솔 분비 곡선의 마지막 모습처럼, 기본적으로 필요한 수준의 코르티솔마저 생산하지 못하게 되는데, 이것이 바로 만성피로증후군 상태이다.

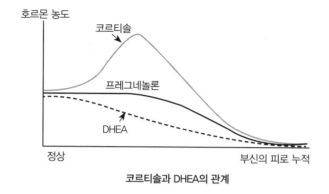

호르몬 농도

코르티솔

프레그네놀론

DHEA

정상

부신의 피로 누적

코르티솔과 DHEA의 관계

세계보건기구의 발표에 따르면, 전 세계 인구 중 75%는 건강과 질병의 중간 지대인 '미병상태'에 있다. (나머지 25% 중 20%는 질병이 진단된 상태이고, 단 5%만이 건강상태이다. 이 자료에 근거해서 보자면, 지금 이 글을 읽고 있는 독자가 건강한 사람이 아닐 확률이 95%라는 뜻이다…. 독자들의 쾌유를 빈다.)

이러한 미병상태는 그대로 방치하면 질병으로 진행될 수밖에 없다. 건강 상태에서 벗어나게 된 원인을 찾아서 교정함으로써, 미병에서 질병 쪽으로 진행되고 있는 방향을 바꾸지 않으면 질병 상태에 도달하게 되는 것은 시간문제인 것이다.

실제로 우리나라 성인 중 절반 정도는 진단할 수 있는 병명은 없지만 건강상 여러 가지 이상을 호소하고 있다. (아직은 호소할 만한 이상을 자각하지 못하더라도 이미 건강 지대를 벗어나 있는 사람들을 더하면 세계보건기구의 발표에 근접한 수치가 될 것이다.) 이 중 70% 이상이 만성적인 피로감을, 30% 이상이 각종 통증을 호소한다. 소화불량, 수면장애 등을 경험하고 있다는 사람들도 각각 20%에 달한다.

　미병의 원인은 무엇일까? 영민한 독자들은 벌써 답을 알고 있을 것이다. 그렇다. 다양한 원인이 있지만, 스트레스가 바로 그 중심에 있다. 스트레스, 그 스트레스로 인해 망가진 생활습관, 그 불건강한 생활습관 때문에 다시 발생하는 스트레스, 이 악순환의 고리가 강하게 연결되어 있을수록 미병에서 질병으로 가는 시간은 짧아진다.

27

스트레스, 인지장애와 치매를 부른다

스트레스와 관련된 정신적 장애

스트레스는 마음도 병들게 한다. 분노, 불안, 공포, 사기 저하, 우울 등의 정서적 증상도 일으키지만 기억력 감소, 주의력 저하, 집중력 장애와 같은 인지적 증상도 일으킨다. 해마의 신경세포가 코르티솔에 특히 민감하다는 것을 기억하는가? ('20. 스테로이드의 두 얼굴'을 참고하라.) 코르티솔 농도가 장기간 높게 유지되면 해마 세포가 위축되거나 사멸하여 학습장애, 기억장애, 뇌의 노화, 치매를 야기한다.

충격적인 사건을 겪으면 아드레날린의 작동 경로가 과도하게 항진될 수 있다. 그 결과, 시간이 흘러도 과거의 고통스러운 사건을 계속해서 재경험하면서 괴로워하게 되는 외상후스트레스장애(PTSD)를 일으키게 되는 것이다. 영화나 소설 속에서 주인공이 커다란 충격적 사건을 겪고 나서 갑자기 정신을 놓아버리는 장면들을 흔히 볼 수 있다. 즉 조현병(정신

분열증)도 스트레스와 밀접한 관계가 있다.

뇌에서 작용하는 호르몬(신경전달물질들도 넓게는 호르몬으로 분류된다)은 하나가 증가하면 다른 것들도 따라서 증가하거나 감소하는 식으로 서로 간에 영향을 미친다. 노르아드레날린의 농도는 도파민, 세로토닌의 농도와 관련이 깊다. 노르아드레날린이 낮아지면 시간차를 두고 도파민도 낮아지고 세로토닌도 함께 낮아져 균형을 맞추게 된다. 스트레스가 지속되면 투지를 담당하는 노르아드레날린과 쾌감을 담당하는 도파민이 고갈되어 상황에 맞서서 싸우려는 의지도, 새로운 일에 대한 흥미와 즐거움도 사라지고 무기력해진다.

요즘 '행복호르몬', '치유의 호르몬'이라고 많이 이야기되고 있는 세로토닌은 다양한 생리적 작용에 참여하는 호르몬이다. 그런데 스트레스는 뇌에서의 세로토닌의 작용을 감소시킨다. 세로토닌의 작용이 감소했을 때 나타나는 대표적 증상이 우울증, 불안증, 강박증 등이다.

코르티솔뿐 아니라 CRH라고 하는 스트레스 호르몬도 우울증과 깊은 관련이 있다. (CRH는 뇌의 시상하부에서 분비되어 뇌하수체를 자극하는 호르몬이다. CRH에 의해 자극받은 뇌하수체는 부신피질을 자극하는 호르몬인 ACTH를 분비하는데, 이것이 혈관을 타고 부신피질로 가서 부신피질을 자극해 코르티솔을 분비시킨다. 시상하부(hypothalamus), 뇌하수체(pituitary gland), 부신피질(adrenal cortex)의 첫 글자를 따서, 이를 'HPA 축'이라고 한다.)

우울증은 뇌의 기능 저하와 노화를 부른다. 우울증 환자의 뇌 영상을 보면 대뇌로의 혈류가 감소되는 것이 확인되며, 고위 인지를 담당하는 전두엽과 기억을 담당하는 해마 등이 위축되어 있는 것이 특징적으로 관찰된다. (그래서 노인성 치매가 의심되는 경우, 우울증이 아닌지를 먼저 검사하기도 한다.) 그런데 우울증이나 두뇌 노화의 핵심은 뭐니 뭐니 해도 스트레스이다. 전두엽과 해마 같은 부위는 스트레스 반응을 조절하는 역할을 하는데, 이곳의 기능이 저하되면 스트레스를 조절하는 능력도 감소하여 뇌는 더욱 스트레스에 취약해진다.

정서적으로 충격이 큰 사건에 대한 기억은 선명하게 오랫동안 지속된다. 이처럼 스트레스는 충격적 사건에 관한 기억은 뇌에 깊이 새겨서 오래 기억되도록 만드는 반면, 단기 기억력(누군가 전화번호를 불러 주었을 때 얼른 받아 적고 나면 곧 사라지는 기억), 작업 기억력(암산을 할 때 잠깐 동안 펼쳐졌다가 지워지는 머릿속 칠판 같은 기억)은 떨어뜨린다. 그래서 긴장하면 쉬운 셈도 틀리고, 친한 사람의 이름도 입 안에서 맴돌며, 일에 실수가 많아지게 되는 것이다.

요즘 들어 갑자기 건망증이 심해졌다면, 혹시 조기 치매나 기타 뇌혈관계 질환이 아닌지 걱정하면서 스트레스를 받지 말고, 과도한 스트레스나 우울증이 원인이 아닌지 먼저 의심해 보라.

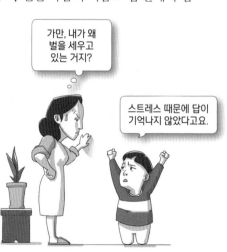

28

스트레스만 문제가 아니다

전문가도 구분하기 어려운
스트레스, 불안증, 우울증

미국에서 가장 잘 팔리는 20가지 의약품 가운데 4가지가 우울과 불안에 관련된 약품일 정도로 우울증과 불안증은 현대 사회에 흔한 질환이다. 불안증과 우울증은 의학적 치료를 필요로 하는 병리적 증상이지만, 스트레스 자체는 병이 아니다. 문제는 스트레스, 불안증, 우울증이 서로 얽힌 관계라서, 전문가도 구분하기 힘들다는 것이다. 이미 스트레스 수준을 넘은 불안증이나 우울증 상태인데도, 스트레스가 심한 정도로만 생각하고 방치했다가 큰 문제를 야기하는 경우들이 많다.

스트레스, 불안증, 우울증을 어떻게 구분해야 할까? 회사에서 스트레스를 받다가도 집에 돌아오거나 친구들을 만나면 기분이 나아지고, 재미있는 일을 할 때는 회사 일을 잊을 수 있다면 그냥 스트레스라고 생각해도 된다. 하지만 집에 와도, 친구를 만나도, 재미있는 일을 해도 계속 그 생각이 떠나지 않고 기분이 나아지지 않는다면 우울증이나 불안증을 의심해 볼 수 있다. 처음에는 스트레스로 시작했다고 하더라도 그것이 점점 심해지고 적절히 관리되지 않아 만성적인 상태가 되면 결국 불안증, 우울증으로 발전한다.

조사에 의하면 스트레스가 가장 심한 직업 중 하나가 연예인이다. 최고의 전성기를 구가하다가도 갑자기 재기불능의 슬럼프에 빠질 수 있고, 언제까지 일을 계속할 수 있을지도 늘 불안하다. 삶의 불확실성이 극도로 높은 만큼 예측가능성은 낮다.

소위 '잘 나가는' 연예인일수록 삶의 통제가능성도 그야말로 바닥이다. 원하는 곳에 마음대로 갈 수도 없고 쉬고 싶을 때 쉴 수도 없고 늘 짜인 일정에 따라서만 움직여야 한다. 그뿐인가? 고민이 있어도 사람들에게 쉽게 털어놓을 수도 없고, 자신의 감정이나 사생활을 숨겨야만 한다.

얼마 전 유명 연예인들이 공황장애를 앓았다고 연이어 고백하면서 공황장애에 대한 관심이 높아졌다. 심한 스트레스가 결국 공황장애와 같은 불안증을 유발할 수 있다. 그리고 불안증이 오래되면 결국은 우울증에 빠지게 된다. 잊힐 만하면 반복되는 뉴스 가운데 하나가, 오랜 우울증에 시달리다가 자살이라는 극단적 선택을 한 유명인들의 이야기이다.

2012년에 건강보험관리공단에서 발표한 내용을 보면, 지난 10년 간 우울증이 무려 77%나 증가했다. 이 가운데 66%가 자살을 생각하며, 자살을 생각한 사람들 중 10~15%는 실제로 자살을 시도하고 있다고 한다.

우울하고, 아무런 희망이 없고, 만사가 무의미하게 느껴진 적이 있는가? 간단한 진단을 해보고 넘어가도록 하자. 다음의 진단지를 작성해 보라.

우울증과 무망감 진단				
항 목	아니다	가끔 그렇다	자주 그렇다	항상 그렇다
	0점	1점	2점	3점
1. 의욕이 없다.				
2. 앞날에 대해서 비관적인 생각이 든다.				
3. 외롭고 허탈하다.				
4. 내가 별 볼일 없는 사람이라는 생각이 든다.				
5. 눈물을 쏟거나 울고 싶어진다.				
6. 내가 바라는 대로 된 일이 없다.				
7. 나는 남보다 무능하고 재치도 없는 것 같다.				
8. 슬프고 울적하다.				
9. 일을 하는 데 예전보다 훨씬 힘이 들고 느려졌다.				
10. 내 자신이 쓸모없는 사람이라는 생각이 든다.				
11. 기운이 빠져서 아무 일도 하기 힘들다.				
12. 무슨 일이든 노력해 봤자 안 될 것 같은 생각이 든다.				
13. 내 모습이 마음에 들지 않는다.				
14. 매사가 귀찮아진다.				
15. 아무 일도 제대로 될 것 같지 않다.				
16. 비참한 느낌이 든다.				
17. 궁지에 빠진 느낌이 든다.				
18. 내가 하는 일들이 엉망인 것 같다.				

19. 나에게는 좋은 일이 생기지 않는 것 같다.			
20. 다른 사람들이나 세상일에 대해 관심이 없다.			
합 계			

검사 결과, 합계가 25~29점이면 우울과 무망감 증상이 약간 있는 것으로, 30~34점은 상당히 있는 것으로, 35점 이상은 매우 심한 것으로 평가할 수 있다. 25점 이상으로 진단되었다면 스트레스 관리를 위한 노력을 적극적으로 시도해 보고 기분이 나아지는지 살펴보라. 30점 이상이라면 망설이지 말고 전문가를 찾아가 보도록 하자. 상담소나 정신과 병원을 찾는 것이 부담이 된다면, 가까운 지역정신보건센터를 이용할 수도 있다.

전문가들은 우울증이 앞으로 10년 내에 의학적 장애를 야기하는 요인 중 2위로 올라설 것으로 예측하고 있다. 상처가 생겼을 때 아픔을 느끼는 것이 당연한 것처럼, 슬픈 일을 당했을 때 우울감을 느끼는 것은 당연하다. 이러한 정상적 우울감과 우울증을 혼동해서는 안 된다.

우울증은 시간이 지나면 사라지는 것도 아니고 자신의 의지만으로 극복할 수 있는 마음의 상태도 아니다. 아직도 우울증, 불안증을 마음먹기에 달린 병 또는 단지 정서적인 문제라고 생각하는 사람들이 많이 있는데, 이러한 장애들은 뇌의 기질적, 기능적 변화를 동반하는 '생물학적' 질병이다. 다시 말하면 당신이 두려워하는 암세포, 에볼라바이러스,

슈퍼박테리아처럼 실제로 신체상의 변화를 일으키는 문제라는 것이다.

안타깝게도 상당수의 우울증, 불안증 환자들이 전문가의 도움을 받지 못하고 증상을 방치해 둔 채 고통 속에서 지낸다. 때로는 이러한 장애를 의지박약의 문제로 생각하여 숨기려 하거나, 심지어 처방받은 약을 차마 먹지 못하고 몰래 버리는 사람들도 있다.

스트레스로 고통 받는 사람이 많아지는 만큼 불안증, 우울증 환자도 증가할 수밖에 없다. 이 장애들은 삶의 의욕을 앗아가고 정상적인 사회생활을 방해하며 삶을 황폐하게 한다. 인지 능력 저하를 비롯한 정신적 장애와 신체적 장애도 일으킨다. 그 시작은 스트레스, 정확히 말하면 '관리되지 않은 스트레스'라는 것을 명심하자.

29

이런 행동의 원인, 스트레스였다

투쟁, 도피 그리고 또 하나의 선택

천적의 공격을 받는 위기에 맞닥뜨렸을 때, 동물이 취할 수 있는 반응에는 어떤 것들이 있을까? 그렇다. 투쟁과 도피가 있다. 그리고 또 하나의 방법이 있다. 포기하는 것이다. 진화의 초기에 형성된 스트레스 반응의 원형은 싸우거나, 피하거나, 포기하는 것 세 가지로 구분할 수 있다.

투쟁 반응이나 도피 반응은 직접 싸우거나 도망쳐서 스트레스 상황에서 벗어나는 것인데, 현대 사회에서는 불필요한 에너지만 소모시킬 뿐 해결 방법이 되지 않는 경우가 더 많다. 예를 들어, 매장 점원이 고객 때문에 화가 났다고 해서 고객과 주먹다짐 투쟁을 할 수도 없는 것이고, 상사가 두렵다고 해서 직장에서 책상 밑으로 도피를 할 수도 없는 것이다. 이런 상황에서 사람들은 자신도 모르는 사이에 묘하게 변형된 투쟁-도피 행동들을 하게 된다.

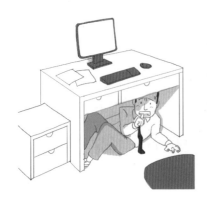

변형된 투쟁–도피 반응의 첫 번째 유형은 목표도착 행동이다. 말 그대로 행동의 대상이 바뀌는 것으로서, 스트레스성 자극에 대면해서 직접 싸우거나 피하지는 못해도 어떻게든 반응할 필요를 느껴서 하게 되는 행동들이다. 화가 났을 때 애먼 제3자에게 화풀이를 하거나 물건을 부수는 행동이 여기에 해당한다. 힘없는 친구나 후배를 괴롭히든, 아내나 자녀에게 공연한 트집을 잡으며 화를 내든, 지나가는 강아지를 발로 걷어차든, 그조차 어려우면 책상을 주먹으로 내리치든, 여하간 원래의 대상보다 만만한 상대에게 화를 내는 것이다. 가장 위험한 극단은 그 대상이 자기 자신이 되는 것이다.

목표도착 행동보다 더 흔히 나타나는 변형된 투쟁–도피 반응은 대체 행동이다. 이것은 스트레스로 인해 발생한 심신의 긴장을 완화하기 위해 무의식중에 하게 되는 습관적 행동들로서 손톱 물어뜯기, 머리 긁기, 다리 떨기 같은 것이 여기에 속한다. 아이들이 특별한 이유 없이 자신도 모르게 얼굴이나 목, 어깨, 몸통 등의 신체 일부분을 아주 빠르게 반복적으로 움직이거나 이상한 소리를 내는 것을 '틱장애'라 하는데, 스트레스로 인해 틱 증상이 심해지는 것을 흔히 볼 수 있다. (물론 틱은 아이들뿐 아니라 어른에게도 나타날 수 있다.)

목표도착 행동과 대체 행동이 투쟁-도피 반응의 변형된 형태라고 한다면, 이제 설명할 현실도피 행동은 동물이 포기하는 것에 해당하는 것으로서, 가장 불건전한 대응 방식이라 할 수 있다. 천적과 대면한 동물이 싸움도 않고 도망도 않고 포기한다면 곧 죽음을 의미하는 것이다. 사람에게 있어서 포기는 대개 현실도피 행동으로 나타난다. 이것은 투쟁-도피 반응에서의 도피와는 달리 실제로 스트레스 자극에서 벗어나 멀어지는 것이 아니라, 고통스러운 현실로부터 정신적으로 도망치려는 행동이다.

현실도피는 특정 물질이나 행위에 대한 탐닉, 의존, 중독 증상으로 나타난다. 그 대상은 주로 알코올, 담배, 도박, 인터넷 게임, 스마트폰, TV, 쇼핑, 음식물, 약물, 음란물, 파티 등이다. 우리 주위를 살펴보면 병적인 중독 증상을 가진 사람들이 적지 않다. 비록 병적인 수준은 아니라 하더라도 현대인들은 대부분 탐닉하거나 의존하는 물질이나 행위를 하나씩은 가지고 있다.

미국인의 1/4가량이 신경쇠약 직전까지 갈 정도의 과도한 스트레스를 경험하면서 살고 있다고 한다. 10명 중 1명은 TV 중독, 8명 중 1명은 알코올의존증, 4명 중 1명은 니코틴중독일 만큼 중독이 만연해 있는데, 그 주된 원인이 바로 스트레스이다. 우리나라의 경우도 크게 다르지 않다. 국민의 8명 중 1명이 중독자이며, 4대 중독(알코올, 마약, 도박, 인터넷 게임)의 중독자가 600만 명을 넘는다.

탐닉, 의존, 중독은 심신의 질병을 야기하기도 하지만, 더 큰 문제는 이것이 스트레스를 피하는 것이 아니라 삶을 더욱 황폐하게 하는 또 다른 스트레스를 만드는 악순환으로 이어진다는 것이다. 그 결과는 개인의 삶을 병들고 불행하게 하는 데서 끝나지 않고, 가족의 삶과 사회의 건강까지 훼손하는 것으로 나타난다.

우리나라 4대 중독자 수와 사회적 비용				
구 분	알코올	마 약	도 박	인터넷 게임
중독자 수	155만 명	10만 명	220만 명	233만 명
사회적 비용	23조 4000억	2조 5000억	78조 2000억	5조 4000억

*중독포럼 2011년 자료

"텔레비전, 인터넷, 음식…. 내 얘기잖아!" 하고 걱정스러운 표정을 짓고 있는가? 모든 약이 잘 쓰면 약이고 잘못 쓰면 독이 되는 것처럼, 이러한 것들도 잘 이용하면 기분을 전환하고 스트레스를 완화하는 데 도움이 될 수가 있고, 잘못 이용하면 당신을 파괴할 수도 있다.

당신의 경우에 이것이 약이 되고 있는지, 독이 되고 있는지 점검해 보자. 현실도피라는 말의 부정적 뉘앙스가 검사를 방해할 수도 있으니, 잠시 현실탈출이라고 표현해 보자. 당신은 스트레스, 우울, 불안을 느끼는 상황에서 흔히 어떤 행동들을 하게 되는가? 자주 하게 되는 행동, 자주 찾게 되는 물질을 순서대로 3가지만 찾아보라.

나의 현실탈출법				
행 동	이 행동을 하게 되는 대표적 상황	행동의 결과는 긍정적인가? 부정적인가? 왜 그런가?	끝냈을 때 기분은 부정적인가? 긍정적인가? 왜 그런가?	계속하고 싶은가? 그만하고 싶은가?
예 : 과자나 빵을 먹는다.	공부하기 싫을 때	부정적. 체중이 늘고 부모님께 혼난다.	부정적. 먹을 때는 좋지만 금방 후회하고 슬퍼진다.	그만하고 싶다.
예 : 아이돌 가수의 음악을 듣는다.	도로가 정체될 때	긍정적. 운전을 방해하지도 않고, 졸음도 없애준다.	긍정적. 운전 스트레스도 줄고, 다음 일을 할 때도 활력이 생긴다.	계속하고 싶다.
1.				
2.				
3.				

30

투쟁도 도피도 포기도 안 된다면?

대처하라

투쟁도 안 되고, 도피도 안 되고, 포기하는 것도 방법이 아니라면, 스트레스에 대해 가장 바람직한 반응 양식은 무엇일까? 바로 '대처'이다. 연구자들은 대처 방식을 '문제중심대처'와 '정서중심대처'로 분류한다.

당신이 지금 처한 상황을 어떻게 생각하는가에 따라서 당신이 선택하는 대처 방법은 달라진다. 문제중심대처는 자신이 그 상황을 변화시킬 수 있는 가능성이 있다고 (의식적으로든 무의식적으로든) 인식할 때 주로 사용하게 되는 대처 방식으로서, 문제를 해결하거나 문제 상황에서 벗어나려는 행동적인 노력을 말한다. 처한 상황에 대한 정보를 찾아보고, 주변에 당신의 상황을 알리고, 문제를 해결하기 위한 행동을 계획하여 실행하는 것 등이 포함된다.

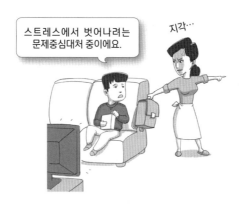

　정서중심대처는 자신의 힘으로는 상황을 변화시킬 가능성이 적다고 인식할 때 사용하게 되는 대처 방식이다. 이것은 문제 자체가 아니라 문제 상황에서 발생하는 부정적인 마음 상태를 완화하려는 노력으로서, 자신의 생각이나 감정을 바꾸는 것을 말한다. 이를테면, 주변 사람에게 위로를 구한다든지, 음악을 듣거나 다른 일에 집중하면서 마음을 추스른다든지, 상황을 긍정적으로 재해석하고 자신의 행동을 합리화해서 부정적 감정을 감소시키는 방법들이 있다.

　이상의 두 가지 대처 방식은 각각 사용되기보다는 함께 사용되며, 서로의 효과를 증진시키게 된다. 최선을 다해 문제중심대처를 하더라도 처한 상황이 달라지지 않을 수 있다. 정서중심대처에서는 당연히 상황이 바뀌지 않을 가능성이 더 높다. 그러나 정서중심대처의 경우, 객관적 상황 변화 여부와 무관하게 자신의 내적 태도를 바꿈으로서 스트레스 경험 자체를 달라지게 할 수 있다. (예를 들면, "아, 비행기는 못 뜨고, 다른 교통편도 없고, 중요한 계약을 놓치는구나…. 안타깝지만 나로서는 어쩔 도리가 없는 거잖아. 에잇, 면세점에 가서 신나게 쇼핑이나 해볼까?")

또한 정서중심대처를 통해서 심리적 괴로움과 불안이 어느 정도 완화되면, 문제를 대면할 용기가 생겨 문제중심대처를 시도할 수 있게 된다. (예를 들면, "그래, 공항에서 시간을 보내고 있는 내 모습을 찍어 바이어에게 사과 메일을 보내자. 이해를 구하는 데 도움이 될 거야.") 따라서 가장 바람직한 것은 두 가지 대처 방법을 적절히 함께 사용하는 것이다.

스트레스 대처 능력 진단	
문 항	점수 (0점~10점)
1. 문제의 해결책을 찾고 해결하기 위해 적극적으로 노력한다.	
2. 계획을 세우고 내가 해야 할 일을 하나씩 해나간다.	
3. 시간을 효율적으로 활용하려고 애쓴다.	
4. 새로운 대안이나 목표를 찾는다.	
5. 굳은 결심을 하고 극복하고자 한다.	
6. 다른 사람들에게 정보나 조언을 구한다.	
7. 그 일에 대하여 누군가에게 적극적인 도움을 요청한다.	
8. 친구 혹은 선배와 대화하거나 상의한다.	
9. 그 일에 관한 정보를 수집한다.	
10. 주변에 있는 사람들에게 내가 처한 상황을 알린다.	
11. 상대방을 이해하고 기분을 맞추어 주려고 노력한다.	
12. 내 자신을 버리고 상대방의 입장에 맞추려고 노력한다.	
13. 상대방의 이해를 구하려고 노력한다.	

14. 갈등 상대와 화해하거나 타협한다.	
15. 내가 먼저 적극적으로 상대방과 친해지려 하고 호의를 베푼다.	
16. 가능하면 모든 일을 기분 좋게 받아들이려고 마음먹는다.	
17. 긍정적이고 낙관적인 방향으로 생각한다.	
18. 긍정적인 미래를 생각한다.	
19. 스스로를 격려하고 마음을 편안하게 갖는다.	
20. 그 상황을 나에게 유리하게 해석한다.	
21. 일기, 시, 수필 등 글을 쓴다.	
22. 산책, 드라이브, 여행을 한다.	
23. 마음을 다스리는 행동을 한다.	
24. 영화, 운동 경기를 관람하거나 재미있는 일을 한다.	
25. 그림을 그리거나 음악을 듣는다.	
26. 혼란한 상황을 피해 나온다.	
27. 갈등하는 상대방과의 접촉을 피한다.	
28. 나서지 않고 상황이 개선될 때까지 조용히 기다린다.	
29. 지금과는 다른 상황이었으면 하고 생각한다.	
30. 술, 게임, 음식 등 상황을 잊을 수 있는 일을 한다.	

당신은 얼마나 다양한 대처 방법을 사용하는지 평가해 보자. 앞 장의 진단지를 작성하라. 각 방법을 사용하는 정도를 0~10점으로 표시한다. 10번의 스트레스 상황에서 몇 번이나 그 방법을 사용하게 되는지 생각해 보면 될 것이다.

점수를 적었으면, 다음 육각형의 30개 선 위에 점수를 표시하고 점을 연결하라.

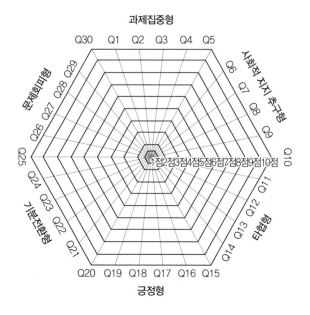

6개의 분면 중에서 어떤 분면이 가장 넓게 그려지는가? 그것이 당신의 주된 대처 방식이다. 원이 찌그러지지 않고 동그랗게 그려진다면 당신은 다양한 대처 방법을 상황에 따라 잘 구사하는 것으로 볼 수 있다. 원이 동그란 모양으로 그려졌다고 하더라도 최대 면적의 25%에도 미치지 않는다거나, 한쪽으로만 뾰족하게 튀어나온다면 당신은 좀 더 다양한 대처 방법을 익힐 필요가 있다. 원이 큼직하더라도 한 조각 베어낸 수박처럼 그려진다면 그 부분에 해당하는 기법도 시도해 보라.

어떤 대처 방법이 더 좋고 어떤 대처 방법이 더 좋지 않은 것이 아니다. 상황에 따라 다양한 대처 방법을 골고루 사용한다면, 스트레스 대처에 관한 한 당신은 유능한 사람이다. 전체 면적을 원 모양으로 다듬었을 때 반지름이 1/4 미만인 원이 된다면 당신은 스트레스 대처 능력은 흰 띠, 1/2 미만인 원이 된다면 빨간 띠, 만일 3/4 이상이라면 검은 띠의 유단자 수준이라고 할 수 있다.

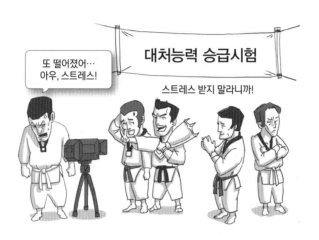

31

오베칼프라는 약

플라세보와 노세보

1994년 LA지진 때 즉사한 사람 중 절반은 부상 때문이 아니라 심장마비 때문에 사망했다. 1998년 월드컵 축구경기에서 영국이 아르헨티나에게 예상치 않게 패배한 후 4일간, 영국에서는 심근경색으로 인해 입원한 환자가 현저히 증가했다. 우리 주변에도 그런 일들은 얼마든지 있다. 유명 가수의 공연장이나 운동 경기에서 과도한 흥분으로 실신하는 사람들은 심심치 않게 보았을 것이다.

인간만이 유일하게 월요일 오전에 심장사 빈도가 증가한다. (그 이유가 궁금한 독자는, 일단 취업을 하고 나서 일요일 밤 코미디 프로그램의 한 코너 한 코너가 지나갈 때마다 자꾸 시계에 눈이 가고, 가슴 한 구석이 납덩이처럼 가라앉는 느낌을 경험해 보면 된다.)

정도는 달라도 당신 역시 위의 사례들과 비슷한 경험을 한 적이 있을 것이다. 적어도 학생 시절에 시험 스트레스에 시달리는 동안 감기를 비롯한 감염성 질환이 훨씬 더 많이 발생했던 기억은 있지 않은가? 이처럼 순전히 정신적인 자극이 생리적 결과를 야기하는 것은 드문 현상이 아니다.

여러분은 마법사도 심령술사도 아니지만, 손가락 하나 대지 않고서도 옆 사람의 몸에 생리적 변화를 일으킬 수 있다. 그에게 샛노란 레몬을 보여 줌으로써 그의 입에 침이 고이게 할 수도 있고, 아주 모욕적인 말을 한 마디 날려서 그의 심장이 더 빨리 움직이도록 할 수도 있다. (이 경우에는 주먹도 함께 움직일 수 있으니 굳이 시험해 보지는 말라! 여하간 이러한 원리를 이용하는 '심상법'도 당신이 알게 될 스트레스 관리법 중 하나이다.)

마음이 몸에 영향을 주는 것은 우리가 늘 경험하는 현상이지만 현대 의학은 마음의 힘을 과학적으로 설명하는 이론이나 그것을 질병 치료와 건강관리에 이용하는 방법을 갖고 있지 않다. 하지만 마음의 힘에 관한 논의는 이미 의학계 안에서도 더 이상 덮어둘 수만은 없는 뜨거운 감자가 된 지 오래다.

당신의 마음이 정말 당신에게 병을 일으키거나 병을 낫게 할 수 있을까? 자신에게 투여된 약이 효과가 있을 것이라는 환자의 믿음 때문에, 실제로는 아무런 효과가 없는 물질이 치유 효과를 나타낸다. 이를 '플라세보 효과(위약효과)'라고 하고, 그 물질을 '플라세보(위약)'라 한다.

미국의 클로퍼라는 의사가 보고한 사례는 플라세보의 극적인 효과를 보여준다. 클로퍼의 환자 중 림프종 말기의 환자가 있었다. 하루를 더 버티기도 힘든 상황에서, 크레비오젠이라는 신약이 나왔다는 소식을 들은 환자는 이 약을 투여받기를 희망하였다. 약을 투여받은 후 환자는 기적적으로 회복되어 퇴원을 하기에 이른다. 그러나 얼마 후 크레비오젠은 효과가 없다는 보도를 듣고 병이 급격히 악화되어 다시 절망적인 상태가 되었다. 크레비오젠이 효과가 없는 약이었음에도 불구하고 환자를 회복시켰던 것은 환자 자신의 믿음이었을 것이라고 생각한 클로퍼는 환자에게 더 강하고 효과적인 크레비오젠이 개발되었다고 말하고 새로 약물을 투여하였다. 사실은 맹물을 주사한 것이었지만, 클로퍼의 예상대로 환자의 병세가 호전되어 마침내 퇴원을 하였다. 그러나 얼마 뒤 FDA에서 크레비오젠은 효과가 전혀 없다고 공식 발표를 하자, 환자는 며칠 뒤 사망하였다.

플라세보 효과는 특별한 사람들에게만 나타나는 현상이 아니다. 우리가 가장 많이 사용하는 의약품으로서 소화제와 진통제를 꼽을 수 있는데, 이런 약물을 복용했을 때 나타나는 효과 중 상당 부분이 사실은 플라세보 효과라는 것을 아는가? 믿기 어렵다면 점심 먹은 것이 잘 소화가 안 된다는 상사에게 소화제 대신 비타민제를 주어 보고 몇 시간 후 속이 편해졌는지 그에게 물어보라. (당신은 고맙다는 인사를 받게 될 것이다. 그뿐인가? 얄미운 상사를 은밀히 골려주어, 당신의 스트레스 해소에도 도움이 되었으니 상사도 좋고 나도 좋은 일거양득의 효과가 아닌가?)

미국에는 '오베칼프(obecalp)'라는 제품이 시판되고 있다. 영어 철자

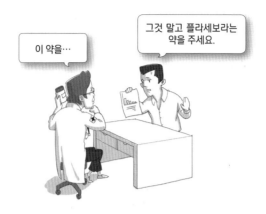

를 거꾸로 읽어 보라. 플라세보이다. 이것은 배가 아프다거나 머리가 아프다고 투정을 하며 약을 달라는 아이들에게 주는 가짜약이다. 물론 효과가 있으니 판매되는 것이다.

플라세보의 반대말은 '노세보'이다. 자신이 복용한 약에 약효가 있을 것이라고 생각하면 효과가 정말 나타나는 것처럼, 그 약물에 부작용이 있을 것이라고 생각하면 실제 부작용이 나타난다. 이렇게 가짜약이 유해한 효과를 일으키는 것을 노세보 효과라 한다.

제약회사들은 새 약물을 개발할 때, 약물의 효과와 부작용을 평가하기 위해 플라세보와 비교해 본다. 고혈압약을 예로 들자면, 새 약물을 복용한 사람들에게서 나타난 혈압 강하 효과와 부작용은 실제 약물 때문이 아니라 단지 약을 먹었다는 사실에서 기인하는 심리적 효과 때문에 나타나는 것일 수 있으므로, 한 그룹에는 실제 약을 주고 한 그룹에는 플라세보를 주어서 비교해 보는 것이다.

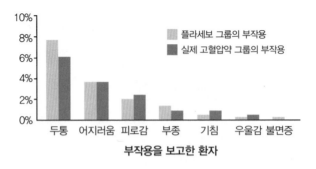

플라세보 그룹의 부작용
실제 고혈압약 그룹의 부작용

부작용을 보고한 환자

만일 실제 약을 먹은 그룹에서 10% 혈압이 떨어졌는데, 플라세보를 먹는 그룹에서도 그 정도의 혈압 강하 효과가 나타났다면 실제 약의 혈압 강하 효과는 거의 없을 수도 있는 것이다. (때로는 플라세보의 효과가 더 클 수도 있다.) 부작용도 마찬가지이다. 위의 그림에는 어느 고혈압 약물의 임상시험에서 실제 약과 플라세보를 각각 복용한 환자들이 보고한 부작용들이 비교되어 있다. 보라! 두통이나 부종 같은 부작용은 플라세보를 먹은 사람에게서 더 많이 나타났다.

두 그룹의 실험 참가자에게 커피와 우유를 각각 마시게 한 후 잠을 재운다. 다음 날 아침에 이들에게 잠을 잘 잤는지 물어보면 어떻게 대답할까? 커피를 마신 사람들은 잠이 들기 어려웠다고 하고, 우유를 마신 사람들은 확실히 잠이 잘 오더라고 말한다. 사실, 커피에서 카페인을 쏙 뽑아내서, 우유에 몽땅 옮겨 놓았는데도 말이다. 영험한 주술사가 자신을 저주했으니, 이제 자신은 곧 죽을 수밖에 없다는 믿음이 실제로 그 사람을 사망에 이르게 한다. (궁금하다면 '부두교 주술 살해'에 관한 문헌을 찾아보라.)

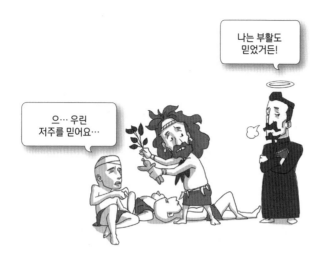

이상의 내용이 우리에게 알려주는 것은 무엇인가? 어떤 상황에 대한 우리의 내적인 신념과 태도가 질병을 일으킬 수도 있고, 반대로 치유의 힘을 발휘할 수도 있다는 것이다. 도대체 어떻게 마음이 몸에 이런 생리적 변화를 일으키는 것일까? 도대체 어떻게 스트레스가 질병을 일으키는 것일까?

32

생각과 감정이 어떻게 신체와 행동을 변화시키는가?

마음의 생물학

스트레스 반응은 뇌의 전두엽, 편도체, 시상하부 사이에 신호가 오가면서 만들어진다. 전두엽은 대뇌피질 중에서도 고등한 사고, 즉 논리적 추론, 계산, 판단 등이 일어나는 곳이다. 어떤 상황에 대해서 전두엽이 판단을 하게 되면, 그 내용이 정서를 만드는 편도체로 전해진다. 편도체에서 불안, 공포 같은 부정적 감정이 만들어지면 시상하부로 신호가 전달된다. 시상하부는 내분비계와 신경계를 통해 몸, 마음, 행동 모두에 영향을 미친다. 여기까지는 앞에서 설명했던 내용이다.

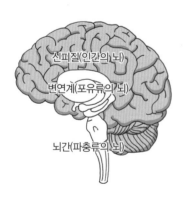

신피질(인간의 뇌)

변연계(포유류의 뇌)

뇌간(파충류의 뇌)

이제 이 과정을 또 다른 맥락에서 이야기해 보자. 폴 맥린이라는 학자가 제시한 '삼위일체 뇌 이론'에 따르면, 인간의 뇌는 진화 과정에 따라 단계적으로 형성된 세 개의 층으로 구분된다. 가장 먼저 형성된 층은 뇌의 아랫부분으로서, 척수와 연결되는 뇌간(뇌줄기)이다. 이곳을 파충류의 뇌라 하는데 호흡, 배설, 혈류, 체온 조절 등 생명 유지와 관련된 필수적인 기능을 담당하는 곳이다.

뇌간 위에는 대뇌의 안쪽 가장자리 부위인 변연계가 있다. 변연계는 포유류의 뇌라 하는데, 정서와 기억이 형성되는 곳이다. 변연계 위에 있는 대뇌피질은 진화적으로 가장 최근에 만들어졌기 때문에 신피질이라고도 한다. 바로 이곳이 인간을 인간답게 만드는 인간의 뇌, 이성의 뇌이다.

시상하부로 하여금 스트레스 반응을 개시하도록 하는 신호는 정서를 만드는 변연계로부터 온다. 변연계는 기억을 관장하는 해마, 정서 반응을 조절하는 편도체 등을 포함하고 있다. 변연계는 과거의 경험 및 기억을 종합하여 입수된 자극에 대해 의미를 부여하고 그에 따른 감정을 발생시킨다. 변연계 구조물 중에서도 편도체가 그 핵심 역할을 하는 것이다.

후각, 청각, 시각, 촉각, 미각 등을 느끼는 감각적 경험과 사고와 의지라는 의식적 경험은 모두 신피질에서 만들

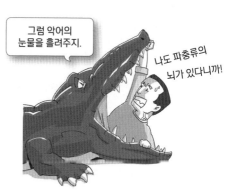

어진다. 신피질은 다시 부위별로 전두엽, 두정엽, 후두엽, 측두엽, 뇌섬엽으로 나눈다. 이 가운데 전두엽은 사고력, 창조력, 예측력 등 고차원적 인지 기능을 통합하는 곳일 뿐만 아니라, 변연계에서 무의식적으로 형성되는 원초적 감정을 의식적으로 조절하는 역할을 한다. (이 내용을 잘 기억해 두기 바란다. 전두엽의 정서 조절 능력을 향상시키는 스트레스 관리법을 이용하여, 부정적 정서에서 촉발되는 스트레스 반응을 잠재우는 원리를 미리 설명하는 것이다).

지금까지 해온 이야기들을 정리하자면 이렇다. 추위, 소음 같은 외부로부터의 자극이든, 공연한 기억이 떠올라 갑자기 부아가 나는 것 같은 내부 자극이든, 일단 전두엽에서 인지되면 이 정보는 변연계와 공유된다. 그러면 변연계는 그 자극에 감정적인 색을 입힌다. 전두엽에서 그 자극을 유해하다고 판단했으면 변연계는 그 자극에 두려움, 불안, 공포 같은 정서를 부여한다. 그 정서적 신호는 자율신경 반응, 내분비 반응을 조절하는 시상하부로 전달되고, 이제 아드레날린, 노르아드레날린, 코르티솔, 베타-엔돌핀 같은 스트레스 호르몬들의 분비가 시작된다. 이렇게 해서 우리에게 생리, 심리, 행동상의 변화들이 일어나는 것이다.

이상과 같은, 마음이 몸에 영향을 미치는 생리학적 경로를 연구하는 분야가 있으니, 정신신경면역학이라는 학문이다. (정신신경면역학은 심리신경면역학으로도 번역된다. 영어로는 psychoneuroimmunology라는 긴 이름을 가지고 있는데 간략히 PNI라 부른다. 아직 생소한 독자도 많겠지만, 저자가 강의하는 대학원을 비롯해서, 국내에서도 정신신경면

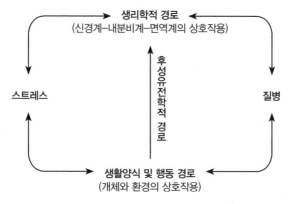

스트레스가 건강에 영향을 미치는 여러 경로

역학 강의와 연구가 시작되고 있다.)

그런데 스트레스는 이와 같은 생리학적 경로 외에도 또 다른 강력한 경로를 통해 당신에게 질병을 일으킬 수 있다. 당신에게 더욱 익숙할 이 두 번째 경로는 바로, 불건강한 생활습관과 행동을 하도록 유도함으로써 건강에 영향을 미치는 경로이다. 그 불건강한 생활습관과 생활양식은 다시 스트레스의 원인이 된다는 것을 기억하는가? 그러므로 이 경로는 스트레스 관리에 있어서 가장 먼저 관심을 가져야 할 곳이다.

운동, 취미활동, 명상…. 이런 것들은 끊으면 다시 증상을 일으키는 의약품이라면, 생활양식과 생활환경을 바꾸는 것은 근본적인 체질 개선이자 원인치료가 된다. (그래서 저자는 의료기관, 기업체, 학교보다 보건당국이 더 스트레스 관리라는 문제에 발 벗고 나서야 한다고 주장하는 것이다. 조기진단, 조기치료라는 것도 결국 사후약방문이 아닌가? 이들도 결국 확인할 수 있는 증상이 나타난 뒤에야 개입이 가능한 것이니 말이다. 생활습관병이 보건의료의 화두이자 의료비 증가의 가장 큰 부담이고, 나쁜 생활습관의 원인이 스트레스라면, 관리를 위해 총력의 단 10%라도 기울여야 할 이유는 너무도 명백하지 않은가?)

33

스트레스에도 심질, 체질 차이가 있다
스트레스 유발 시나리오

당신이 직장인이어도 좋고 아니어도 상관없다. 다음 장의 검사지에 있는 다섯 가지 질문에 대해 당신의 경험, 당신의 반응과 가장 가까운 응답을 선택하라. 직장인이 아니라면 생활 속에서 일어날 수 있는 유사한 상황을 가정하라. 학생이라면 학교에서 비슷한 상황에 놓여 있다고 가정하고 질문에 답하면 된다.

당신과 가까운 선택지를 모두 골랐으면, 이번에는 요즘 자꾸 거슬리는 '그 사람'을 떠올려 보라. 그 사람의 반응을 예상하여 선택해 보라. 나의 선택안들을 그래프로 옮겨 점을 찍고 선으로 연결하라. 다른 색의 펜으로 그 사람의 선택안도 그래프에 옮긴다.

이 검사는 동일한 상황에서도 사람마다 스트레스를 받는 원인이 다르고, 스트레스를 받을 때 일어나는 반응도 다르며, 스트레스를 해소하기

질 문	나라면	그라면
1. 회사에서 어떤 일이 가장 스트레스가 되는가? ① 부진한 실적 ② 인간관계 ③ 야근행진 ④ 통제, 감시, 보고		
2. 엘리베이터 안에서 인사를 받지 않는 동료를 보는 순간 나는 무슨 생각을 할까? ① 어쭈! ② 무시하는 거야? ③ 무슨 일 있나? ④ 못 봤겠지?		
3. 밤샘까지 하며 보고서를 쓰고 있는데, 동료가 휴대전화 충전을 하려다가 내 컴퓨터 전선을 뽑아서 작업하던 파일이 지워졌다. 미안해 어쩔 줄 모르는 그에게 어떻게 반응할까? ① 크게 화를 냄 ② 조용히 대책을 생각함 ③ 나가서 담배(음료수)부터 피움 ④ 그가 저지른 일을 설명하고 어떻게 해야 할지 상의함		
4. 위 '3'의 상황에서 느끼는 감정은? ① 분노 ② 혼란 ③ 절망 ④ 두려움		
5. 위 '3'으로 인해 망가진 기분은 언제 풀릴까? ① 후련할 때까지 화를 냈을 때 ② 더 완벽한 보고서를 제출해서 칭찬을 받았을 때 ③ 일찍 퇴근해서 아이의 재롱을 볼 때 ④ 퇴근 후 친구와 술자리를 할 때		

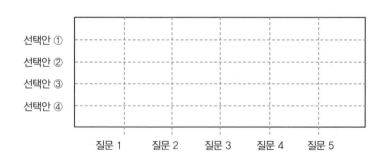

선택안 ①
선택안 ②
선택안 ③
선택안 ④

질문 1   질문 2   질문 3   질문 4   질문 5

위해 필요한 환경이 다르다는 것을 당신이 이해할 수 있도록 도와준다.

그의 선과 당신의 선이 만나는 점이 없거나 두 선이 멀찌감치 떨어져 있다면, 당신과 그 사람은 서로를 이해할 수 없는 사람이라고 생각하고 있거나, 무엇 하나도 통하는 것이 없어서 서로 불편해 하거나, 드러난 갈등 관계에 놓여 있을 가능성이 높다. 어쩔 수 없이 지속해야 할 관계라면 당신과 그 사람은 원래 다르다는 것을 이해하기 위해 노력해 보자.

이제 스트레스의 사상체질이라고도 할 수 있는 'A형 행동유형' 이론을 통해서 그 '다름'을 확실하게 알아보자.

34

스트레스 행동유형이란?

A형 행동유형 이론

1960년경 샌프란시스코의 한 병원에 근무하던 심장병 전문의인 프리드먼과 로젠먼은, 심장병 환자들에게는 다른 질환을 앓는 환자들과 구별되는 행동적 특성이 있다는 것을 우연한 기회에 알게 된다. 다른 진료과의 환자 대기실 의자에 비해서 심장병 환자들의 대기실 의자만 유독 손잡이와 방석 앞이 닳아 있는 것을 발견한 것이다. (사실, 이 대단한 발견은 병원의 가구를 수리하는 사람이 했음을 분명히 밝혀둔다. 의사들이 병원 의자의 방석 위를 살피고 다닌다고 생각하면, 성급한 A형 행동유형 독자는 당장 '의사 후원회'를 결성하려고 할지도 모르니까.) 의자 앞으로 몸을 바짝 당기고 앉아 손잡이를 붙들고 있는 모습이 무엇을 의미하는가? 긴장, 초조, 불안 그리고 자기 이름을 부르면 당장 진료실로 뛰어 들어갈 준비를 하고 있는 성마름과 조급함을 반영하는 것이 아닌가?

여기에서 착안하여 이 의사들은 연구를 시작하고, 관상동맥질환 환자의 공통적인 행동 특성을 찾아내 이를 'A형 행동유형'이라 명명하였다. (관상동맥은 심장을 왕관처럼 감싸고 심장 자체에 혈액을 공급해 주는 혈관이다. 대표적인 관상동맥질환에는 협심증, 심근경색 등이 있다.) A형 행동유형은 경쟁심, 성취욕, 공격성, 조급함, 도전성, 적개심, 분노 등과 관련된 행동 특성을 보인다.

A형 행동유형과 반대되는 특징을 갖는 사람들은 'B형 행동유형'으로 정의된다. A형 행동유형과는 모든 면에서 상반되는 이 유형의 사람들은 매사에 서두르지 않으며 여유가 있다. 일이나 목표에만 몰두하기보다는 자기 만족감이나 사람들과의 관계를 의미 있게 생각하기 때문에 경쟁심이나 적개심이 상대적으로 낮다. 주위와의 관계가 원만하므로 사회적 관계도 비교적 양호하다. 따라서 이 유형은 스트레스를 덜 경험하게 되고 스트레스 관리 차원에서도 유리하다.

A형과 B형 행동유형이 정의된 이후, 다른 연구자들에 의해 C형 행동유형, D형 행동유형이 추가로 제시되었다. 만일 당신이 어려서부터 착하고 얌전하다는 말을 많이 듣고 자란 사람이라면 C형 행동유형일 가능성이 있다. 이 유형은 참을성이 많고 잘 양보하며 자기주장을 하지 않는 편이다. 다른 사람들이 보기에는 희생적이며 협조적이므로 주변에서 좋은 평판을 얻지만, 부정적 감정을 억누르면서 쌓아두고 계속 곱씹어 생각하는 경향이 있다.

영화감독 우디 앨런은 "나는 모든 것을 내면화하는 성향이다. 분노를 표현하지 못하는 대신 암을 키우는 것이다"라고 했는데, 실제로 이 유형의 사람들에게는 암 발생 위험률이 높다. (그래서 cancer type, C형 행동유형이다.) 또한 우울증, 불안증, 무기력 같은 심리적 장애가 발생할 가능성도 높다.

D형 행동유형은 억눌린 A형 행동유형이라고 할 수 있다. 이들은 A형 행동유형이 가진 분노, 적개심, 조급함을 C형 행동유형처럼 안으로 숨기고 있으므로, 어찌 보면 A형 행동유형과 C형 행동유형의 불리한 특성들을 조합해서 가지고 있는 것이다. 이들은 자신의 주관과 내적 기준에 따라 독립적으로 행동하는 경향이 강하기 때문에, 인간관계가 원만한 C형 행동유형에 비해서는 사회적 관계가 경직되어 있을 가능성이 높다. C형 행동유형에 나타나기 쉬운 우울, 불안 등에도 취약할 수 있지만, 무엇보다 A형 행동유형처럼 관상동맥질환의 위험이 높다는 점에 주의해야 한다.

네 가지 유형이 아직 잘 구분되지 않는가? 그렇다면 영화 「친구」의 네 친구들을 떠올려 보라. 준석(유오성 분), 중오(정운택 분), 상택(서태화 분), 동수(장동건 분)는 각각 A형, B형, C형, D형 행동유형의 특징을 잘 보여주고 있다.

B형 아이가?

니가 해라, C형!

나는 무슨 유형인가?

스트레스 행동유형 진단

이쯤 되면 당신은 자신이 과연 어떤 유형인지 무척 궁금할 것이다. (앞
장을 읽다가 궁금증을 못 참고 이 장을 펼쳤는가? 그렇다면 당신은 A형
행동유형일 가능성이 높다. 궁금해도 앞 장을 다 읽고 왔다면 C형 행동
유형일 가능성이 높다.)

다음 장의 유형진단 차트를 이용해서 당신의 유형을 알아보자. 유형
진단 차트의 가장 위에 있는 '나는'에서부터 시작한다. 두 개의 화살표가
가리키는 선택지 중에서 하나를 선택한다. 같은 방법으로 마지막 선택지
까지 화살표를 따라간다. 두 화살표가 가리키는 선택지가 모두 당신에게
해당될 수도 있을 것이다. 그러한 경우에는 그 두 가지 중에서 당신과 조
금 더 가까운 것을 선택하면 된다.

당신이 어떤 유형인지 확인되었는가? 이번에는 평소에 당신에게 스

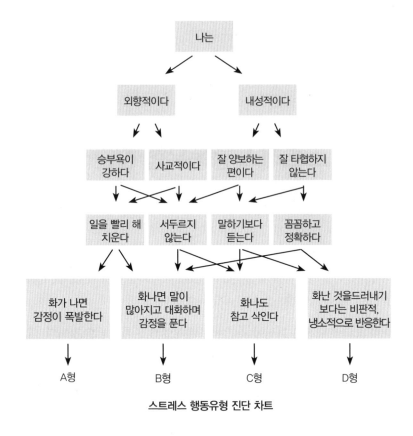

스트레스 행동유형 진단 차트

트레스를 주는 사람, 또는 지금보다 더 가까운 관계를 맺고 싶은 사람을 떠올려서 그들이 어떤 유형인지도 진단해 보라. (미리 말해 두지만, 같은 유형이라고 해서 잘 맞는 것은 결코 아니다.)

실제로는 많은 사람이 혼합형에 속하므로, 여기에 소개한 약식 진단법의 결과는 정확하지 않을 수도 있다. 정확한 진단을 원한다면 '스트레스통합치유연구소'가 개발한 '스트레스 행동유형 진단지'를 이용하라. (스트레스 행동유형, 사상체질, 혈액형 성격 유형, 디스크 성격 유형의 유사성을 알고 싶다면, 저자의 또 다른 저서인 『통합스트레스의학』에서 관련 내용을 참고하기 바란다.)

자, 당신의 유형을 알았다면, 이제 각 행동유형별로 스트레스 받기 쉬운 환경, 주의해야 할 질병, 효과적인 스트레스 관리법을 구체적으로 알아보자.

36

지피지기면 싸울 일도 없다

스트레스 행동유형별 특징

갈등(葛藤)이라는 단어는 한문 칡 갈(葛)자와 등나무 등(藤)자로 이루어져 있다. 칡은 왼쪽으로 휘고 등나무는 오른쪽으로 휘는 습성이 있어서 가까이 있으면 서로 부딪히고 얽힐 수밖에 없다. 세상에는 60억 가지의 습성을 가진 60억 명의 사람들이 있다. 그 누구도 나와 같지 않으니 사람들이 만나면 갈등은 피할 수 없는 것이다. 단지 정도의 문제일 뿐이다. 인간관계의 갈등으로 인한 심리적 고통은 '얽히는' 상황 자체에서 오는 것이 아니라, 서로가 다름을 이해하고 인정하지 않아 '부딪히는' 우매함에서 비롯된다.

오스카 와일드는 "이기심은 자기 삶을 원하는 대로 살려고 하는 것이 아니다. 남들에게 자기가 원하는 대로 살아 달라고 요구하는 것이다"라고 하였다. 서로가 다름을 인정하고, 다른 사람이 나와 같을 것을 바라지 않는 단순한 지혜를 가진다면 갈등으로 인한 스트레스는 훨씬 덜 할 것이다.

60억 가지 성향을 각각 이해하기는 어려우니, 4가지 스트레스 행동 유형만이라도 제대로 이해하여 삶에 적용해 보도록 하자.

A형 행동유형은 과도한 경쟁심, 성취욕, 공격성, 조급성, 적개심 등이 특징이다. 늘 목표를 이루기 위한 어떤 일에 열중해 있고, 여러 가지 일을 동시에 하면서 바쁘고 분주하게 움직인다. 사소한 일에도 불필요한 경쟁심을 일으켜 남보다 더 빨리 더 많이 해내려 분투한다. 말투가 빠르고 강하며, 지시적이고 단정적이다. 남의 말을 듣기보다는 자신이 말하는 편이며, 다른 사람의 이야기를 중간에 자르고, 자기가 결론을 내버리기도 한다.

이 유형은 어떤 환경에서 쉽게 스트레스를 받을까? 자신에게 통제권이 없는 환경이나 자신이 상대방보다 열등하다고 느껴지는 상황에서 쉽게 스트레스를 받는다. 목적 달성이 안 되면 금방 불같이 화를 내고, 실컷 화를 낸 후에는 곧 기분이 후련해진다. 그리고 나서는 자신 때문에 냉랭해져 있는 분위기를 깨닫고 "나는 뒤끝 없어"라고 하면서 상대방의 어깨를 두드려 주거나, 아예 아무 일 없었던 것처럼 행동하기 때문에, 주위 사람들을 분위기에 적응하기 어렵게 만들기도 한다. (지금, "그래서 뒤끝 없다는 건데 뭐가 문제야?"라고 하면서 발끈하고 있다면 확실히 A형 행동유형이다.)

이들은 스트레스성 자극에 대해 생리적으로 민감하게 반응하므로 스트레스 호르몬 분비의 기복이 매우 심하고, 그로 인하여 심혈관계 손상

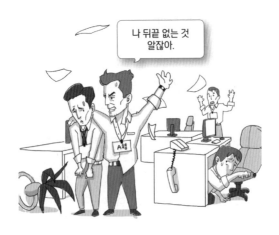

이 야기되어 고혈압, 관상동맥질환이 발생할 가능성이 높다. 연구에 의하면 A형 행동유형인 사람의 관상동맥질환 위험도는 A형 행동유형이 아닌 사람에 비해 7배나 높다. 케네스 쿠퍼라는 미국의 의사는 스트레스가 낮거나 A형 행동유형이 아닐 경우, 70세 이전에 심장질환으로 사망하는 경우는 거의 없다는 결론을 내리기도 했다. 그래서 A형 행동유형은 흡연이나 콜레스테롤 수치 같은 위험인자들에 상응할 정도로 중요한 심장병 위험요소로 주목되기도 했다.

이 유형에게는 육체적인 스트레스 해소법이 효과적이다. (물론 이 방법만 도움이 된다는 의미는 아니다.) 다만 종목은 잘 선택해야 한다. 경쟁을 하는 운동은 오히려 독이 될 수도 있으니 말이다. 워낙 경쟁심이 강하고 지는 것을 싫어하기 때문에, 어떤 경기를 하든 이기면 다행이지만 지면 스트레스를 더 받게 된다.

당신이 이 유형의 사람들과 잘 지내고 싶다면, 세세한 지도나 관심을 주려고 하기보다는 가능한 한 의사결정권을 주고 알아서 하도록 하는 것이 좋다. 이들이 어떤 반대에 부딪치면, 그 반대가 오히려 반발력이라는 에너지로 작용해서 주장을 굽히지 않으려는 태도가 더욱 완강해진다.

스트레스를 받으면 다른 사람의 생각과 감정을 고려하지 않고 행동을 해서 본의 아니게 상처를 주기도 한다. 당신을 괴롭히는 '그'가 A형 행동유형이라고 생각된다면 "나한테 맨날 왜 그러는데…" 하면서 속상해 하지 말고, "원래 A형 행동유형들은 그렇다"라고 이해하면서 지내는 것이 좋겠다.

B형 행동유형은 여러 면에서 A형 행동유형과 반대되는 사람들이다. 서두르지 않고 사람 만나는 것 좋아하고, 일을 하면서도 심리적 만족과 즐거움을 추구한다. 마음을 터놓을 수 있는 사람도 많으니 스트레스 관리 차원에서 가장 유리한 유형이지만 때로는 "회사에 놀러 다녀?", "학원은 친구 만나러 가니?"라는 핀잔을 듣기도 한다.

이 유형은 적대적인 분위기나 자신이 관심과 사랑을 못 받는 환경, 반복적이고 꼼꼼한 작업, 시간제한이 엄격한 일, 사람들과의 접촉이 적고 고립된 환경 등에서 스트레스를 받는다. 낙천적이고 매사를 긍정적으로 해석하려 한다는 점이 오히려 문제의 심각성을 깨닫지 못하게 하여 일을 크게 만들 수도 있다. 기분이 좋을 때는 감당하지 못할 정도로 많은 일을 벌여 놓고 수습을 못하는 경우도 있다. (그러므로 이 유형의 사람에게는 관심과 사랑을 준다는 이유로 너무 띄우거나 칭찬하는 것도 금물이다.)

당신이 B형 행동유형이라면 스트레스 상황에서 일을 할 때 다른 유형들보다 크고 작은 실수가 많아진다는 것에 늘 주의해야 한다. 평소에도 말을 많이 하고 감정을 잘 표현하는 편이지만 스트레스를 받으면 말이 더 많아지고 감정적인 표현이 강해진다. 말이 많다고 해서 말의 속도도 반드시 빠른 것은 아니다. 때로는 조근조근 길게 이야기를 하면서 듣는 사람의 진을 빼놓기도 한다. 당신이 A형 행동유형이라면 이들의 이야기를 듣다가 "아우…! 그래서 결론이 뭔데?", "도대체 하고 싶은 말이 뭐야?" 하고 짜증을 냈던 경험도 있을 것이다.

B형 행동유형들에게는 속내를 안전하게 표현할 수 있는 사람들을 가까이 두는 것이 효과적인 스트레스 관리법이다. 하지만 듣는 사람의 고충도 이해해서 지나치지 않도록 하는 것이 그 관계를 오래 유지하는 데 도움이 될 것이다. 마음이 맞는 사람들과 어울릴 수 있는 기회들을 적극 이용하라. 단, 넘치지는 않도록!

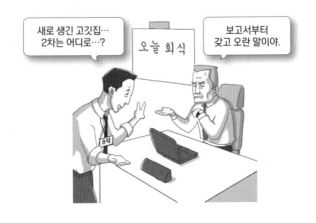

C형 행동유형은 자신의 의견을 내세우지 않고 다른 사람의 의견에 잘 동조하며 협조하기 때문에 인간관계에서 갈등을 만드는 일은 거의 없지만, 존재감 없고 나약해 보여서 손해를 보거나 무시를 당할 수도 있다. 이들은 스트레스를 받으면 더욱 위축되고 표현이 적어진다. 감정을 억누르며 표현하지 않기 때문에 스트레스를 속에 쌓아 두게 되고 화병에 걸리기 쉽다. 문제가 있어도 적극적으로 상황을 개선하려고 나서지 않기 때문에 어떤 문제가 발생하면 만성적인 상황으로 몰리게 되는 경우가 많다.

당신이 C형 행동유형이라면 예측 불가능한 일이 발생하는 혼란한 상황, 뚜렷한 지침과 절차가 없이 임기응변식으로 대응해야 하는 일에서 스트레스를 많이 받을 것이다. 그리고 조용한 환경에서 마음을 추스르는 것으로 안정을 찾을 것이다. 집 안을 정리하거나 화초를 가꾸거나 애완동물을 돌보는 것 같은 정적인 휴식에서 많은 위로를 받을 것이다.

무엇보다도 이 유형에게 필요한 것은 충분한 잠이다. 평소 억눌렀던 감정과 표현하지 못한 생각들을 꿈을 통해서 방출시킬 수 있기 때문이다. (참고로, 꿈은 심리진단뿐 아니라 심리치료에도 적극적으로 이용될 수 있다. 영화 「인셉션 (Inception)」을 본 독자들은 등장인물들이 자신이 꿈꾸고 있다는 사실을 인식하면서, 꿈 속 공간을 제어하고 상황들을 바꾸는 장면을 기억할 것이다. 이러한 꿈을 자각몽이

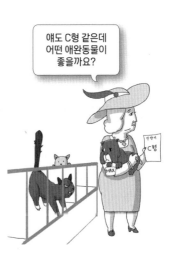

라 한다. 실제로 자각몽을 외상후스트레스장애 치료나 악몽 치료에 활용하려는 시도가 활발히 이루어지고 있다.)

C형 행동유형의 독자들은 자신의 행동유형 특성을 읽고 나면 십중팔구 아니, 십중구십이 더 의기소침해졌을 것이다. 하지만 C형의 강점과 장점도 반드시 기억하기 바란다. 은근과 끈기(달리 말하면 속고집), 우직함과 성실함이라는 면에서는 C형 행동유형을 따라올 유형이 없다. 게다가 A형 행동유형보다 사회적 성공에서 뒤쳐질 운명인 것도 아니다. 내성적인 사람이 집중력 있게 일을 잘 처리해서 사회적으로 성공하는 경우가 더 많다는 것을 아는가? C형 행동유형이 B형 행동유형보다 사회성이 적은 것 같아 걱정인가? 사회성이란 타인과 원만한 대인관계를 맺는 것을 뜻하는 것이다. 외향적이라고 해서 반드시 대인관계가 원만한 것은 아니다. (외향적인 사람들은 오히려 자기주장이 강하고 오지랖이 넓어서 주변과 껄끄럽게 되는 경우도 많다.)

'34. 스트레스 행동유형이란?'에서 간략히 언급한 바와 같이, D형 행동유형은 스트레스에 대한 취약성 면에서 보자면 A형 행동유형과 C형 행동유형이 가진 불리한 특성들의 조합일 수도 있지만, 일에 있어서는 A형의 도전성과 신속성, C형의 신중함과 꼼꼼함을 가지고 있는 완벽한 사람일 수도 있다.

당신이 D형 행동유형이라면 지금쯤 속으로 "흥, 아마도 D형 행동유형에 대해서는 나쁜 이야기를 많이 해야 하니까, 감정에 거슬리지 않게 하기 위한 완충제로 좋은 말부터 꺼낸 것이겠지"라고 생각했을 수 있다. (그렇다. 이것이 바로 전형적인 D형 행동유형의 냉소적 태도이다.)

이들은 늘 생각이 많고, 머릿속은 곧 일어날 일에 대한 생각으로 쉴 틈이 없다. 무슨 일이든 결과가 자기의 목표나 기준에 미치지 못하면 스트레스를 받는다. 자의식이 강하고 완벽주의이고 강박적인 성향도 높다. 독립적이고 내적 기준에 따라 움직이는 반면, 타인의 이목과 평가에도 예민하다. 그래서 작은 실수나 실패도 그냥 넘기지 못하고 지나치게 자책을 하다가 열등감에 빠질 수도 있다. 이런 상황은 자신과 무관한 주변 사람들의 언행을 자신과 관련된 것으로 생각하는 '관계사고'로 이어질 수도 있다.

D형 행동유형도 A형 행동유형처럼 남이 간섭하거나 통제하려 하는 것에서 스트레스를 많이 받고, 사생활이 침해되거나 사적인 표현을 해야 하는 상황을 싫어한다. 일의 성과나 진행 속도가 원하는 대로 되지 않으면 속으로 부글부글 끓는다. A형 행동유형이라면 폭발하는 상황에서, 이들은 아주 냉소적으로 반응하거나 포커페이스가 되기도 한다.

이 유형의 사람들이 스트레스를 받으면 일단 혼자 조용히 생각하면서 상황을 머릿속으로 정리하도록 내버려 두는 것이 좋다. 나름대로 원인 분석이 끝나고 적당한 해결책이 그려졌을 때 감정도 가라앉는다. 강도가 강한 운동도 도움이 된다. 단 혼자 하는 운동, 등산 등이 효과가 크다. 스트레스를 받고 있는 상황에서 주변 사람이 다가와 위로를 하려 한다거나 도움을 주려고 나서면 오히려 역효과가 날 수도 있다.

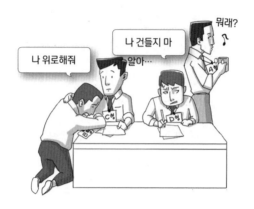

　연꽃은 진흙에 심어야 잘 자라고 선인장은 모래에 심어야 잘 자란다. 배추에 소금을 뿌리면 숨이 죽지만, 미역에 소금을 뿌리면 싱싱하게 살아난다. 내가 어떤 사람인지, 내가 상대하는 사람이 어떤 사람인지를 알아야 나의 배려가 그에게 독이 되지 않고, 나의 관심도 호의로 받아들여질 수 있다.

적개심이 문제다

자신에게 향하는 적개심의 화살

행동유형에 관한 초기 연구에서는 A형 행동유형 자체를 해롭다고 생각했지만, 이 유형의 사람들이 가진 특성들이 모두 다 해로운 것은 아니다. (A형 행동유형과 비슷한 취약성을 가진 D형 행동유형의 경우도 그렇다.) A형과 D형 행동유형의 심리 · 행동적 요소를 정의하는 특성들 가운에 성취욕, 경쟁심, 도전성, 조급성 같은 특성들은 스트레스와 관련하여 반드시 부정적인 결과를 야기한다고 볼 수는 없다.

예를 들어 보자. 많은 스트레스 연구에서 사회경제적 지위와 스트레스의 상관성을 알아보았다. 사회경제적 지위는 수입, 직업, 주거 환경, 학력 등으로 측정하는데, 낮은 사회경제적 지위와 만성적 스트레스는 상관성이 있는 것으로 알려져 있다. 그런데 위에서 말한 A형과 D형 행동유형의 특징들은 사회경제적 성공에 있어서 일반적으로 유리하게 작용하는 요소들이 아닌가? 오히려 삶의 통제가능성을 높임으로써 스트레스를 감소시키는 효과를 가져올 수도 있다. (심지어 어떤 외국 기업에서는 A형 행동유형인 사람에게 중요한 지위를 맡기기도 한다.)

이러한 문제들이 지적되면서, A형 행동유형과 관련된 이후의 연구들은 A형 행동유형의 여러 요소 중 적개심, 분노, 불안처럼 명백히 부정적인 요소에 초점을 맞추어 진행되어 왔다. 그 가운데에도 적개심은 가장 유해한 특성이다. 전반적으로 B형 행동유형인 사람이라도 적개심이 높으면 적개심이 낮은 A형 행동유형에 비해 관상동맥질환의 발생 가능성과 사망률이 높다. 복수심에 불타는 사람은 먼저 두 개의 무덤을 파야 한다는 이야기가 있다. 복수할 대상의 무덤과 자신의 무덤이다. 그런데 적개심의 경우에는 자신의 무덤만 파다가 끝날 가능성이 높다.

최근 발표된 연구에서 스트레스, 우울증, 적개심은 뇌졸중 위험을 높인다는 것이 확인되었다. 이 가운데 적개심이 가장 유해하게 나타났다는 것을 지적하지 않을 수 없다. 이 연구에 따르면, 스트레스는 뇌졸중 위험을 약 60%, 우울증은 약 85% 높이는 데 비해, 적개심은 무려 2배나 뇌졸중 위험률을 증가시켰다.

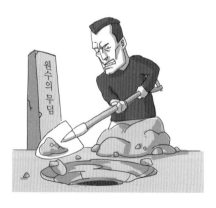

스트레스가 우울증을 야기한다는 점도 기억해야 하겠지만, 적개심 자체가 스트레스를 일으키는 주요 원인이라는 것을 이해하는 것이 더 중요하다.

적개심이 높은 사람은 주변의 모든 자극을 적대적으로 해석하고 불필요한 스트레스 반응을 일으킨다. 거스름돈으로 8천 원을 받아야 하는데, 점원이 실수로 7천 원을 주었다면, 속으로 "뭐야, 음식도 옆 테이블보다 늦게 갖고 오더니, 계산도 대충하는 거야? 내가 만만해 보여?"라는 식으로 생각하는 것이다. (특히 D형 행동유형은 이렇게 반응하는 경향이 높다. A형 행동유형이라면 거스름돈을 확인해 보지도 않고 주머니에 찔러 넣은 채 이미 나가 버렸을 것이고, B형 행동유형이라면 "천 원을 마저 받으려면 또 오라는 뜻이죠?" 하며 슬쩍 농담을 건넸을 수도 있다. 그러면 C형 행동유형은…? 차마 말을 못하고 집에 와서도 그 생각만 하다가, 결국 "이제 그 음식점 안 갈 거야" 하고 무시무시한 복수를 결심한다.)

불필요한 적개심은 경쟁사회가 생산해 내는 어쩔 수 없는 부산물이기도 하다. 경쟁심과 적대감은 분명한 상관관계가 있다. 과도한 경쟁심은 세상을 온통 생존경쟁의 전쟁터로 만들면서 사회적 관계를 훼손하고 적대감을 증폭시킨다. 전쟁터에서 어떻게 적군에게 적대감을 품지 않을 수 있겠는가? 그러나 적개심은 전쟁의 승패와 무관하게 당신의 몸에 상처를 입히고 마음에는 지옥을 들여 놓는다.

이 끝없는 생존 전쟁이 종식되고 평화로운 세상이 오기를 바라는가? 그래서 그런 세상이 하루빨리 오도록 하기 위해 오늘도 적들을 섬멸시키기 위한 전쟁에 여념이 없는 것인가? (생존경쟁이 없는 그런 세상은 이 땅 위에 이미 존재한다. 그곳의 주소를 알려 주었을 때 당장 이삿짐을 꾸릴 사람이 있을지는 장담할 수 없지만. 여하간 원한다면, 인터넷에서 '무인도'를 검색해 보라.)

현대 사회의 시민권을 포기하지 않는 이상, 경쟁 없이 살 수는 없다. 하지만 경쟁심이 반드시 적개심을 동반하는 것은 아니다. ("경쟁심과 적개심은 동전의 앞뒷면 관계가 아닐까? 적개심을 동반하지 않는 경쟁심이 제대로 힘을 발휘할 수 있겠어?" 하고 고개를 갸웃거리고 있다면, 아버지와 아들이 팔씨름하는 장면을 떠올려 보라. 설거지를 하지 않겠다는 확고한 목표만 있으면 서로 젖 먹던 힘을 다할 것이다.)

당신의 적개심이 혹시 위험한 수준이 아닌지 살펴보자. 다음의 적개심 측정지에는 냉소성, 분노, 공격성 3가지 영역에 각각 3개의 문항이 제시되어 있다. 해당되는 항목에 모두 표시하라.

적개심 측정		
	문 항	해당 여부
냉소성	슈퍼마켓 소량 품목 계산대에 있을 때 앞 사람이 구입한 상품이 품목 수를 초과하지 않는지 세어 본다.	
	엘리베이터가 오지 않고 있을 때 다른 층에서 어떤 사람이 오래 잡고 있다고 생각한다.	
	가족이나 직장 동료가 어떤 일에 실수하지 않았는지 자주 확인한다.	
분노	교통이 정체되거나 은행, 슈퍼마켓 등에서 오래 기다릴 때 심박동과 호흡이 빨라지는 경험을 한다.	
	일이 잘못되면 소리를 내어 욕을 하고 싶다.	
	누군가 나를 비판하면 곧 화가 치밀어 오른다.	
공격성	엘리베이터가 한 층 위에 오래 서 있을 때 문을 두드린다.	
	다른 사람이 나를 괴롭히면 나중에 대갚을 생각을 한다.	
	뉴스를 시청하다가 뉴스 내용에 대해 소리 내서 불평할 때가 많다.	

3가지 영역 모두에서 1개 이상의 문항이 해당되었거나, 전체 9개 문항 가운데 4개 이상의 문항이 해당되었다면 당신의 적개심은 높은 것으로 평가할 수 있다. 비록 성격이 근본적으로 바뀌기는 어렵다고 해도 적개심을 줄이려는 노력 자체가 사회생활에서 경험하는 스트레스의 발생 빈도를 낮추어 준다.

모든 스트레스 관리법 중 으뜸은 마음을 돌보는 것이다. 어두운 마음에 사로잡혀 있으면 아무리 뛰어난 스트레스 관리법도 소용이 없다. 그렇기 때문에 예로부터 동양에서는 모든 치료법 가운데 마음을 치료하는 것을 근본으로 여기고, 마음을 치료하는 심의(心醫)를 최고의 의사로 꼽았던 것이다. 서양의 속담 중에 "고양이도 근심 가운데 있으면 말라죽는다"라는 말이 있다. 고양이처럼 병에 잘 걸리지 않고 목숨이 질긴 동물조차도 근심과 걱정에는 버티지 못한다는 뜻이다.

앞의 검사에서 적개심이 높은 것으로 나타났다면 레드포드 윌리엄스가 제안한, '적개심을 줄이는 17가지 방법'을 마음에 새기고 실천하라. "모두가 세상의 변화를 꿈꾼다. 하지만 자신의 변화를 생각하는 이는 아무도 없다"라는 톨스토이의 말도 함께 새겨 두자.

적개심을 감소시키는 17가지 방법

- 주위 사람들에게 자신이 강한 적개심을 가지고 있다는 것과 감소시키려 노력하고 있다는 것을 알린다.

- 냉소적이고 부정적인 생각이 떠오르는 것을 느낄 때 스스로에게 '멈추라' 라고 말한다.

- 스스로 화내지 말라고 설득한다.

- 화가 날 때는 다른 일을 생각한다.

- 다른 사람이 이야기할 때는 조용히 듣는다.

- 명상을 배워 냉소적 생각이 들거나 화가 날 때 사용한다.

- 다른 사람의 어려움을 이해하려고 노력한다.

- 누군가 자신을 괴롭힐 때 공격적으로 대응하기보다 효과적으로 자신의 생각을 전달한다.

- 다른 사람들과 접촉할 기회를 많이 만들어 사회적 지지를 확보한다.

- 사람들이 잘못했다고 하면 용서한다.

- 직장이나 종교 모임에서 좋은 인간관계를 유지한다.

- 자신보다 불행한 사람들을 위해 봉사활동을 한다.

- 스스로의 적개심 성향을 우습게 여기는 것을 배운다.

- 규칙적으로 운동을 한다.

- 애완동물을 기른다.

- 종교를 갖고 종교의 진정한 가르침을 배운다. 세상 모든 종교의 기본 원리는 자신이 대접받고 싶은 것처럼 타인을 대하라는 것이다.

- 오늘이 삶의 마지막 날이라 생각한다. 자신의 적대적 성향이 달리 보일 것 이다.

38

나는 얼마나 스트레스에 취약한가?

스트레스 취약성 진단

　같은 스트레스 유형이라고 하더라도 각자가 가진 스트레스 취약성에 따라서 주어진 스트레스 상황을 잘 극복할 수도 있고, 그렇지 않을 수도 있다. 평소에 건강한 생활양식을 실천하고 스트레스에 극복할 수 있는 대처자원들을 많이 확보해 놓았다면 스트레스는 당신을 큰 위험에 빠뜨리지 않을 것이다.

　당신은 얼마나 스트레스에 취약한지를 진단해 보자. 다음 장의 '스트레스 취약성 진단지'에는 20개의 문항이 제시되어 있다. 각 문항에 0~4점 사이의 점수를 주고 20개의 점수를 합산해 보라.

　총점이 0~10점이면 당신은 스트레스에 잘 대처할 수 있는 조건을 갖추고 있는 것으로 볼 수 있다. 총점이 11~29점 사이에 해당한다면 대체로 양호한 것으로 평가된다. 30~49점에 해당한다면 다소 취약한 것

으로, 50~74점은 취약한 것으로, 그리고 75점 이상이라면 극도로 취약

한 것으로 볼 수 있다.

스트레스 취약성 진단					
문 항	항상 그렇다	대체로 그렇다	종종 그렇다	그렇지 않은 편이다	전혀 그렇지 않다
	0점	1점	2점	3점	4점
1. 최소 하루 한 끼는 따뜻하고 균형 있는 양질의 식사를 한다.					
2. 적어도 1주일에 4일은 7~8시간 수면을 취한다.					
3. 사람들과 적당히 애정을 주고 받고 있다.					
4. 사는 곳에서 반경 1km 안에 긴급한 도움을 줄 사람이 있다.					
5. 적어도 1주일에 두 번은 땀 날 때까지 운동한다.					
6. 하루 피우는 담배는 반 갑 이하이다.					
7. 일주일에 음주 횟수는 2회 이하이다.					
8. 정상 체중을 유지한다.					
9. 수입은 생활에 지장이 없는 정도가 된다.					
10. 종교적(영적) 신념이 있으며 그로부터 힘을 얻는다.					
11. 클럽이나 모임에 정상적으로 나간다.					

12. 인맥을 어느 정도 유지하고 있다.				
13. 사적인 문제를 터놓고 의논하는 사람이 있다.				
14. 카페인이 든 음료를 마시는 횟수는 하루 3회 이하이다.				
15. 화나거나 걱정이 있을 때 상대방에게 솔직히 말한다.				
16. 가족들과 집안 문제를 상의하여 결정한다.				
17. 일주일에 적어도 한 번은 재미있는 일을 한다.				
18. 시간을 효율적으로 사용한다.				
19. 시력, 청력, 치아 등이 건강하다.				
20. 매일 잠시라도 혼자 조용히 지내는 시간을 갖는다.				
합 계				

이 진단지는 당신이 얼마나 스트레스에 취약한지 보여줄 뿐 아니라, 당신이 스트레스에 더욱 강해지기 위해서 갖추어야 할 기본적 요소들을 구체적으로 짚어 주고 있다. 높은 점수를 준 항목부터 개선해 본다면, 그것만으로도 훌륭한 스트레스 관리법이 될 수 있다. 그 항목들을 눈에 잘 띄도록 표시해 두고, '83. 스트레스 처방전'을 작성할 때 참고하자.

39

나, 스트레스 받으면 이렇게 한다
스트레스 반응 양식 검사

스트레스 속에서 살아온 당신, 지금까지 스트레스를 받을 때마다 어떻게 반응해 왔는지 돌아보자.

조사에 의하면 우리나라 직장인들이 주로 찾는 스트레스 해소법은 '마음 맞는 사람과 뒷담화한다', '잠을 잔다', '술을 마신다', '담배를 피운다', '먹는다', '운동한다', '소리를 지른다'의 순으로 나타난다. 주부들을 대상으로 한 조사에서는 어떤 대답이 나왔을까? '참는다'라는 대답이 압도적이다.

조사 대상이 누구였든지 '운동한다' 같은 일부 답변을 제외하면, 대부분의 사람들은 불건전한 방법으로 스트레스에 반응하고 있다는 것을 알수 있다. 여기서 잠깐! 아마 당신은 '마음 맞는 사람과 뒷담화하는 것'은 불건전한 방법이 아니라고 생각할지도 모른다. (적어도 확실히 비밀이

보장되는 사람이라면 말이다.) 글쎄…? 그럴 수도 있고 아닐 수도 있다.

당신이 여성이라면 찻집에서 3천 원짜리 아메리카노 한 잔을 앞에 두고서, 또는 아파트 놀이터 벤치에 앉아 아이들이 뛰노는 것을 지켜보는 소란스러운 환경에서도, 서너 시간 쯤은 울고 웃으며 상대방에게 속내를 개운하게 풀어낼 수 있다. 그러나 당신이 남성이라면 맨 정신으로, 더구나 밝은 대낮에 누군가에게 마음속 이야기를 한다는 것은 생각만 해도 어색하고 불편하게 느껴질 것이다. 마음 맞는 사람과의 뒷담화는 대개 늦은 밤의 술기운이나, 담배 연기의 은밀한 기운에 싸여서 시작되지 않던가?

당신의 스트레스 해소법이 얼마나 건전한지 살펴보자. 다음의 진단지에 있는 22개의 문항을 읽고 당신에게 해당되는 것은 모두 선택하라. 선택이 끝났으면 짝수 문항의 해당 개수와 홀수 문항의 해당 개수를 세어 보라. 짝수 항목이 더 많으면 비교적 건전하게 대처하고 있는 것으로, 홀수 항목이 더 많으면 대처 방식에 개선이 필요한 것으로 볼 수 있다.

나 스트레스 받으면 이렇게 한다	
문 항	해당 여부
1. 일을 위해 개인적인 감정은 자제한다.	
2. 친구들을 만나서 대화하고 위안을 얻는다.	
3. 음식을 평소보다 많이 먹는다.	
4. 운동을 한다.	
5. 주변 사람들에게 화를 내고 짜증을 부린다	
6. 모든 일을 멈추고 편안한 자세로 잠깐 동안 휴식을 취한다.	

7. 담배를 피우거나 카페인 음료(커피, 홍차, 콜라 등)를 마신다.	
8. 문제의 근원이 무엇인지 파악하고 상황을 변화시키기 위해 노력한다.	
9. 감정적으로 위축되어 하루를 조용히 보낸다.	
10. 문제에 대한 시각을 바꾸고 좀 더 낙관적으로 바라본다.	
11. 평소보다 잠을 많이 잔다.	
12. 며칠 휴가를 내고 일에서 벗어난다.	
13. 쇼핑으로 기분을 전환한다.	
14. 친구들과 가벼운 수다를 떨거나 농담을 하면서 나쁜 기분을 털어낸다.	
15. 평소보다 술을 많이 마신다.	
16. 혼자 즐기는 취미나 흥미 있는 일에 몰두한다.	
17. 신경안정제, 수면제 같은 약을 복용한다.	
18. 영양가 있는 음식들을 먹는다.	
19. 문제되는 상황을 무시하고 지나가기만을 바란다.	
20. 기도, 명상 등을 한다.	
21. 문제 상황을 걱정하면서 행동하는 것을 두려워한다.	
22. 내가 할 수 있는 일들에 집중하려고 하고 내가 할 수 없는 것들은 포기한다.	
홀수 문항 합계	
짝수 문항 합계	

PART III

뿌리부터 다스리는
스트레스 치유의 원리

40

스트레스 관리, 어떻게 시작해야 하나?

스트레스가 될 수도 있는 스트레스 관리

본격적으로 스트레스 관리법에 관한 이야기를 시작해 보자. "스트레스에 운동만한 것이 없다", "명상을 해라", "노래나 악기를 배워라", "웃음치료라는 것이 효과가 있다더라"… 등등 헤아릴 수도 없이 많은 방법이 스트레스 관리법으로 이야기되고 있다. 이처럼 많은 방법 중에서 각자에게 맞는 방법을 선택하는 것은 쉬운 일이 아니다. 그렇지만 선택의 원리는 있다.

먼저 자신의 스트레스 정도와 원인, 스트레스 행동유형을 파악하는 것이 기본이다. 그리고 경제적, 시간적 여건에 맞는 현실적인 전략을 종합적으로 구성해야 스트레스 관리 자체가 또 다른 스트레스가 되지 않는다. 그렇지 않으면 아무리 다른 사람들이 좋다고 하는 방법도 당신에게는 도움이 되지 않고, 심지어 더 큰 스트레스를 안겨줄 수도 있는 것이다.

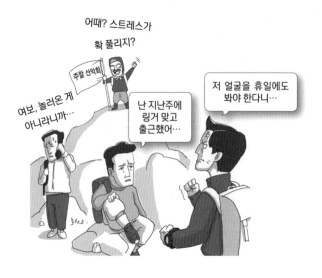

　회식이 직장 생활의 큰 낙인 사람도 있지만, 그것이 직장 생활의 가장 곤혹스러운 부분인 사람들도 있지 않은가? 휴일마다 등산을 하면 일주일 동안 쌓았던 스트레스가 풀리고 에너지가 재충전되는 사람도 있지만, 휴일만큼은 과자 봉지와 TV리모컨을 양쪽 겨드랑이에 끼고 집 안을 뒹굴어야 새로운 한 주를 시작할 힘이 생기는 사람도 있는 것이다.

　앞에서 행동유형 진단도 했고 각 유형별 특징도 확인하였으니, 어떤 스트레스 관리법들이 당신에게 더 도움이 될지도 대략 파악했을 것이다. 이제 당신에게 필요한, 건전하고도 체계적인 스트레스 관리법을 하나씩 배워 보자.

41

피할 수 없으면 즐겨라. 그러나 피할 수 있으면 피해라

스트레스의 원인 진단

가장 기본적인 스트레스 관리법은 받지 않아도 될 스트레스라면 받지 않는 것이다. 막연히 스트레스가 많다고 생각할 것이 아니라, 나에게는 어떤 것들이 스트레스인지, 그것들이 얼마나 스트레스가 되고 있는지, 혹시 받지 않을 수도 있는 스트레스인지 알아야 한다. 그러고 나서 그 영역부터 관리를 시작하는 것이 지름길이다.

당신이 받는 스트레스의 원인은 무엇이고 그것들이 얼마나 당신을 힘들게 하는지 진단해 보자. 지난 일주일을 돌아보면서 다음 장의 진단지를 작성하라.

10개의 부문에 대해 전혀 힘들지 않았다면 0점, 계속 힘들다고 느꼈다면 5점, 더 이상 참을 수 없는 지경이었다면 10점은 준다. 정도에 따라 적당한 위치에 표시하라. (정확한 숫자를 고르려고 너무 애쓰지 않아도

된다. 스트레스가 되니까.) 진단지의 항목에 없는 부문은 기타란에 구체적으로 기입하고, 위와 같은 방법으로 점수를 준다.

나는 무엇 때문에 얼마나 스트레스를 받는가	
항 목	점 수
경제적 문제 빈곤, 경제난, 채권, 채무, 투자 실패 등	0 1 2 3 4 5 6 7 8 9 10
시간에 대한 압박 시간 부족, 결정 권한이 없는 기계적 일정, 마감 기한에 쫓김 등	0 1 2 3 4 5 6 7 8 9 10
가족 이외 인간관계 외로움, 다툼, 부당한 대우, 배신, 경조사나 모임에 참여하는 것 등	0 1 2 3 4 5 6 7 8 9 10
가족 내 갈등 부부 사이의 갈등, 부모와 자녀 간의 갈등, 대화 부재, 시집이나 처가와의 문제	0 1 2 3 4 5 6 7 8 9 10
가사 부담 요리, 청소, 세탁, 장보기, 아이 돌보기, 부모 부양 등	0 1 2 3 4 5 6 7 8 9 10
건강에 관한 걱정 질병, 피로, 외모, 수면 부족, 불건강한 식습관 등	0 1 2 3 4 5 6 7 8 9 10
환경 문제 소음, 치안, 공해, 열악한 주거, 교통난 등	0 1 2 3 4 5 6 7 8 9 10
직장이나 학교와 관련된 문제 경쟁, 알력, 부당한 대우, 보상 미흡, 과중한 업무, 학업 부담, 상벌, 통근 및 통학 등	0 1 2 3 4 5 6 7 8 9 10
장래에 대한 걱정 해직이나 퇴직, 진학, 노후대비, 자녀 교육, 진로 결정, 취업 등	0 1 2 3 4 5 6 7 8 9 10
내적 요인 비관적 사고, 부정적 생각, 자신감 상실, 자존감 부족, 강박적 성향, 어떤 대상에 대한 집착 등	0 1 2 3 4 5 6 7 8 9 10
기타 ( )	0 1 2 3 4 5 6 7 8 9 10

작성이 끝났다면 가장 높은 점수를 고른 부문의 항목부터 살펴보자. 혹시 직장 생활이나 경제적 문제가 가장 큰 고민이라고 생각해 왔지만, 뜻밖에 건강 문제나 층간소음 같은 환경 문제에 의외로 높은 점수를 주지는 않았는가?

5점 이상의 점수를 선택한 항목부터 시작해서, 어떻게 스트레스의 강도를 줄일 수 있을지 고민해 보자. 만일 7점 이상으로 표시된 항목이 있다면 당신 혼자 이 문제를 해결하기는 어려울 수도 있다. 주변에 알리고 도움을 구하라. 예를 들어 가사에 대한 부담이 항상 힘들게 느껴지는 수준을 넘어섰다면, 배우자나 자녀와 의논해서 가사를 분담할 방법을 찾도록 하라.

"피할 수 없으면 즐기라"라는 말이 있다. 그런데 이 말은 완전한 문장이 아니다. 이 문장 앞에는 생략된 부분이 있다. 뭘까? "피할 수 있으면 피해라"이다. 스트레스성 자극을 피할 수 있다면 피하는 것이 상책이다.

지금 당신이 높은 점수를 준 스트레스 요인들 가운데, 노력하면 피할 수 있는 부분도 분명히 있지 않은가? 출퇴근 교통정체가 스트레스인가?

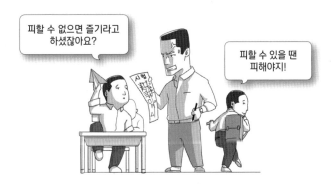

이사를 가거나 다른 교통수단을 이용할 수 있는 가능성은 없는가? 적어도 몇 가지는 당신이 마음만 먹는다면 스트레스 원인 목록에서 지워버리거나 강도를 낮출 수 있다.

물론, 복잡한 현대 사회를 살고 있는 사람들에게는 원치 않는다고 피하거나, 원한다고 선택할 수 있는 여지가 많지 않다. 시원하게 사표를 던질 수도, 건물을 뒤집어서 시끄러운 위층 사람들을 아래층으로 내려 보낼 수도 없다. 하지만 그런 경우라고 해도 방법이 전혀 없는 것은 아니다. 스트레스를 해독해서 맹물이나 꿀물로 바꾸는 능력을 갖추든지, 스트레스가 억수처럼 쏟아져도 끄떡없는 튼튼한 비옷을 갖추어 입으면 된다. 이제 그 방법들을 알아보자.

스트레스성 자극을 해독하라

스트레스 반응의 고리를 끊어라

다음 그림은 스트레스라는 자극이 당신에게서 고함과 주먹이 나오게 만드는 과정을 보여준다. 한편으로는 스트레스 관리를 위해서 고려해야 할 모든 영역을 보여주고 있는 것이다.

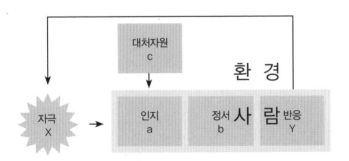

지극(X)×인지(a)×정서(b) 대치지원(c)=반응(Y)

스트레스를 일으키는 원인을 피할 수 없다면 다음 단계로 취할 수 있는 방법은 그 자극이 기분 나쁜 생각을 만드는 인지적 과정, 그 생각이 부정적 정서를 발생시키는 과정, 그 정서로 인해 심신의 반응이 나타나는 과정을 제어하는 능력들을 키우는 것이다.

심신의 반응은 스트레스 자극과 함수 관계에 있다. 그러나 자극의 크기에 의해서 바로 반응의 크기가 결정되는 것이 아니다. 자극에서 반응이 산출되는 과정에는 자극을 처리하는 (즉, 원래 자극의 크기를 확대하거나 축소시키는) 내적 기제들이 있다.

이 과정을 공식으로 나타내 보면 '자극(X)×인지적 과정(a)×정서적 과정(b)−대처자원(c)=심신의 반응(Y)'이 된다. 인지적 과정(a), 정서적 과정(b), 대처자원(c)은 각 사람이 가지고 있는 독특한 상수들이다. 따라서 인지적으로 지나치게 부정적으로 평가하는 성향이 있거나 과도한 정서 반응을 일으키는 사람은 똑같은 자극에 대해서도 그렇지 않는 사람보다 크게 반응을 일으킨다.

다음 표에 예시된 두 사례를 비교해 보라. 바로 앞에서 차들이 추돌해서 도로에서 꼼짝 못하게 된 사건은 객관적으로 '3' 정도의 자극(X)에 해당한다고 가정하자. 이 사건이 내부에서 어떻게 증폭되는지 살펴보라. 그리고 대처자원이라는 완충제의 효과도 점검해 보라.

미리 제시된 두 가지 사례를 참고해서, 당신이라면 대략 어느 정도의 반응을 하게 될지 추정해 보라. 인지적 과정은 0(아무 의미 없음)~20(공황 수준의 충격), 0(아무렇지도 않음)~10(실신할 정도), 대처자원은 '지하철을 탈 수 있음'을 40으로 보고, 당신이 가진 대처자원을 비교하여 0~100 사이 숫자를 부여하라.

자극-반응 방정식 $X \times a \times b - c = Y$				
	자극 (X)	인지적 과정 (a)	정서적 과정 (b)	대처자원 (c)	심신반응 (Y)
사례	3 (앞차의 사고로 인한 교통정체라는 자극의 원래 크기)	20 (늦으면 끝장이다)	10 (심한 흥분과 불안)	0 (운전 중이라 달리 방도가 없음)	600 심장이 두근거리고 혈압이 오름, 눈앞이 아득해짐, 땀 흘림, 경적을 울려 대며 소리를 지름
	$3 \times 20 \times 10 - 0 = 600$				
사례	3	5 (어, 지각해서 또 혼나겠는 걸?)	3 (약간의 짜증과 걱정)	40 (지하철을 탈 수 있음)	5 짜증난 택시 기사에게 운임을 치르면서 "거스름돈은 됐다"라고 말하고 음악을 들으며 지하철역으로 감
	$3 \times 5 \times 3 - 40 = 5$				
나라면?	3				

계산이 끝났다면 앞으로 어떤 부분에 중점을 두고 스트레스 관리를 해야 할지 힌트를 얻었을 것이다. 원래의 자극이 제일 심하게 증폭되는 부분이 어디인가?

앞의 경우에서처럼 택시 대신 이용할 수 있는 지하철도 대처자원이 될 수 있지만, 지각해서 꾸지람을 듣는 당신을 감싸 줄 수 있는 선배 직원 역시 훌륭한 대처자원이 될 수 있다. 그뿐 아니라 상사가 무척 좋아하는 헤이즐넛 커피를 구입할 수 있는 당신의 경제적 능력, 회사까지 단거리 육상선수 못지않은 속도로 달려 갈 수 있는 튼튼한 다리도 대처자원이 되는 것이다.

스트레스성 자극을 통제할 수 있는 충분한 대처자원이 있다면, 그 자극은 처음부터 그다지 위협적으로 느껴지지 않을 수도 있다. (당신이 경제적으로 매우 풍족하다면 아이들의 과자 값이 오른다는 신문 기사에 별로 동요하지 않을 것이고, 미인대회 출신의 누나가 있다면 군대에 가는 것이 남들보다 덜 부담스러울 것이라는 이야기다.) 하지만 대처자원이 없다면 작은 자극에도 여러분은 막다른 골목에 몰린 것 같은 위협을 느끼게 될 것이고, 그러한 생각은 불안이나 공포 같은 정서를 더 크게 만든다.

기억하는가? 편도체에서 부정적인 정서가 만들어지고 그것이 시상 하부에 있는 스위치를 누르면 스트레스 호르몬은 순식간에 당신의 심신을 휩쓸게 된다. 인지-정서-심신반응으로 이어지는 연산 고리를 중간에서 '× 0'으로 끊거나 대처자원으로 상쇄시켜 버리면 스트레스 반응은 일어나지 않을 수 있다.

먼저 인지적 과정에서부터 시작해 보자. 여러분의 생각 중에서, 굳이 그렇게 생각하지 않아도 되는데 그렇게 생각해서 스트레스를 만들거나 더 키우고 있는 부분은 없는지 살펴볼 필요가 있다. 사고방식이 지나치게 경직되고 흑백논리로만 세상을 보는 사람은, 다른 사람이라면 쉽게 지나칠 수 있는 일에도 온갖 왜곡을 덧붙여서 스스로 스트레스를 만든다. 다음 장에서 당신에게 인지적 오류의 경향성이 있는지 평가하고, 그것을 완화하는 기법들을 알게 될 것이다.

인지적 과정에는 비합리적인 면이 없다면, 다음으로 부정적인 정서가 일어나는 과정을 제어할 수도 있다. 이것은 정서를 만드는 편도체의 흥분을 조절하는 능력을 키움으로써 가능하다. 그래서 당신은 정서 조절 능력을 키우는 여러 기법도 익히게 될 것이다.

인지적 과정과 정서 유발 단계를 지나, 이미 스트레스 반응의 불길이 일어났다면, 즉각적으로 그 불길을 끄는 스프링클러가 필요하다. 그래서 여러 가지 이완 기법도 소개될 것이다.

끝으로 소개할 관리법들은 평소에 대처자원을 키워두는 것과 관련된 방법들이다. 이것은 우리의 생활환경과 생활양식을 건전하게 변화시키는 것을 포함한다. 그 이유는 이미 수차례 설명하였다. 그래도 한 번 더 이야기하자면, 우리가 느끼는 스트레스의 상당 부분은 우리의 나쁜 생활습관이나 생활양식 때문에 만들어지고 있기 때문이다.

이상의 내용을 정리하면 이렇다. 스트레스를 관리하려면 (1) 스트레스성 자극 관리(스트레스를 일으키는 생활환경과 생활양식 개선, 스트레스성 자극 차단), (2) 왜곡된 사고방식 개선(인지적 오류 바꾸기), (3) 정서 관리(정서 조절 능력 향상), (4) 심신의 스트레스 반응 완화(이완요법과 운동요법), (5) 대처자원 확보(사회적 지지망, 심신의 에너지, 문제 해결 기술 갖추기)에 대한 고른 관심이 필요하다.

앞에서 당신에게 가장 취약한 부분이 어디인지 확인해 보았다. 그것은 어떤 스트레스 관리법에 우선순위를 둘 것인지 알려준다. 길가다가 '운동을 하면 스트레스가 풀린다'고 광고하는 전단지를 받은 적이 있는가? 만일 당신의 스트레스가 지나치게 예민하고 강박적인 성향에서 기인하는 것인데 운동으로 스트레스를 풀려고 한다면 어떻게 될까? 신나게 샌드백을 두들기면 잠시 기분이 나아질지는 모르겠다. 그러나 당신이 받는 스트레스는 달라질 것이 없다. 낮에는 회사에서 스트레스를 받아 지치고, 밤에는 체육관에서 몸이 지치는 생활은 결국 당신의 몸과 마음을 모두 병들게 할 것이다.

스트레스성 자극을 관리하는 문제는 바로 앞에서 다루었으니, 이제 인지적 과정과 정서 관리에 관한 부분으로부터 시작해서 본격적인 스트레스 관리법을 알아보자. 이것은 스트레스 반응의 연결고리를 끊고 스트레스성 자극의 독소를 해독하는 과정이다.

"자신을 지배하지 못하는 사람은 결코 자유인이라고 할 수 없다"라는 말이 있다. 스스로의 생각과 감정의 노예가 아닌 주인이 되어 진정한 자유를 누리려면, 그 생각과 감정을 속속들이 알고 그것에 속거나 휘둘리지 말아야 한다.

"우리들이 화를 내고 속상해 하는 것도 따지고 보면 외부의 자극에서라기보다 마음을 걷잡을 수 없는 데에 그 까닭이 있을 것이다. 마음이란 미묘하기 짝이 없다. 너그러울 때는 온 세상을 다 받아들이다가 한번 옹졸해지면 바늘 하나 꽂을 여유조차 없다. 그래서 마음에 따르지 말고 마음의 주인이 되라고 옛사람들은 말한 것이다." 이상은 법정 스님의 글, 『무소유』중 한 구절이다.

43

스카이다이빙을 해보았는가?

일체유심조

스트레스를 유발할 수도 있을 만한 어떤 잠재적 자극을 접했을 때, 우리의 머릿속에서는 먼저 그 자극이 위협적인 것인지 아닌지를 판단하는 인지적 평가 과정이 일어나게 되고, 그 평가 결과에 따라 정서가 일어나고, 정서의 종류와 규모에 따라 심신의 반응이 구성된다.

궁극적으로 어떤 자극이 당신에게 스트레스원이 될 것인지 되지 않을 것인지 여부는 당신의 내적 세계에서 해석된 자극의 의미와 그 의미에 의해 생성된 정서에 의해 좌우되는 것이다. 따라서 어떤 면에서는 자극 자체보다 그것을 처리하는 내적 처리 과정이 더욱 중요한 셈이다.

셰익스피어는 『햄릿』에서 "이 세상에는 선한 것도 없고 악한 것도 없다. 다만 생각이 그렇게 만들 뿐이다"라고 하였다. 우리가 경험하는 세상은 결국 우리의 생각이 만드는 것이라는 견해는 불교의 '일체유심조(一

切唯心造)'라는 말에도 잘 나타난다.

　마음의 움직임이 신경계와 내분비계를 통해 생리적 변화를 일으키고 행동까지 형성한다는 것도 앞에서 이미 확인하지 않았는가? 결국 자신의 심리·생리적 상태를 조절하는 힘은 긴장, 고통, 불안을 유발하는 상황 속에서 평정한 마음을 유지하는 능력에 달려 있다. 윌리엄 제임스는 "우리 세대의 발견 중 가장 위대한 것은 마음의 자세를 바꾸는 것만으로 자신의 삶을 바꿀 수 있다는 사실이다"라는 유명한 말을 남긴 바 있다. 이처럼 스트레스 반응은 원인 자체보다 그 원인에 대해 의미를 부여하는 방식, 즉 인지의 양식에 의해 결정된다는 것을 잘 보여주는 사례가 있다. 바로 스카이다이버를 대상으로 한 연구이다.

　스카이다이빙을 해보았는가? 스카이다이버들이 항공기에 탑승하여 대기하고 있다가 항공기에서 뛰어내려 낙하산을 펼치고 착륙할 때까지의 과정을 보자. 처음 스카이다이빙을 하는 사람들은 항공기에서 대기하

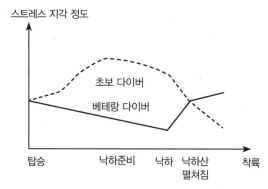

초보 스카이다이버와 베테랑 스카이다이버의 스트레스 지각 정도

고 있는 동안이나 항공기에서 뛰어내린 다음보다는 뛰어내리기 직전에 가장 큰 스트레스를 느낀다. 따라서 이들의 스트레스 지각 그래프는 점프해서 뛰어내리는 순간까지 최고에 이르렀다가 점프한 후에는 감소하는 양상으로 그려진다. 그러나 베테랑 스카이다이버들의 경우에는 항공기에 탑승해서 대기하는 동안 계속 스트레스가 감소하여 점프할 때 최소가 된다. 그리고 낙하하는 도중에 점차 상승하고 낙하산이 펼쳐진 다음부터 착륙 직전까지 최고조에 이른다. 왜 초보와 베테랑 스카이다이버들 사이에 이처럼 완전히 상반되는 양상이 나타나는 것일까?

그 이유는 이들이 점프와 착륙이라는 과정을 인지적으로 완전히 다르게 해석하고 있기 때문이다. 초보자의 경우, 항공기에서 뛰어내릴 때를 가장 위험하고 두려운 순간으로 생각하지만, 사실상 스카이다이빙에서 가장 많은 부상과 사고가 발생하는 것은 착륙할 때이다. 베테랑 스카이다이버들은 허공으로 뛰어내리는 것 자체에는 아무런 위험도 동반되지 않는다는 것을 잘 알고 있다. (생각해 보라. 일어날 수 있는 최악의 사고는 고작 구름에 부딪치는 것이 아닌가?)

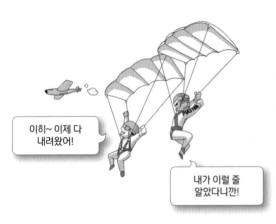

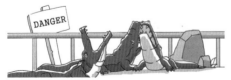

이 결과는 인지-정서-심신반응으로 이어지는 과정의 첫 단계인 인지의 중요성을 잘 보여준다. 당신의 인지가 검은 콩알을 바퀴벌레로 잘못 보고 불쾌해 하지는 않은가? 작은 콩알을 대포알로 확대해 보고 두려워하고 있지는 않은가? 당신이 느끼는 괴로움의 대부분은 자극 자체에 의해서 만들어지는 것이 아니라, 그것에 대한 당신의 생각에 의해 만들어진다는 것을 알고 있는가?

생각의 내용이 바뀌면 경험의 내용이 바뀐다. 생각의 질이 바뀌면 삶의 질이 바뀐다.

44

내면의 속살거림을 들어라

인지적 오류들

"내가 그의 이름을 불러주기 전에는, 그는 다만 하나의 몸짓에 지나지 않았다. 내가 그의 이름을 불러주었을 때, 그는 나에게로 와서 꽃이 되었다"로 시작하는 김춘수 시인의 시를 기억할 것이다. 스트레스도 당신이 스트레스라고 느끼는 자극 자체에 의해서가 아니라, 그것에 부여한 의미 때문에 발생한다고 했는데 이런 의미는 언제, 어떻게 만들어지는 것일까?

당신이 스스로 의식할 수 있는 마음은 의식할 수 없는 마음인 무의식에 비하면 보잘것없이 작다. 무의식은 잠을 자는 동안만이 아니라, 깨어 있는 동안에도 우리의 삶을 움직인다. 그러한 무의식의 작용으로 사람들은 쉼 없이 지기 자신에게 말을 건다.

지금 당신은 아무런 생각 없이 무덤덤하게 이 글을 읽고 있다고 생각하겠지만, 바로 이 순간에도 당신의 마음속에는 끊임없이 속살대는 목소리가 있다. 그리고 그 소리에 반응해서 마음은 다채로운 감정의 색으로 물들게 되는 것이다. "읽다 보니 그때 힘들던 생각이 나는군. 괜히 슬퍼지는 걸?", "김 부장이 딱 이 유형이야. 왕짜증!", "아우, 볼펜이 왜 이렇게 안 써져? 성질나는데 확 분질러 버릴까 보다!"… 이런 식으로 말이다. 이렇게 마음은 쉴 새 없이 속살거리고 거기에 정서를 입힌다. 속살거리는 목소리가 그렇듯 정서 역시 당신도 모르는 사이에 일어나, 당신도 모르는 사이에 생리적 반응과 행동을 일으키게 된다.

우리의 마음을 들여다보면 합리적이지도 않고 논리적이지도 않으며 문제 해결에 전혀 도움이 되지 않는 부적응적인 인지 구조가 발견된다. (인지 구조란 쉽게 말해서 생각의 틀이다.) "나는 '반드시' 어떠해야만 한다", "세상은 '항상' 이런 식이다", "1등을 하지 못하면 '완전히' 실패한 것이다"라는 식의 비합리적인 신념이나 경직된 사고방식을 합리적이고 유연한 것으로 바꿈으로써 당신의 스트레스는 완화될 수 있다. 우리에게 일어나는 모든 일은 각자가 가진 생각의 틀을 통과함으로써 마음속에 비추어지는 것이다. 그러므로 행복과 불행은 결국 우리 스스로가 선택하는 것이다.

당신의 내면의 속삭임, 즉 인지적 양식은 안녕한가? 인지적 오류의 성향이 있는지 진단해 보자. 다음 장에 있는 '인지적 오류 성향 진단'에 제시된 10가지 인지적 오류의 형태를 보라. 당신은 거의 이렇게 생각하는 일이 없다면 0점, 가끔 이렇게 생각할 때도 있다면 1점, 자주 이렇게 생각한다면 2점, 늘 이렇게 생각한다면 3점을 부여한다.

인지적 오류 성향 진단				
인지적 오류의 형태	거의 아님 (0점)	가끔 (1점)	자주 (2점)	늘 (3점)
1. **과잉 일반화** 한두 차례의 경험이나 증거에 비추어 모든 상황에서 그러할 것이라고 과도하게 일반화하여 결론을 맺는 오류 (예 : "두 번이나 프로젝트에 실패하다니, 내가 하는 일은 제대로 되는 것이 없다", "데이트 신청을 거절당하다니, 나는 여자를 결코 사귈 수 없을 거야")				
2. **이분법적 사고** 흑백논리, 실무율적 사고(all-or-nothing thinking). 완벽주의자들의 인지에서 흔히 발견되는 사고의 오류. 연속적 개념보다는 오직 두 가지의 범주로 나누어 상황을 보는 것 (예 : "100% 달성을 못했으니 실패한 것이다", "내 의견에 동의하지 않으면 다 적이다")				
3. **재앙화** 점쟁이 오류. 미래에 대하여 현실적인 어떤 다른 고려도 없이 부정적으로 예상하는 것 (예 : "이번 프로젝트 실패했으니 난 패배자다. 내 인생은 끝장이다", "공무원 시험에 떨어졌으니 내 인생은 끝장이다. 난 이제 완전히 패배자가 될 것이다")				
4. **긍정적인 면의 평가 절하** 성공의 경험, 자신의 장점, 타인의 칭찬 등을 고려하지 않고 부정적으로만 상황을 해석하는 것 (예 : "내가 100점을 받은 것은 문제가 너무 쉬웠기 때문이다", "부장님이 나를 칭찬했지만, 항상 사람들을 칭찬하는 분이니 별 의미 없다")				
5. **감정적 추론** 사실의 어떤 측면만을 감정적으로 너무 강하게 느끼기 때문에 그와 반대되는 증거는 무시하거나 고려하지 않고 자신의 생각이 틀림없는 사실이라고 생각하는 것 (예 : "친구가 약속에 늦는 것을 보니 날 싫어하는 것이 분명해", "부장님이 기분이 안 좋은 것을 보니 내가 뭔가 잘못한 게 틀림없어")				

6. **명명하기** 보다 합리적인 사실을 고려하지 않고 자신이나 다른 사람에게 낙인을 찍는 것. 결국 자신의 행동을 그러한 낙인에 맞도록 유도하는 결과를 초래하게 됨 (예 : "나는 우리 팀 구멍이다", "저 친구는 김 부장 라인이다", "당신은 구제불능이야")			
7. **과장 및 축소** 자신이나 다른 사람 혹은 어떤 상황을 평가할 때, 어떤 측면만 특별히 과장하거나 축소하는 것 (예 : "내가 무난하다는 말은 내가 별 볼일 없다는 것을 증명하는 거야", "전화번호를 잘 기억하는 것을 보니 천재가 분명해")			
8. **정신적 여과** 전체 상황을 보지 않고 한 가지 세세한 것에 지나치게 관심을 가지는 것 (예 : "오자가 있는 것을 보니 형편없는 보고서군", "닭고기를 먹지 않은 것을 보니 채식주의자일 거야")			
9. **독심술** 현실적인 가능성을 고려하지 않고 다른 사람들이 생각하는 것을 지레 짐작하고 믿는 것 (예 : "본부장님이 아무 말씀 않는 것을 보니 내 PT가 맘에 들지 않은 거야", "선배님께 다시 질문을 하면 귀찮아서 짜증이 나시겠지?")			
10. **개인화** 자신과 무관한 사건을 자신과 관련된 것으로 해석하는 오류 (예 : "오늘 회의가 취소된 건 내가 발표할 차례였기 때문이다", "옆 테이블에 앉은 사람들이 웃는 것은 내가 입은 옷 때문이야")			
합 계			

총점이 0~3점이라면 당신은 인지적으로 건강한 편이다. 한두 가지 오류 성향이 있더라도 심한 수준이 아니므로 노력한다면 얼마든지 변화될 수 있다. 4~9점은 지금보다 스트레스가 심해지면 위험해질 수 있는

수준이다. 2점 이상으로 표시한 항목에서부터 시작해서 당신의 생각을 스스로 반박하고 설득하는 훈련을 하라. 방법은 다음 장에서 설명할 것이다.

만일 10~16점이라면 마음의 감옥에 갇혀 인간관계나 업무에까지 악영향을 미치고 있는 수준이다. 당신의 마음속에 그려지는 세상의 모습은 실제 있는 그대로의 세상 모습이 아니라, 상당히 왜곡되고 일그러진 모습이다. 맑은 마음으로 원래 그대로의 세상을 보고 싶지 않은가? 그러기 위해서는 더 적극적인 노력이 필요하다.

16점 이상이라면 마음의 지옥에서 고통 받는 상태이다. 스스로의 노력으로 변화하기 어려울 수도 있으니, 주변 전문가의 도움을 구하라. (이 정도의 점수가 나온 사람이라면, 자신의 점수를 보고 "이 결과는 '절대로' 믿을 수 없어", "난 '하나도' 제대로 된 게 없어"라는 식으로 또 다시 왜곡된 생각을 하지 않을까도 걱정이다.) 점수가 10점 이상인 사람들은 우울이나 불안 성향 검사도 실시해 볼 것을 권한다.

아무리 '긍정'이 강조되는 시대라도, 부정적인 생각 자체를 문제로 여기거나 죄악시해서는 안 된다. 인간의 마음은 원래 부정적인 생각을 많이 하도록 만들어져 있다. 그래야 위험에 대비할 수 있고 살아남을 가능성도 높아지기 때문이다.

문제는 그것이 너무 많다는 것에서 기인한다. 우리가 하는 오만가지 생각 중에서(실제로 사람은 하루 동안 5~6만 가지 생각을 한다. 시간당 2,400가지, 분당 40가지 이상의 생각을 하는 셈이다), 무려 85%가 부정적인 생각이다. 그러니 마음이라는 것은 그대로 내버려두면 점점 검은 먼지가 쌓이고 어두워질 수밖에 없다.

일단 부정적인 정서가 형성되면 주위에서 벌어지는 긍정적인 일보다는 부정적인 일에 더욱 민감해진다. 스트레스가 심할수록 부정적, 위협적 자극에 더욱 예민해지고 긍정적, 호의적 자극에는 둔감해져 점점 더 스트레스가 증폭되는 것이다. 예를 들어 선거에서 유세를 하는 후보자가 스트레스를 느끼면서 연설을 하게 되면, 반대 구호를 외치거나 자리를 떠나는 청중들만 눈에 들어오고, 자신을 지지하면서 경청하고 있는 청중은 눈에 들어오지 않게 되어 결국 스트레스가 더 심해지는 것이다.

게다가 부정적 정서가 느껴질 때는 '나'라고 느껴지는 경계, 즉 자아의 경계가 강화되고 그에 따라서 주위의 환경으로부터 자신을 분리하고 보호하려는 경향이 강해진다. 그래서 사고가 편협해지거나 자기중심적으로 행동하게 된다. 화났을 때 자신이 했던 언행을 돌이켜보니, 너무 유치해서 창피스러웠던 경험이 있지 않은가?

알베르 까뮈는 "지성인은 자기의 마음으로 자기 자신을 망보는 사람이다"라고 했다. 어떤 사건이 스트레스가 될 것인지, 되지 않을 것인지를 결정하는 것은 마음의 작용이다. 자신의 마음을 망보는 것은 스트레스 관리의 핵심적 기술이다.

45

시간을 멈추는 브레이크

부정적 생각을 끊는 사고 멈추기 기법

우리가 의식하지 못하는 사이에 마음속에서 오가는 부정적인 생각과 무의식중의 독백은 어느새 우리의 의지를 저하시키고, 주위를 검은 안개로 뒤덮는다. 당신의 인지적 양식에도 개선이 필요하다고 진단이 되었다면, 그러한 생각이 무의식중에 흘러 자동적으로 어떤 결론에 이르기 전에 그 생각의 흐름을 멈추어 방향을 바꾸어야 한다. 그 방법을 '사고 멈추기 기법'이라 한다.

독자들 가운데는 "생각을 멈추다니, 어쨌든 차분히 생각해 볼 필요는 있는 것 아니요?" 혹은 "생각 없이 행동하다가 더 큰 문제가 발생할 텐데?" 하고 반문하는 사람들도 있을 것이다. 이처럼 사고 멈추기를 마뜩찮게 생각하는 사람들이 의외로 많다. 그래서 생각을 멈춘다는 것이 무엇인지를 먼저 명확히 설명하고 넘어가야겠다.

첫째, 생각을 멈추라는 것은 생각의 '흐름'을 멈추고, 생각이 옳게 가고 있는지 검토해 보라는 것이다. 그것은 당신으로 하여금 더 합리적인 결론을 도출할 수 있도록 돕는다.

둘째, 당신이 '생각'이라고 하는 과정은 사실 생각이 아니라 감정에 불을 지피거나 감정의 칼날을 다듬는 과정에 불과한 경우가 많다. (즉, "왜 그 사람의 행동이 잘못되었는가?"를 곰곰이 따져 보는 것이 아니라, 그저 씩씩거리면서 "괘씸한 것", "괘씸한 것", "괘씸한 것"을 반복하고 있다는 말이다.) 윌리엄 제임스도 "사람들은 그저 편견을 곱씹으면서 자신이 생각하고 있다고 여긴다"라고 말한 바 있다.

셋째, 생각을 멈추라는 것은 스트레스 호르몬을 뒤집어쓰느니 차라리 머리를 벽에 부딪쳐 기절해 버리라는 것이 아니다. 컴퓨터를 꺼버리는 것이 아니라, 프로그램 오류가 계속되는 컴퓨터를 리셋(reset)하는 것이다.

사고 멈추기 기법은 단지 사고만 멈추는 것이 아니다. 이것은 행동을 일단 정지시키는 방법이기도 하다. 만일 감정이 폭발하기 직전이라면 생각보다 행동을 정지시키는 것이 당신에게 더욱 긴급한 문제가 될 것이다. 중국 속담에 "분노의 한 순간을 이겨 내면 백일 동안의 슬픔을 피할 수 있다"라는 말이 있다. 잠시의 분노를 억제하지 못해 크게 후회하는 일이 얼마나 많은가? 'Anger'라는 단어에 한 글자만 더하면 당신에게 'danger'가 된다.

세네카는 "분노의 가장 좋은 치료제는 지연시키는 것이다"라고 했다.

분노를 지연시키는 데 효과적인 방법이 지금 당신에게 소개하고 있는 기법이다. 마음속에 어떤 불편한 생각의 흐름이 일어나고 있음을 알았을 때, 혹은 감정이 폭발하려 할 때, 급히 브레이크를 걸어라.

당신이 늘 지니고 다닐 수 있는 브레이크를 준비하자. 심리치료에서 많이 이용되는 브레이크 중의 하나는 손목에 고무줄을 매고 있다가, 부정적 생각이 흐르는 것을 알았을 때 바로 손목의 고무줄을 따끔하게 튕겨주는 방법이다. 고무줄을 매고 있는 것이 미관상 마음에 들지 않거나, 다른 사람에게 보이고 싶지 않다면 더 좋은 방법도 얼마든지 있다. (이를테면 바늘로 허벅지를 찌르는 고전적 방법도 있다. 그러나 세균 감염의 위험도 있고 신체적 스트레스가 뒤따르는 방법이니 그리 권장하고 싶지는 않다.)

좀 더 나은 방법을 찾아보자. 당신에게 부정적인 생각이 침투하는 것을 자주 경험하는 장소가 어디인가? 사무실의 책상 앞인가? 좋다. 책상 왼쪽에 왼손을 대고 연필로 손 모양을 그려둔다. 쉽게 지울 수 있도록 연필이나 수성펜으로 그린다. 언제든 부정적인 생각을 하고 있는 자신을 발견했을 때 얼른 책상에 표시해 둔 손 모양을 빠르고 힘 있게 눌러라. 마치 퀴즈 프로그램에서 참가자들이 정답을 말할 때 신속히 부저를 누르는 것처럼 말이다. 다시 강조하는데, '힘 있게' 눌러라. 누군가 "이게 뭐냐?"라고 물을 때 둘러대기가 귀찮다면 마우스 패드 같은 것을 대신 이용해도 좋다. 질주하던 생각이 멈추었음을 확신할 때까지 손바닥을 떼지 말라.

만일 다른 사람과 대화하는 도중에 브레이크를 사용할 상황에 놓이게 되었다면, 상대방에게 "무슨 뜻인지 다시 한번 설명해 주십시오", "구체적으로 말씀해 주십시오"라고 말하며 잠시 대화의 공을 넘기거나, "잠시후 다시 이야기합시다"라고 하여 시간을 확보할 수 있다.

오른발 밑에 자동차 브레이크 페달을 그려두고 같은 방식으로 사용할 수도 있다. 질감이 도드라진 지압 매트 같은 것을 갖다 놓고 이용해도 좋다. 자동차 운전 때와 다른 점이 있다면, 급브레이크를 밟아서 급정지할수록 좋다는 것이다. 이 방법 역시, 달리는 생각이 완전히 세워졌을 때까지 확실히 밟는다.

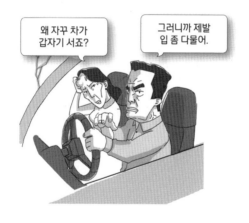

이 기법은 심리치료의 영역에서 시작된 방법이지만, 생리학자이자 스트레스 연구자인 한스 셀리에도 이와 같은 방법이 효과적이라는 것을 언급한 바 있다. 셀리에는 신체를 어딘가에 접촉하는 것이 부정적 감정을 빠져나가게 하는 통로가 된다는 것을 발견했다. 실제로 손, 발, 입

등으로 무언가를 치거나 차거나 깨무는 것은 분노 조절에 자주 활용되는 방법이다. 너무 과격한 행동을 동반하지 않더라도 무언가에 접촉했을 때 발생하는 피부 자극은 응축된 심리적 에너지를 다른 곳으로 분산시키는 효과가 있다.

브레이크가 효과적으로 작동해서 생각이 멈추었다면 이제 그 상황에서 이루어지고 있던 내면의 속삭임이 무엇이었는지 마음속의 녹음 파일을 되돌려서 들어 보라. 그렇게 해서 회의적, 부정적, 공격적인 속삭임이 무엇인지 확인했다면, "이런 생각이 과연 도움이 될까? 정말 합리적인 판단인가?" 되물어 본다.

일단 사고를 멈춘 후에는 낡고 부실투성이인 생각의 틀을 허물고 새로운 생각의 틀을 짓자.

46

생각의 틀을 다시 짓는다
인지적 오류를 바꾸는 ABCDE 기법

인지적 오류 성향 검사에서 다소 높은 점수가 나왔더라도 너무 심각하게 생각하지는 말라. 정도의 차이가 있을 뿐, 누구든지 인지적 오류의 경향성을 갖고 있다. 심각한 수준이면 심리치료도 필요하지만, 그 정도가 아니라면 스스로의 노력에 의해서도 어느 정도 변화될 수 있다. 스스로 생각의 틀을 흔들고 두드려 안전성 검사를 해볼 수 있는 사람이라면, 그 틀을 튼튼하게 다시 짓는 것도 가능하다. 이를 인지의 재구성(쉽게 말하면, 생각 틀의 리모델링)이라 한다.

일단 사고 멈추기 방법을 이용해서 자동적인 생각의 질주를 멈추는 데 성공했다면, 이제는 자신도 모르게 내뱉은 말이나 내부에서 진행되고 있던 생각의 내용을 검토해 보라. 너무 극단적으로 해석하거나 관계없는 영역들로까지 과도하게 확대하고 있지는 않은가? 그렇다면 그 생각들과 이성적으로 논박해 보면서 그것이 과연 합리적 신념인지, 내게 도움이 되는 사고방식인지 분석하고, 그렇지 않다면 대안적 사고를 만들어 제시해 보라.

비유하자면 당신의 마음속에 비관적이고 부정적인 생각만 심어 주려 하는 심술궂은 악마와 희망적이고 긍정적인 생각을 심어 주려하는 흰 옷의 천사와의 논쟁이 시작되는 것이다. 악마와 천사를 당신 자신이라고 생각하지 말고, 정말 천사와 악마라는 별개의 존재가 마음속에 들어와 있다고 생각하면서 이들의 대화를 주의 깊게 들어 보라.

당신이 공연히 천사를 머릿속에서 내쫓지만 않는다면 천사는 반드시 승리하게 되어 있다. 당신에게는 분명 합리적인 판단력이 있다. 그렇기 때문에 당신의 생각이 불합리하다는 판단도 할 수 있었던 것이다. 당신의 낡은 생각은 악마의 입을 통해서 계속 말도 안 되는 억지를 쓰려고 하겠지만, 당신의 합리적 사고는 천사를 입을 통해 악마의 억지를 하나씩 반박할 것이다. 그러니 이 대화에서 천사는 절대로 지지 않는다. (이 방법이 어렵다는 사람들에게는 종이 위에 악마를 자신이 미워하는 사람으로 그려 놓고 자신을 천사로 그려 놓은 다음, 그 그림을 보면서 둘의 대화를 만들어 보라고 주문한다. 이 훈련은 매우 효과적이다.)

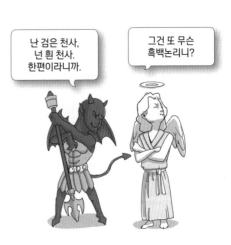

생각의 틀을 다시 짓는 ABCDE 훈련			
과 정	예	훈련 1	훈련 2
A (activating event) 내게 일어난 일	중요한 PT에서 실수를 했다.		
B (belief) 나의 핵심적 믿음	본부장 앞에서 실수 하면 끝장이라고 생각한다.		
C (consequence) 내게 나타난 결과	창피하고 실망스러 워서 회의에 집중이 안 된다.		
D (dispute) 천사의 논박	실수 안 하는 사람 있어? 부장님도 지난번에 바이어 앞에서 실수하셨잖 아? 식사 자리에서 유머로 웃어넘기 시니까 더 듬직하 고 포스가 느껴지 던데…. 까짓것, 한 번 철판 깔고 남은 회의에서 당당하게 행동하자.		
E (effect) 변화와 효과	자신감을 회복한다.		

이렇게 해서 인지적으로 밝고 유연해지면 당신은 스스로를 괴롭히는 많은 일로부터 벗어날 수 있다. 계속 천사의 목소리를 들어 보라. 그는 희망적, 긍정적, 우호적인 말들을 당신에게 건넬 것이다. "방법을 더 찾아보면 되잖아", "실패했지만 뭐가 문제인지는 확실히 알았지", "양보해 놓고서 돕지 않으면 나도 함께 실패하는 거야, 끝까지 도와주자고." 힘든 상황이 새롭게 보이고, 없을 것 같던 해결 방법이 보이고, 주저하던 일을 실천할 수 있는 심신의 에너지가 일어날 것이다.

이제 생각의 틀을 다시 짓는 훈련을 해보자. 앞 장의 훈련 차트를 보고, 최근에 당신의 마음을 무겁게 했던 일 가운데 2가지를 골라 훈련 차트를 작성한 다음, 마음 깊이 새겨라.

자신의 생각을 논박한다는 것이 쉽지 않을 수도 있다. 악마는 마치 당신 자신인 것처럼 행동하며, 천사를 들여 놓는 것을 훼방하면서 훈련 자체를 거부할 것이다. 그렇다면 주변 사람들 중에 인지적 오류의 경향성이 있다고 생각되는 사람을 골라 그 사람에게 벌어졌던 일을 소재로 가상의 훈련을 시작해 보라. 그 사람을 변화시킬 수 있을 만한 만족스러운 반박에 성공했다면 이제 당신에게도 적용해 보라.

47

24시간 무료 컨설팅
멘토 호출법

당신이 심리적으로 너무 많이 지쳐 있다면 만사가 귀찮아서 ABCDE 기법을 시도하는 것조차 어려울 수도 있다. 그럼에도 불구하고 부정적 생각을 멈추고 고통스러운 마음 상태로부터 벗어나고 싶다면 당신의 멘토에게 의지하라.

당신이 가장 믿고 따를 수 있는 멘토는 누구인가? 지금 당신의 삶에서 당신이 갈망하는 지혜와 적절한 해결책을 알려줄 수 있는 믿음직한 멘토를 찾아보자. 예수님, 공자, 달라이 라마, 당신의 부모님, 스티브 잡스…. 누구든지 좋다. 다만, 막연히 알고 있거나 그저 동경만하는 사람을 선택하지는 말라. 가능한 한 그 사람의 철학과 삶에 대해 당신이 잘 알고 있는 사람을 선택하라.

멘토가 필요한 상황이 되었을 때, 단지 그를 머릿속에 떠올리고 그의 눈을 바라보라. 서로의 시선이 닿았는가? 자 그렇다면 이제 그에게 질문하라. "지금의 나에게 어떤 말을 해주시겠습니까?", "나는 이제 어떻게 해야 할까요?" 그다음 눈을 감고 그의 대답을 들어 보라. 그의 목소리가 조용히 당신의 마음속에 새겨질 것이다.

이 방법을 시도해 보기로 했다면, 먼저 멘토의 사진이나 초상화를 하나 준비하라. 그의 표정, 눈빛, 주름, 머리 모양 등을 눈을 감아도 세세하게 떠올릴 수 있을 때까지 반복해서 바라보고 머릿속에 확실히 담아두라. 그렇게 당신 마음속에 그를 완전히 입주시켜라. 이제 당신은 24시간 언제든지 그를 찾아가 위로를 받거나 믿음직한 조언을 구할 수 있다. 이 방법은 정서적 안정감을 가져오는 데 있어서도 매우 효과적이다.

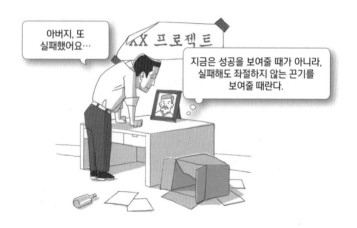

48

간만 볼 것인가? 간파할 것인가?

모든 행동에는 동기와 신념이 있다

심리학 관련 서적을 읽어 본 적이 있다면 옆의 빙산 그림이 익숙하게 느껴질 것이다. "그래, 우리 마음에서 의식은 수면 위로 올라온 작은 부분에 불과하고, 수면 아래는 거대한 무의식이 있다는 프로이트의 이론이지!" 물론 프로이트의 이론과도 관련이 없지

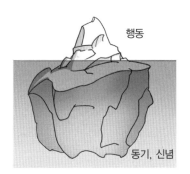
행동

동기, 신념

는 않다. 좀 더 구체적으로 말하자면, 이 그림은 우리가 하는 모든 행동은 우리가 가진 동기와 신념에 의해 유발된다는 것을 보여주기 위해 제시한 것이다.

강아지가 침을 흘리는 행동은 음식을 먹고자 하는 동기에 의해 나타나는 것이지, 침을 흘리는 것 자체가 목적이기 때문에 나타나는 것이 아

니다. 우리가 어떤 사람의 동기를 보지 않고, 보이는 행동에만 주목하게 되면 오해나 갈등을 야기하기 십상이다. 예를 들어 보자.

"이봐, 금방 배달된다고 했는데, 지금이 몇 시야?"

"왜 다짜고짜 신경질이에요."

"뭐? 너 지금 해보자는 거야?"

"당신이 뭔데 반말이야?"

이들의 대화를 잘 들여다보라. 서로의 언행만 놓고 문제를 삼고 있음을 알 수 있다. 상대방의 행동 하나하나에 일희일비하는 것은 거친 파도 위에서 노를 젓는 것처럼 피곤한 일이다. 물 밑을 들여다보라. 그 언행의 아래 숨겨져 있는 상대방의 동기를 읽어 보면 오해나 갈등을 빚는 일도, 스트레스를 받는 일도 줄일 수 있다.

"이봐, 금방 배달된다고 했는데, 지금이 몇 시야?"라고 했을 때, "왜 다짜고짜 신경질이에요"라고 대응하는 것은 "지금 두 시 반인데요"라고 대답하는 것만큼이나 무의미한 것이다. '약속한 배달 시간은 지켜져야 한다'는 신념, 또는 '배가 몹시 고파 빨리 먹고 싶다'는 동기가 고객이 화를 내는 이유이다.

그렇다면 "배달이 생각보다 오래 걸려 언짢으셨죠?"라고 말을 받으며 늦을 수밖에 없던 상황을 설명하여 정중히 양해를 구하든지, 고객이 화를 내다가 더 허기가 지기 전에 신속히 음식을 받아서 먹도록 진정시키는 것이 현명한 방법이다.

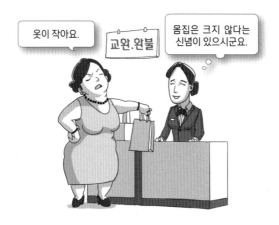

당신에게 입에 발린 말을 하라거나 분위기를 대충 무마하라는 것이 아니다. 행동만 보고서 문제 삼지 않고, 그것의 동기를 읽어 주면 상대방의 태도도 누그러진다.

"팀장님, 그 말씀은 아까도 하셨잖아요. 회의가 벌써 세 시간째입니다" 하고 불평하는 대신, 팀장으로 하여금 같은 말을 반복하게 만드는 신념과 동기를 찾아보라. "이 프로젝트는 정말 중요한 거야"라는 신념, "절대로 실수가 없도록 해야 돼"라는 동기가 회의를 끝내지 못하게 만드는 이유이다.

"정말 중요한 프로젝트이니 절대로 실수하지 않도록 최선을 다하겠습니다"라고 팀장의 신념과 동기를 정확히 짚어 준다면, 팀장은 더 이상 잔소리할 이유가 없음을 알게 될 것이고, 당신은 좀 더 일찍 회의실에서 나올 수 있을 것이다.

동기를 읽는 것의 효과는 상황을 잘 정리하게 되는 것에서 그치지 않는다. 학교에서 돌아와 인사도 않고 들어가서 방문을 쾅 닫아버리는 아이를 보면서 "야, 너 학교 갔다 와서 인사도 안 해?"라고 발끈할 것이 아니라, "인사도 안 할 만큼 화날 일이 있었나?"라고 생각해 보라. 어떤가? 훨씬 스트레스를 덜 받게 되지 않는가?

더 중요한 효과도 있다. 남편이 "완전 소금국이잖아, 도대체 얼마나 국을 끓여 봐야 간을 맞추겠어?"라고 할 때, "짜면 물 타 먹으면 될 거 아냐, 먹기 싫으면 먹지 말든지"라고 응수한다면, 당신은 순간의 감정에 휘둘려 당신에게도 잘못한 점이 있다는 것을 잊게 된다. 어쩌면 앞으로 더 짜게 음식을 만들어 복수하겠다는 다짐을 할지도 모른다. 두말할 필요도 없이 이것은 상황을 점점 더 악화시킨다.

행동의 동기와 신념 읽기		
거슬리는 언행	그 언행을 일으키는 동기, 신념	반응 전략
예 : 국을 짜게 끓이는 아내	음식이 싱거우면 맛이 없다는 신념, 가족들에게 맛있는 음식을 먹도록 하겠다는 동기	"전에는 싱거운 음식에 손이 잘 안 갔는데, 요즘엔 간이 강한 것이 더 부담스러워"
1.		
2.		
3.		
4.		
5.		

"국을 자꾸 짜게 끓여서 당신이 화가 난 것 알아요. 좀 더 주의할게요." 원인이 당신에게 있었다는 것을 인정하는 순간, 당신은 갈등이 재발할 위기에서 조금 더 멀어지게 되는 것이다.

누군가의 언행이 계속 거슬리고 화를 돋우는가? 당신이 경험한 몇 가지 사례들을 떠올린 후, 앞 장의 '행동의 동기와 신념 읽기' 훈련 차트를 작성해 보라. 먼저 그 사람이 그런 행동을 하는 동기를 읽어 보자. 그 동기를 간파했다면, 이제 어떻게 반응할지도 생각해 보자.

파도가 곧 바다는 아니다. "우리가 태어나면서 해 온 모든 행동은 우리가 무엇인가를 원했기 때문에 한 것이다"라는 데일 카네기의 말을 늘 기억하며 파도가 아닌 바다를 보자. 만일 상대방의 숨은 동기와 의도를 곰곰이 생각할 수 있을 만큼의 심리적 여유가 없는 위급 상황이라면, 일단 다음과 같이 잠정적인 가정을 하라. "이 사람이 이렇게 행동하는 목적은 나를 화나게 하는 것이다"라고 말이다. 이러한 동기를 알고도 상황에 고스란히 말려들어 상대방이 원하는 대로 화를 내게 되기는 쉽지 않을 것이다. (저자는 이 방법이 많은 사람에게 대단히 효과적이라는 사실에 매번 놀란다.

예전 같으면 불같이 화를 냈을 상황에서, 상대방을 향해 씩 웃어 주고 있는 자신을 상상해 보라. 감정적으로 반응하지 않는 데도 효과적이지만, 심리적으로 우월감을 느껴서 기분이 좋아지고 너그럽게 되더라는 것도 자주 보고된다.)

"맞아요. 아이들의 문제 행동도 결국 부모나 선생님의 관심을 끌기 위한 동기에서 비롯되는 것이라고 하던데, 지금껏 화를 내고 윽박을 지르기만 했군요. 앞으로는 아이의 행동에 일절 대응하지 않겠어요." 글쎄⋯. 문제 행동의 동기를 깨달은 것은 괄목할 성과지만, 어른들이 반응하지 않으면 아이들은 더 극단적인 행동을 할 수도 있음에 유의하라. 관심을 철수하는 것은 관계를 포기하는 것과 다르지 않다. 여기서의 핵심은 관심의 포커스를 정확히 하자는 것이다.

49

감정이 이성에 태클을 걸 때

사점찍기

인간은 가장 이성적인 동물이기 이전에 가장 감정적인 동물이다. (왠지 기분이 상하는가? 누구나 "당신은 감정적이군요"라는 말보다 "당신은 이성적이군요"라는 말을 들을 때 더 흐뭇하게 느끼게 되니, 이 말이 탐탁지 않을 수도 있다. 하지만 왜 그런지 글을 마저 읽어 보기도 전에 불편한 감정이 먼저 올라왔다면 확실한 증거가 아니겠는가?)

침팬지나 원숭이 같은 영장류뿐만 아니라 개, 소 같은 포유류들도 감정이 있다. 그러나 이들은 단지 기쁨, 슬픔, 분노 같은 몇 가지 기본적 감정만 가지고 있다. 반면에 인간은 기본 감정들이 복잡하게 조합되어 만들어지는 오묘하고도 다채로운 감정들을 가지고 있다. 인간의 뇌는 다른 동물의 뇌에 비해 대뇌 신피질만 더 잘 발달한 것이 아니라 감정을 담당하는 변연계도 더 발달되어 있다. 그만큼 감정은 인간의 삶에 깊은 영향을 미친다.

감정에 휩싸여서 일에 집중하지 못하고 실수만 연발하는 경우는 일상에서 흔히 발생한다. 밤새 부부싸움을 했다든지, 급정지한 앞차와 추돌해서 애지중지하던 새 차의 범퍼가 엉망이 되었는데도 출근해서 아무렇지 않게 일에 집중할 수 있는 사람이 몇이나 있을까? 내일부터 명절 연휴가 시작된다거나, 로또에 당첨되었을 때 즐거움과 기쁨이 취해 집중하지 못하는 것도 마찬가지이다.

이럴 때 감정과 거리를 두고 차분히 일에 집중할 수 있게 해주는 장치가 필요하다. 우리의 생각에서 감정을 물기를 쏙 뽑아내는 방법이라고 이해하면 된다. 이것은 감정을 아예 차단하거나 감정을 촉발한 사건에 대한 생각을 지워버리는 것이 아니다. 오히려 젖은 감정을 가지고 나와 보란 듯이 빨랫줄 위에 널어놓는 방법이라고 할까?

"일주일 내내 야근이라니 효율성도 떨어지고 체력적으로도 한계입니다." 이 말은 매우 이성적인 표현 같지만, 이 표현을 하는 사람은 짜증과 분노라는 축축한 감정을 뿜어내고 있다는 것을 느낄 수 있다. 듣는 사람의 감정도 눅눅해질 수밖에 없다. 어떻게 젖어 있는 감정을 솔직히 드러내면서 보송보송한 분위기를 유지할 수 있을까?

'사점찍기'라는 방법을 소개한다. 이 방법의 정석은 자신의 감정, 사고, 소망, 결정을 각각 느낀 점(감정), 생각한 점(사고), 바라는 점(소망), 선택한 점(결정)으로 요약 정리해서 단계적으로 꺼내 놓는 것이다. 정석을 이해한 후에는 자유롭게 변형할 수도 있다.

예를 들어 보자. 금요일 퇴근 시간을 앞두고 다시 회의실에 모인 팀원들. 이 상황에서 서로 푸념만 하며 시간을 낭비할 수도 없고, 억지로 회의를 강행하는 것도 현실적인 방법은 아니다.

사점찍기로 이 분위기를 일신해 보자.

전산팀장 : 며칠 야근해서 모두 힘들겠지만, 밤을 새워서라도 작업 끝내야 해. 인상들 펴고…. 그럼 우리 점 찍으면서 가볼까? 자, 하고 싶은 말들 모두 해 봐. 나부터 시작하지. 지금 내 감정은 팀원들한테 미안하다는 점. 내 잘못도 아닌데 미안해야 하니 억울하다는 점. 팀원들이 나를 원망하지 않았으면 좋겠다는 점. 한 시간이라도 빨리 끝내고 귀가하도록 애쓰겠다는 점.

신입사원 : 모두 예민해져 있어 불안하다는 점. 솔직히 제가 아직 작업에 익숙지 않아 버벅대고 있다는 점. 제대로 하고 있는지 선배님이 한번 봐주시면 좋겠다는 점. 그래서 지금 부탁드린다는 점.

김 대 리 : 힘들게 구한 콘서트 티켓을 날려 버리게 돼서 너무 화난다는 점. 조속히 팀원 충원이 있어야겠다는 점. 맛있는 것이라도 먹으면서 일했으면 좋겠다는 점. 그래서 메뉴는 제가 결정하겠다는 점.

자! 회의실의 분위가 그려지는가? 자칫하면 감정이 격해지고 가슴이 답답해질 수 있는 상황에서 감정에 거리를 두고도 솔직하고 생산적인 대화가 가능하지 않은가?

감정, 사고, 소망, 결정의 단계로 진행되는 정석에 구애받지 말고,

먼저 아무 생각이든지 "…점"으로 표현하는 대화를 해보라. 그것이 당신을 감정으로부터 벗어나게 하는 데 효과가 있음을 확인했다면 본격적으로 사점찍기를 생활에 도입하라.

사점찍기에 너무 몰입해서 솔직함이 도를 넘지는 않도록 하자. 완전히 사점(死點)이 찍힐 수도 있으니.

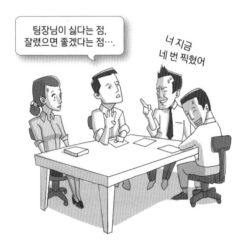

50

내 안의 아기, 감정 돌보기

감정 표현과 정서 조절 능력

기억해 보자. 당신의 전두엽이 당신에게 일어난 일의 의미를 인지적으로 판단하면, 편도체는 그 판단에 정서를 입힌다. 부정적 정서가 편도체에서 일어나면 시상하부로 신호가 전달되어 생리적, 행동적 반응이 일어난다.

자, 그런데 때로는 당신의 전두엽이 전혀 알지 못하는 사이에 이미 만들어져 있는 감정을 불현듯 느낀 적이 있을 것이다. 이렇게 무의식적으로 당신도 모르는 사이에 발생한 불안, 공포, 우울 같은 감정들도 역시 시상하부를 자극하여 스트레스 반응을 일으킨다. 게다가 이 무의식적 경로는, 전두엽의 판단을 거쳐 반응이 일어나는 경로보다 훨씬 신속하다.

예를 들어 보자. 당신이 홀로 밤길을 걷다가 맞은편에서 다가오는 검은 그림자를 보게 되면, 전두엽이 '위험한 상황'이라고 판단하기 훨씬 전

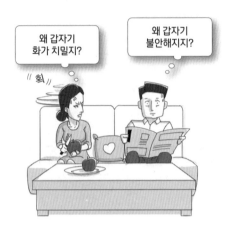

에 편도체가 먼저 흥분한다. 왜냐하면 편도체는 상황을 판단하는 전두엽으로부터도 신호를 받지만, 감각기관(이 경우에는 눈과 귀)으로부터 직접 신호를 받는 지름길도 가지고 있기 때문이다. 즉, 눈앞의 검은 물체라는 시각자극, 점점 가까워지는 발소리라는 청각자극들은 전두엽에서 "이게 뭐지?"라고 해석해서 편도체에 알려주기 이전에, 편도체를 바로 흥분시키는 것이다. 그러면 편도체는 시상하부를 자극하여 심장이 빨라지고 호흡이 가빠지고 근육이 긴장하는 것 같은 투쟁-도피 반응을 즉각적으로 일으킨다.

아마 당신의 따지기 좋아하는 전두엽은 "편도체! 감히 이 전두엽의 이성적 판단도 없이 멋대로 흥분을 해? 이게 옳은 일이냐고?"라고 하며 언짢아할지도 모른다. 당신의 전두엽에게 일단 진정하고 폴 맥린의 '삼위일체 뇌 이론'을 떠올려 보라고 충고하라.

진화론적으로 먼저 만들어진 뇌는 전두엽 같은 신피질이 아니라, 편도체가 들어 있는 변연계이다. 아무리 미적분과 기하학 문제를 척척 푸는 잘난 전두엽일지라도, 인수분해조차 모른다는 이유로 할아버지를 얕보면 되겠는가?

원래 당신의 몸에 스트레스 반응이 갖추어지던 시기는 진화론적으로 신피질이 아니라 포유류의 뇌가 작동하던 시기였다. 스트레스는 본래 전두엽의 사고나 판단이 아니라, 변연계의 감정적 신호에 의해 만들어지게 된 것이다. (당신이 개의 밥그릇을 빼앗았을 때 개가 당신에게 달려드는 이유는 "사람이 개밥을 먹는 것은 몰상식한 행위"라거나 "남의 밥그릇을 강탈하는 것은 몰염치한 행동"이니 제지해야 한다는 판단에 의한 것이 아니라, 먹이를 빼앗겼을 때 본능적으로 일어나는 분노 반응일 뿐이다.) 다른 동물들이 그러하듯이 인간에게도 위험하다는 인지적 판단이 아니라 불안거나 두렵다는 느낌에 의해서 스트레스 반응이 작동된다.

"좋아, 주먹이 생각(이성)보다 먼저 나가서 생긴 우발적 범죄에 대해 정상참작을 요청할 생리학적 근거가 생겼군"이라며 이 페이지의 귀퉁이를 접어 두는 변호사들이 있는가? 그런데 그것보다는 "피고인의 전두엽은 지난 일이 자신의 직무태만에서 발생한 문제임을 인정하고 앞으로 편도체를 잘 감시하여 재발방지를 위한 최선의 노력을 다할 것을 다짐하고 있습니다"라고 변호를 하는 것이 나을 것이다. 인간의 뇌인 전두엽은 나가는 주먹을 통제할 능력을 가지고 있기 때문이다. (그렇지 못한 사람들에 관한 이야기는 '52. 이판의 뇌, 사판의 뇌', '53. 나의 정서능력, 마트에서 구르는 아이 수준?'에서 마저 하기로 하자.) 통제하는 인간의 뇌보다 충동적인 동물의 뇌를 강조하면 피고인의 비인간성을 드러내는 자충수가 되어 버릴 수도 있지 않겠는가?

전두엽은 편도체에게, "할아버지, 그렇게 빨간 신호에서 길을 건너시면 위험합니다"라고 말하고, 파란 신호가 들어올 때까지 할아버지를 붙들고 있을 수도 있고, 이미 차도로 발을 내디딘 할아버지를 다시 인도로 데려올 수 있는 것이다.

밤길을 가는데 앞에서 갑자기 검은 그림자가 나타나는 경우를 다시 생각해 보자. 그림자를 보자마자 전두엽을 거치지 않는 지름길 경로가 작동하여, 아직 상황이 판단되지도 않았는데 심신에 스트레스 반응이 유발된다. 그러나 잠시 후 전두엽에서, 그 그림자는 자신을 마중 나온 가족이라고 판단하게 되면 편도체의 흥분은 신속히 진정된다. 이것이 가능한 이유는 전두엽과 변연계 사이에 유선으로 직통전화가 놓여 있기 때문이다.

이렇게 전두엽과 변연계 사이에 있는 통신망(신경로)을 굵게 확장하거나, 전두엽의 조절력을 강화하는 훈련이 앞으로 설명할 각종 정서조절법이다. 이러한 훈련은 특히 아동의 스트레스 관리에 있어서 더욱 중요하다. 정서를 조절하는 능력은 전두엽의 발달과 더불어 아동기에 갖추어지기 때문이다. 자신의 정서를 깨닫고 조절하는 능력이 이때 충분히 갖추어지지 않으면, 성인이 되어서까지 감정을 억제하지 못하고 충동적인 행동을 하거나 사회적 적응에 어려움을 겪게 될 수 있다.

'나는 이미 성인이고 뇌 성장이 끝났으니, 더 이상 두뇌를 개발하기는 어렵다'고 생각하는 독자가 있는가? 천만에! 1970년대까지만 해도 뇌 성장에는 결정적 시기가 있어서 어린 시절에 성장이 끝나면 더 이상 뇌가 성장하거나 뇌세포가 재생되지 않는다고 믿었다. 그러나 뇌는 평생 바뀐다는 것이 현대 과학의 정설이다.

새로운 학습과 경험은 뇌의 신경로를 새롭게 개통시킬 뿐 아니라, 이미 개통된 신경로를 더욱 넓게 확장시킬 수 있다. (반대로 사용하지 않는 신경로는 점점 폐쇄된다는 것도 기억하라.) 이와 같이 평생 지속되는 신경망의 리모델링이라는 특성을 '신경가소성'이라 한다. 반복적인 자극과 학습에 의해서 당신의 뇌는 얼마든지 더 개발될 수 있다.

정서 조절 능력이란 정서를 억제하는 능력을 뜻하는 것이 아니다. 지나친 정서 제어도 부정적 영향을 가져와 정서적 지능의 기능이 완전히 위축될 수도 있다. 게다가 전두엽의 인지적 판단 기능도 정서 기능에 의해 손상을 받을 수 있다. 완전히 이성적인 것처럼 보이는 행동들도 사실상 정서에 크게 의존하고 있으므로, 정서를 만드는 뇌에 결함이 생기면 윤리적, 이성적 결정에도 문제가 생길 수 있다.

평정심이라는 말이 있다. 이것은 전두엽이 변연계를 억제해서 이루어지는 것이 아니라 변연계의 흥분에 반응하지 않는 상태에서 이루어진다. 정서를 무시하거나 억누르지 않으면서, 정서를 조절하는 것이다.

자신의 내면적 욕구와 정서를 계속 이해하고 돌보는 것으로써 정서는 조절된다. 감정은 관찰을 받게 되면(즉 전두엽이 그 정서를 알아차리게 되면), 강도가 약화된다. (마치 상대방에게 "너 지금 되게 흥분했구나,

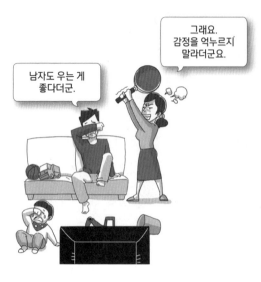

어디 계속 흥분해 봐"라고 말한 다음 지켜보면, 상대방에게 김이 빠져 버리는 원리와도 비슷하다.) 이렇게 자신의 감정을 조용히 관찰하거나 대화, 글, 그림, 음악 등을 통해 표현하는 것은 정서를 조절하는 방법이 된다. 스피노자는 "고통스러운 감정은 우리가 그것을 명확하고 확실하게 묘사하는 그 순간 고통이기를 멈춘다"라고 하였는데, 실제로 감정은 표현하는 것만으로도 감소된다는 것이 많은 연구에서 확인되었다.

울고 웃는 감정 표현을 잘하는 것은 정신 건강과 신체 건강에 모두 도움을 준다. 웃음이 그러하듯 눈물도 건강에 유익하다. 빌 프레이는 남자가 여자보다 평균수명이 짧은 이유 중 하나는 덜 울기 때문이라고 했다. 울면서 감정의 정화를 느끼기도 하지만, 눈물과 함께 스트레스 반응의 생리적 산물들이 배출될 수 있기 때문이다. 한 연구에 의하면 여성의 85%, 남성 73%가 울고 나면 기분이 좋아진다고 응답했다. (12%의 남성에서는 '남자답지 않게 울었다'는 찜찜한 기분이 개운한 기분을 가렸을 것이다.)

하나 더! 감정 표현을 잘하면 기억력도 높아진다. 사실 뇌에서 감정을 만드는 경로는 기억을 만드는 경로와 겹쳐져 있기 때문이다. 감정을 동반하는 사건이 그렇지 않는 것보다 훨씬 더 잘 기억되고 훨씬 더 오래 기억되지 않던가? (그렇다고 공부하는 자녀들의 감정을 수시로 자극하지는 말자.)

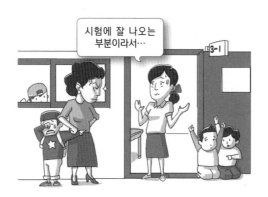

51

이판의 뇌, 사판의 뇌

공부 잘하는 뇌와 사회생활 잘하는 뇌

감정 조절 능력은 전두엽의 기능, 그리고 전두엽과 감정의 뇌 사이에 놓인 통신망의 성능에 달려 있다고 했다. 전두엽은 추리, 논리, 계산, 판단 같은 고등한 사고 활동을 담당하는 곳이다. 그렇다면 공부 잘하는 사람은 감정 조절도 잘하는 것일까? 천만의 말씀이다.

전두엽 중에서도 이마 쪽에 있는 앞쪽 전두엽을 '전전두엽'이라 한다. 이 전전두엽도 부위에 따라 세분된다. 논리적 사고, 계산, 추리와 같은 기능은 바깥쪽 좌우 이마에 있는 '배외측전전두엽'이라는 곳에서 담당한다. 전두엽 중에서 이마 가운데, 이마 가운데 안쪽, 이마 아래로 말려들어가 안구 위에 위치한 부위를 각각 '내측전두엽', '복내측전전두엽', '안와전두엽'이라 하는데, 이곳들은 자신의 감정을 읽고 조절하는 능력, 다른 사람의 감정을 파악하고 공감하는 능력과 관련이 있다.

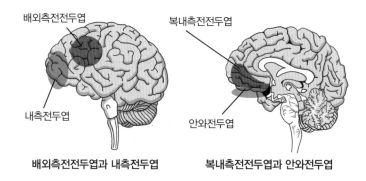

배외측전두엽

배외측전전두엽

내측전두엽

복내측전두엽

복내측전전두엽

안와전두엽

배외측전전두엽과 내측전두엽　　　　**복내측전전두엽과 안와전두엽**

과연 사람의 머리가 원숭이보다 좋을까? 원숭이들에게 두 개의 줄을 설치해 주고, 줄을 당기면 바나나가 나오도록 한다. 하나는 당겼을 때 한 개의 바나나가 나오는 줄이고 다른 하나는 두 개의 바나나가 나오는 줄이다. 두 개의 줄을 몇 번 당겨 본 원숭이들은 두 개의 바나나가 나오는 줄만 당긴다. 어느 날, 두 개의 바나나가 나오는 줄에 원숭이 한 마리가 연결되고, 그 줄에 연결된 원숭이는 줄이 당겨질 때마다 고통을 받게 된다. (심술궂은 원숭이가 주는 고통이 아니라 실험하는 사람이 주는, 전기 충격을 받는 고통이다. 물론 실험을 위해서.) 두 개의 바나나가 나오는 줄을 당길 때마다 동료 원숭이가 고통 받는 모습을 본 다른 원숭이들은 이제부터 어떻게 할까?

실험했던 총 열다섯 마리의 원숭이 가운데 열 마리는 바나나가 적게 나오는 줄을 당겼다. 두 마리는 아무 줄도 당기지 않고 굶어 죽을 지경이 되도록 무려 1~2주 가까이를 굶었다. 다른 이의 고통을 이해하는 뇌, 그 고통을 자기의 것처럼 공감하는 뇌가 없다면 가능한 일이겠는가? 과연 사람의 머리가 원숭이 머리보다 좋다고 할 수 있는가?

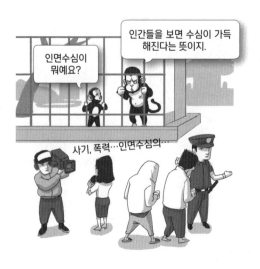

공감은 성숙의 가장 좋은 지표라는 말도 있다. (죽어가는 동료 간이 숨을 쉴 수 있도록 몇 시간씩 필사적으로 수면 밑으로 들어가 떠받쳐 주고, 그래도 결국 죽어 버린 동료 곁을 떠나지 못하며 애도하는 간 떼의 영상을 본 적이 있는가? 어쩌면 간 쇼에 출연하는 간들은 자신들이 인간을 즐겁게 한다는 것을 기껍게 생각하고 흔쾌히 재롱을 부려 주는 것 같다. "옜다, 재롱!" 하고 말이다. 이 글을 읽고 나서 앞으로 간 쇼를 볼 때는 간의 눈치도 보게 될 것 같다면 유감이다.)

우리가 자주 사용하는 '이판사판'이라는 표현은 불교 용어에서 유래한 것이다. 인간사의 범주는 이(理)와 사(事)로 구분할 수 있는데, 이(理)는 눈에 안 보이는 형이상의 세계이고, 사(事)는 눈에 보이는 형이하의 세계이다. 사판은 여러 데이터를 종합하고 분석하여 내리는 이성적이고 합리적인 판단이라면, 이판은 직관적이고 영적인 차원에서 내려지는 판단이다. 배외측전전두엽이 사판의 뇌라면 복내측전전두엽, 안와전두엽, 내측전두엽 같은 부위들은 이판에 관련된 뇌라고 할 수 있다.

시험 문제는 맞음과 틀림을 찾는 것이지만, 세상사의 문제는 좋음과 싫음(나쁨)을 찾는 것이다. 사회생활에서 만나는 문제에서 정답이란 없다. 상사나 고객의 마음에 좋을지 싫을지를 생각해서 기안도 하고 제품도 만들어야 하는 것이다.

20여 년 전 국내의 한 가전제품 회사에서 세제를 사용하지 않고 물만으로 세탁할 수 있는 세탁기를 출시한 적이 있다. 우수한 세척력으로 보나 세제와 물을 절약할 수 있다는 경제성으로 보나 이 세탁기가 성공하지 못할 이유는 없었지만, 시장에서 곧 사라지고 말았다. 이성적으로 판단하자면 이 세탁기를 선택하는 것이 분명히 '맞다'고 해도, 세제 없이 빨래를 한다는 것은 뭔가 찜찜하다는 소비자의 정서가 '싫음'이라는 결정을 내렸기 때문이다. 이것이 바로 정서의 뇌가 우리의 삶을 지배하는 방식이다.

정서의 뇌가 망가지면 아무리 데이터를 체계적으로 잘 분석해 정리해 놓았더라도, "그래서 결론적으로 나는 이게 '좋다'"라는 감정적 판단이 만들어지지 않는다. 그러면 아주 사소한 결정도 내리지 못하고 수많은 데이터만 뒤적거리며 오락가락하게 된다.

유혹에 견디는 힘의 원천도 배외측전전두엽이 아니라 복내측전전두엽이다. 그리고 복내측전전두엽은 양심의 중추이기도 하다. 만일 배외측전전두엽은 기가 막히게 좋은데, 복내측전전두엽의 기능은 미약하다면 어떤 일이 벌어질까? 고도의 지능형 범죄자, 희대의 사기꾼이 될 수도 있지 않겠는가?

당신이 비록 "행복은 성적순이 아니다"라는 말에는 동의하지 않는다고 해도, "사회생활은 성적순이 아니다"라는 말에는 동의할 것이다. (둘 다 동의하지 않는다면, 당신은 학창시절에 수재였으며 사회생활에도 성공한 사람일 것이다. 개인적으로는 축하할 일이지만, 이런 축하를 받을 수 있는 사람은 소수에 불과하다.) 수재라는 말을 들으며 일류 대학, 일류 직장까지 논스톱으로 도착한 사람들 가운데, 사회생활에 적응하지 못하고 갈등만 일으키면서 자신과 주변에 각종 스트레스를 만드는 사람들이 적지 않다. 워렌 버핏이 제시하는 '인재를 고르는 4가지 기준'에는 '감정적으로 안정된 사람', '인간과 주변 상황에 대한 예민한 통찰력을 갖춘 사람'이라는 요건이 포함되어 있다. 성적을 수재의 기준으로 삼을 수는 있어도 인재의 기준으로 삼기에는 너무 위험하지 않을까? (당신이 기업에서 인사나 교육을 담당하는 사람이라면, 그리고 이 책의 앞부분에서 스트레스 관리 능력을 채용과 평가의 기준으로 삼을 때가 올 것이라는 저자의 예측에 의구심이 있었다면, 이쯤에서 확신을 갖기 바란다. 스트레스 관리 능력은 단순히 화를 참는

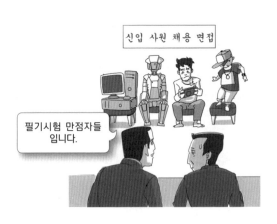

신입 사원 채용 면접

필기시험 만점자들입니다.

능력이 아니라는 것을 충분히 설명했느니 말이다.)

당신은 정서를 조절하는 능력이 왜 스트레스 관리에서 중요한지 이해했을 것이다. 당신이 진정 만족스럽고 바른 삶을 살기 위해 중요하다는 것도! 그리고 그것은 전두엽 중에서도 내측전두엽, 복내측전전두엽, 안와전두엽 같은 부위와 관련이 있다는 것도 알게 되었다. (복잡한 뇌 부위의 이름들을 낱낱이 기억할 필요는 없다. 단지, 당신이 학교에서 영어 단어를 외우고 수학 문제를 풀 때 쓰던 부위는 아니라는 것만 기억하라.)

이제 당신의 정서 능력을 검토해 보고, 정서 능력을 계발하는 스트레스 관리법들에 대해서 알아보기로 하자. 달리 말해서, 당신이 더 만족스럽고 후회 없는 삶을 살 수 있도록 하는 행복의 기술들을 말이다.

52

나의 정서 능력, 마트에서 구르는 아이 수준?

정서 능력 테스트와 정서 목록 만들기

정서를 뜻하는 영어 단어인 'emotion'은 'e(일으키다)'와 'motion(행동)'으로 이루어져 있다. 즉 우리의 행동을 일으키는 것이 정서이다. 정서는 마음과 몸을 잇는 것이다. 전두엽에서 정서의 뇌로 향하는 신경로의 기능이 미약하거나, 편도체가 지나치게 활성화되어 있으면 감정 조절이 적절히 되지 않는다. 감정을 조절하는 전두엽 부위가 손상되어도 같은 결과를 가져올 수 있다.

전두엽은 출생 후부터 본격적으로 개발되어 성인이 되어야 성숙이 끝나지만 편도체는 출생 무렵에 어느 정도 완성되어 있기 때문에 아동은 감정에 의해 행동하며 감정을 제대로 조절하지 못한다. 그런데 성장하면서 전두엽의 기능이 갖추어지지 않으면, 성인이 되어서도 감정을 억제하지 못하고 충동적 행동을 하게 된다.

문제는 현대의 교육이 주로 배외측전전두엽(이성의 뇌)을 개발하는 교육이라는 것이다. 자신의 감정을 조절하고 다른 사람과 공감하는 뇌를 개발하는 내용은 교과서 어디에서도 찾아보기 힘들다. 그렇다면, 당신의 감정의 뇌는 아이였을 때에 비해 얼마나 어른스러워졌을까?

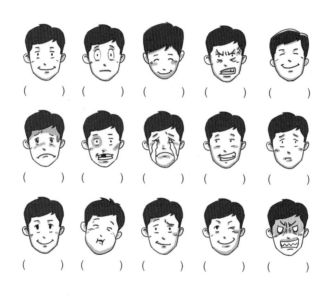

위 그림의 이모티콘들을 보고 각각에 어울리는 정서를 '슬프다', '우울하다', '두렵다'… 등으로 써 보라. 15가지 감정이 말로는 잘 표현되지 않는다든지, '쩐다', '헐', '대박'… 같은 몇 가지 단어들만 입안에 맴돈다면, 당신의 정서의 뇌는 마트에서 때를 쓰며 구르는 아이보다 성숙되어 있다고 확신하기 어렵다. (어려운 수학 문제들과 씨름한 대가로 아이였을 때보다 우수해진 부분도 있으니 너무 씁쓸해 하지는 말라.)

우리나라 사람들이 가장 많이 사용하는 외래어가 뭘까? 스트레스이다. 그럴 수밖에 없는 이유가 있다. '괴롭다', '화난다', '조바심난다', '걱정된다', '짜증난다', '부담스럽다', '지친다'… 등등 웬만한 부정적인 감정 상태를 모두 "스트레스 받는다"라는 한 가지 말로 표현하고 있기 때문이다.

그런데 당신이 "스트레스 받는다"라고 말을 할 때, 당신의 몸에서는 그에 상응하는 심신의 반응이 일어난다는 것을 아는가? 따라서 스트레스라는 말을 사용하는 만큼 실제로 스트레스를 많이 경험할 수밖에 없는 것이다. (그래서 이 책을 마치기 전에, '스트레스'라는 말이 나도 모르게 튀어나왔을 때 얼른 주워 담는 방법도 소개될 것이다.) 더구나 모든 부정적 정서를 '스트레스'라고 표현하면서 본래의 진실한 정서와는 점점 멀어지게 되고, 자신의 정서를 바라보고 돌보는 능력이 퇴화되는 것이다.

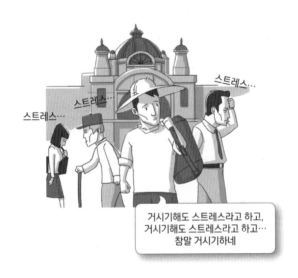

정서의 뇌를 발달시키는 방법은 단순하다. 수학 문제를 계속 풀면 계산을 담당하는 뇌가 발달하듯이, 정서를 읽고 표현하는 훈련을 꾸준히 하면 정서의 뇌가 발달한다. 여러 상황에서 자신의 정서가 어떻게 변화하는지, 그것이 어떤 정서인지를 정확히 읽고 표현하는 연습을 하는 것만으로도 우리는 정서를 제어할 수 있는 힘을 키울 수 있다.

스트레스를 받는다고 생각할 때, 순간적인 정서의 변화를 알아차리고, 더불어 몸에 어떤 변화가 동반되는지 살펴본다. 예를 들어, 중요한 회의에 지각하기 직전에 건물 로비로 헐레벌떡 뛰어들어 왔는데, 엘리베이터가 바로 눈앞에서 닫히더니, 각 층마다 머무르며 올라가고 있는 상황을 생각해 보라. 당신은 몸 밖에서 벌어지는 상황에만 마음을 빼앗겨 당신에게서 일어나는 변화는 알아차리지 못하고 있다. 그러나 아무리 조바심을 내고 엘리베이터 문을 두드려도 엘리베이터가 더 빨리 내려오지는 않는다. 쓸데없이 일어나는 생리적 스트레스 반응만이 몸에 과도한 부담을 주고 있을 뿐이다.

그런 상황에서 점점 굳어져 가는 얼굴의 근육, 빨라지는 심장, 가빠지는 호흡을 정서와 함께 관찰해 보라. "아우, 스트레스 받아!"라고 내뱉은 말이, 사실은 '답답하다'인지 '난처하다'인지 '두렵다'인지 '불안하다'인지 확인해 보라. 이렇게 자신의 정서와 몸의 변화를 바라보는 과정에서 몸과 마음의 긴장은 이미 감소되어 있을 것이다.

자, 수시로 당신의 정서를 읽으며, 그때의 미묘한 정서를 가장 정확히 표현하는 말이 무엇인지 찾아내서 당신의 정서 목록에 추가해 보자. 당

나의 정서 목록	
긍정적 정서	예) 행복함, 홀가분함, 벅참, 흐뭇함
부정적 정서	예) 답답함, 거북함, 민망함, 초조함

신의 정서 목록이 풍부해지는 만큼 정서 조절 능력이 계발되는 것이다.

수학 능력이 하룻밤 사이에 좋아지지 않는 것처럼, 감정 능력의 계발에도 꾸준한 노력이 필요하다. 시작은 미미할지라도 끝은 창대할 당신에게, 그 첫걸음을 격려하며 공지영 작가의 글 일부를 보낸다.

"마음에도 근육이 있어. 처음부터 잘하는 것은 어림도 없지. 하지만 날마다 연습하면 어느 순간 너도 모르게 어려운 역경들을 벌떡 들어 올리는 널 발견하게 될 거야."

53

나뭇가지를 분지르는 눈송이 하나

감정의 아날로그 게이지를 관리하라

늘 겪던 일이고 항상 참아 넘기던 일인데, 어느 날 갑자기 폭발해 버린 적이 있을 것이다. "치약을 제발 끝부터 짜서 써!", "과자 부스러기를 흘리지 말라고 했지?", "자리 비울 때는 휴대전화를 가지고 가라니까!" 그러던 어느 날, 당신은 욕실 문을 박차고 나와 아내 앞에 치약을 내동댕이치거나, 아이의 과자 봉지를 빼앗아 쓰레기통에 처박아 버리거나, 사무실로 들어오는 부하 직원을 향해 결재판을 집어 던져 버린다.

감정이란 이런 것이다. 마치 눈송이처럼 조금씩 쌓이다가 어느 하나의 눈송이가 내려앉는 순간 와지끈하고 나뭇가지가 부러지고 만다. 자신의 감정을 알아차리는 능력이 낮으면, 감정 게이지가 위험 수준에 도달하기 직전까지도 깨닫지 못하다가 결국 자신도 모르게 폭발하게 된다

감정만 폭발하겠는가? 감정에 동반된 스트레스 반응의 독소가 당신

에게 확 끼얹어진다. 그리고 돌이킬 수 없는 상황을 만들기도 한다. (순간의 감정을 이기지 못하고 어느새 고객에게 달려들어 멱살을 잡고 있는 자신을 발견하는 순간, 당신에게는 더 끔찍한 스트레스 반응이 일어날 것이다.)

"평소에 그런 사람이 아닌데…", "나도 내가 왜 그런 짓을 했는지 모르겠어요." 감정의 압력솥이 터진 후 사람들이 흔히 하는 말이다. 감정 능력이 계발되어 자신에게 부정적인 감정이 조금씩 쌓이고 있는 것을 예민하게 알아차릴 수 있다면, 더 이상 참기 어려운 상황이 되기 전에 그 상황을 벗어날 수 있다.

우리에게 부정적 감정이 '쌓이도록' 하는 것은 충격적인 사건보다는 일상의 사소하고 짜증스러운 일이다. 생활 속 사건 중에서도, 작지만 늘 지속되는 만성 스트레스가 갑자기 벌어지는 급성 스트레스보다 더 유해하다. 예를 들어 대형사고, 이혼, 사별 등과 같은 주요 생활사건보다 출퇴근길의 도로 정체, 부부싸움, 가사 부담, 늘어난 체중처럼 늘 따라다니

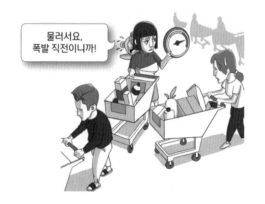

는 일상의 사소한 일이 심신에 미치는 영향이 더 크다는 것이다.

현대 사회에서 스트레스 지수가 가장 높은 사람이 누구인지 조사해 보니, 이혼 후 홀로 자녀를 부양하면서 단순 노동 업무를 하고 있는 직장까지 먼 거리를 통근해야 하는 40대 여성이었다고 한다. 이러한 환경에서는 고도의 긴장감이나 갑작스럽게 흥분을 유발하는 일이 발생할 경우는 거의 없지만, 온갖 자질구레한 스트레스에 늘 시달릴 수 있는 것이다.

만성적이고 반복적인 스트레스로 인해 혈중 코르티솔 농도가 항상 높게 유지되면 대사증후군, 감염성 질환, 악성종양 등 온갖 질병에 취약해지고, 우울증이나 불안증 같은 정신과적 장애가 발생할 가능성도 높아진다. 이렇게 심리적, 신체적 에너지가 점차 고갈되면서 사소한 스트레스에 대응할 능력도 감소된다. 마치 두껍던 패딩점퍼에서 점점 깃털이 빠져나가 얇아지면 작은 추위나 충격에도 당신이 보호받지 못하는 것과 같다. 반면 자극에 대한 민감성은 더욱 증가하여 심신의 건강을 더욱 해칠 수밖에 없는 악순환으로 이어지게 된다.

일상에서의 성가시고 짜증스러운, 하지만 피할 수도 없는 일을 접할 때마다 조금씩 부정적인 감정이 쌓이게 된다면, 사소하지만 기분이 좋아지게 하는 사건과 계속 접촉하면서 그 감정을 조금씩 상쇄시키면 된다. 계속 쌓이는 눈의 무게에 의해 나뭇가지가 부러지는 것을 막기 위해서, 눈이 쌓이는 나뭇가지에 햇볕이 늘 비추도록 해서 조금씩 녹여 버리는 것과 같은 원리이다.

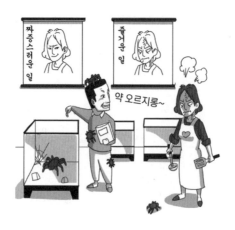

구체적인 방법을 알아보자. 먼저 당신에게 짜증이 되는 일이 무엇인지를 알아야 한다. 그리고 당신의 기분을 좋아지게 하고 희망을 주는 일이 무엇인지도 알아야 한다.

예를 들어, 거울을 볼 때마다 늘어난 뱃살, 청소, 교통 정체 때문에 매번 짜증이 나는가? 그렇다면 당신에게 마음의 즐거움과 희망을 주는 일은 무엇인가? 쇼팽의 음악, 자녀가 색종이로 만들어 준 생일카드, 헤이즐넛 향기….

자, 이런 일들과 당신을 자주 만나게 하여 부정적 정서를 상쇄시키라. 책상 위에 가족사진을 놓아두든, 컴퓨터 바탕화면에 아이의 사진을 올려놓든, 보지도 않는 텔레비전을 늘 시끄럽게 켜두는 것 대신 쇼팽의 음악을 틀어놓든, 그런 일들에 당신을 적극적으로 노출시키라.

다음의 '일상의 사소한 일 목록'에 당신의 목록을 작성하고 점차 목록을 늘리며 정교화하라. 이 방법은 당신이 짜증스러운 일을 경험할 때, '지

일상의 사소한 일 목록	
불쾌하고 짜증스러운 일	마음이 가볍고 여유롭게 되는 일
예) 늘어난 체중, 교통 정체, 스팸 문자, 억지를 부리는 고객	예) 좋아하는 노래 듣기, 자녀 사진 보기, 친구와 수다 떨기, 존경하는 스승님께 전화나 안부 메일 보내기

금 편하지 않은 상황을 접하고 있다'는 것을 신속히 깨닫게 하여 당신이 빨리 그 상황을 벗어나도록 하는 데도 도움이 된다.

이런 방법을 쓰면 기분이 더 나빠지지는 않겠지만, 한참 스트레스 받는 도중에 이런 것을 실행할 마음의 여유가 생기겠느냐고? 그럼 계속 기분 나쁜 상황에 있을 것인가? 받지 않기로 한 스트레스를 받았으니, 기분이 나빠지는 벌을 추가로 받는 것은 마땅하다는 것인가? 당신은 자신을 괴롭히는 것을 즐기는 성격장애자가 아니다. (만일 그렇다면 이 책 대신 『나를 괴롭히는 방법』이라는 제목의 책을 읽고 있을 테니 말이다.)

이 방법을 단순한 스트레스 완화 기법으로 생각하지 않기 바란다. 좋은 일의 목록이 늘어나고, 그것이 당신의 삶 속에 하나씩 자리를 잡게 되면 삶의 질은 향상되고, 당신은 '웰빙'하게 된다. 이제 마음이 바뀌었다면 당신의 목록을 작성하라. 먼저 최소한 10개 이상씩 적어 본다. 찾는 데 며칠이 걸려도 좋다. 그다음에는 좋은 일의 목록을 계속해서 늘려 보자.

심리학자 바바라 프레딕슨은 한 번의 부정적인 경험을 할 때마다 최소 세 번의 긍정적인 정서를 경험하는 것이 행복하게 사는 방법이라고 하였다. 그녀가 말하는 긍정적 경험도 산책하기, 친구와 차 마시기 같은 단순한 일이다.

성공하는 것, 건강하게 사는 것, 경제적으로 더 여유 있게 되는 것 모두 노력하지 않으면 안 된다는 것을 누구나 알고 있다. 행복 또한 운이 아니라 꾸준한 노력에 대한 보상이다. 한 번의 부정적 경험을 세 배의 긍정적 경험으로 상쇄하려면 의도적으로 노력하고, 그러한 경험을 습관화해야 할 것이다.

이 목록은 지속적으로 업데이트해야 한다는 것을 유념하자. 때로는 평소 내키지 않던 일에 관심이 생길 때도 있고, 즐겁던 일이 따분하고 지겨운 일로 변하기도 하기 때문이다. 이것은 단순한 심리학적 현상이 아니라 스트레스에 관한 생리적 이론으로 설명할 수 있는 생물학적 현상이다.

HPA 축에서 분비되는 스트레스 호르몬은 쾌감호르몬인 도파민의 작용에 큰 영향을 미친다. (HPA 축과 도파민에 관한 기억이 가물거린다면, '27. 스트레스, 인지장애와 치매를 부른다'를 참고하라.) 유스트레스, 즉 좋은 스트레스에서도 스트레스 반응이 일어나므로 스트레스 호르몬들이 분비된다. 당연히 HPA 축에서 분비되는 첫 번째 호르몬인 CRH도 분비된다. 유스트레스가 짜릿한 쾌감과 즐거움을 가져다 주는 것은 CRH가 도파민의 분비를 자극하는 것과 무관하지 않다.

그런데 유스트레스라고 하더라도 반복되거나 오래 지속되면 우리의 뇌는 더 이상 도파민을 분비하지 않는 '무쾌감증' 상태가 된다. 이러한 현상은 최근 동물실험에서도 확인되었다. 쥐에게 4~5일간 우리 안에 공이라는 흥미로운 자극(유스트레스)을 넣어 주자, 초기에는 CRH가 도파민 분비를 촉진하는 쪽으로 작용했지만, 나중에는 증가된 CRH가 오히려 도파민 분비 시스템을 마비시켰다.

그러니 당신이 만든 일상의 사소한 일 목록을 항상 새로운 항목으로 다듬고, 아직 시도해 보지 않은 일에 도전해 보라. 마시던 차의 종류를 바꾸어 본다든지, 지금껏 들어 보지 않은 악기 연주를 들어 본다든지, 새로운 산책로를 걸어 본다든지…. 어떤 것이든 그것이 명백한 디스트레스가 아니라면, 새로운 자극에 대해 분비되는 스트레스 호르몬들은 당신의 두뇌를 젊게 만들고, 몸과 마음에 활력과 원기를 재충전해 줄 것이다.

54

당신은 마른 장작인가?
분노 생성 지수

혹시 일상의 사소한 일 목록을 작성하면서, '내게도 짜증나는 일이 있기는 하지만, 그렇다고 감정이 격해지는 일은 없는 것 같다'고 생각하는 사람이 있는가? 물론 그런 사람들도 있다. 하지만 '화는 화를 부른다'는 화의 속성을 잊어서는 안 된다. 일단 한 가지 일에 화가 나면, 화난 상태에서 일어난 다음 일에는 더 크게 화를 내게 된다.

비록 당신이 쉽게 격앙되는 사람이 아니라고 해도, 기분 나쁜 일이 동시다발적으로 일어나면 한순간에 당신을 무너뜨릴 수도 있다. 어쩌면 사소한 일에도 쉽게 자극받고 있는 사람이지만, 스스로는 그것을 잘 모를 수도 있다.

당신은 작은 일에도 일일이 반응하는 사람인가? 웬만한 일은 대수롭지 않게 흘려버리는 사람인가? 다음 장의 진단지에는 당신이 일상생활

속에서 흔히 겪을 수 있는 25가지 상황들이 제시되어 있다. 각 상황에 접했다고 가정하고, 당신이 느낄 분노의 정도를 0~4점으로 응답한다.

분노 생성 지수					
문 항	거의 화나지 않는다	조금 화난다	어느 정도 화난다	매우 화난다	대단히 화난다
	0점	1점	2점	3점	4점
1. 새로 구입한 가전제품의 포장을 풀어 전원을 꽂았으나 작동하지 않는다.					
2. 자동차 수리공이 부당한 요금을 청구한다.					
3. 다른 사람의 잘못은 지적되지 않고 내 잘못만 유독 지적된다.					
4. 차를 진흙이나 눈구덩이에 빠뜨렸다.					
5. 사람들이 내 말에 대답하지 않는다.					
6. 어떤 사람이 자기가 대단한 사람인 것처럼 거드름을 피운다.					
7. 식당에서 커피 넉 잔을 조심스럽게 운반하고 있는데 누가 부딪혀 커피를 쏟았다.					
8. 옷을 걸어 놓았는데 누군가 건드려 바닥에 떨어뜨려 놓고 그냥 지나간다.					
9. 상점에 갔는데 점원이 계속 따라 다니며 구매를 권유한다.					
10. 놀림이나 조롱을 당한다.					
11. 어떤 사람과 함께 어디에 가기로 했는데 그 사람이 약속 시간 직전에 약속을 취소한다.					

내용					
12. 교통신호가 아직 바뀌지 않았는데 뒤차가 경적을 계속 울린다.					
13. 운전 중 길을 잘못 들어 다시 나오는데 운전을 못한다고 누군가 뒤에서 소리친다.					
14. 다른 사람이 자기 실수를 내 탓으로 돌린다.					
15. 집중하려 애쓰는데 주변 사람이 발로 바닥을 계속 두드린다.					
16. 중요한 책이나 물건을 빌려간 사람이 돌려주지 않는다.					
17. 내가 매우 바쁜데 배우자가 오늘 약속한 중요한 일을 잊었다고 내게 불평한다.					
18. 중요한 문제를 상의하려는데 상대방이 이야기할 기회를 주지 않는다.					
19. 어떤 사람이 별로 알지도 못하면서 우기고 논쟁을 하려 든다.					
20. 다른 사람과 대화하는데 어떤 이가 끼어든다.					
21. 급하게 어딘가 가는데 앞차가 너무 느리게 운전하고 있고, 추월을 할 수도 없다.					
22. 길을 가다가 껌을 밟았다.					
23. 길을 지나는데 근처에 있던 무리가 조롱한다.					
24. 어딘가 급히 가다가 뾰족한 곳에 걸려 좋은 옷이 찢어진다.					
25. 자판기에 돈을 넣었는데 작동하지 않고 돈만 잃었다.					
합 계					

합계 0~45점이라면 분노가 매우 적은 것으로, 46~55점이라면 평균보다 분노가 적은 것으로, 56~75점은 평균 수준으로, 76~85점은 분노가 강한 것으로 평가할 수 있다. 합계 86점 이상은 분노가 매우 강한 것으로 볼 수 있다.

감정을 일으키는 것은 심신에 엄청난 에너지를 요구하는 생리적 과정이다. 이왕이면 현명하게, 제대로 그 감정 에너지를 사용해야 하지 않을까? 특히 분노라는 감정은 우리가 경험하는 부정적 감정들 중에서 가장 파괴적인 에너지를 지니고 있으며, 그만큼 막대한 에너지를 소모시킨다. 분노의 파괴적 에너지는 분노한 사람의 심신을 파괴할 뿐 아니라 그 사람의 사회적 관계를 파괴한다. 문제는 이러한 고비용의 분노가 대개의 경우에 불필요하며 서로에게 어떤 유익한 결과도 가져오지 못한다는 것이다.

앞에서 적개심이 얼마나 해로운지 설명하였다. 적개심이 자신을 향해 화살을 쏘는 어리석은 감정 낭비인 것처럼, 분노 또한 그러하다. 분노로 상대방을 변화시키거나 세상을 바꿀 수 있는 경우가 있는가?

적개심이 높은 사람이 주변의 모든 자극을 적대적으로 해석하고 불필요한 스트레스 반응을 일으키는 것처럼, 분노 성향이 높은 사람은 항상 자신을 희생자로 생각하고 적대적인 외부 세계로부터 공격을 받고 있다고 인식하면서 분노할 수 있을 만한 모든 일에 대해 빠짐없이 분노한다. 이 세상에서 가장 어리석은 일은 자신에게 아무 신경도 쓰지 않는 상대방에게 화를 내고 있는 것이라고 한다. 그래서 혹자는 용서를 100% 이

기적인 행동이라고 말하기도 했다.

분노와 적개심 성향이 높고, 더불어 경쟁심도 강한 A형과 D형 행동유형 독자들은 '화를 내는 것은 약하다는 증거이다' 또는 '약자는 용서하지 못한다. 용서는 강자만이 할 수 있다'는 문구를 마음 판에 새겨두고 적극적으로 분노와 적개심을 다스리는 노력을 시작하기 바란다. (이것은 참을성 많은 C형 행동유형 독자에게도 해당되는 조언이다. "참을성 많은 사람의 분노를 조심하라." 이 말은 마오쩌둥이 한 것이지만, 스트레스 전문가들이 C형 행동유형에게 각별히 전하는 당부이기도 하다.)

이제 분노를 어떻게 처리해야 하는지 알아보자. 그 전에 참는 것은 방법이 아니라는 것을 확실히 설명해 두어야겠다.

55

참으면 병 된다

우리나라 사람에게만 있는 '화병' 진단

화병은 울화병의 준말로 분노를 중심으로 하는 정서장애의 일종이다. 분노를 느껴도 꾹 참고 속으로 삭이면서 표현하지 않는 사람들이 많다. 화병은 그런 감정이 해소되지 못하여 화(火)의 양상으로 폭발하는 증상이 있는 증후군이다. 내부에 응어리진 분노나 원한의 강도가 점점 심해져 스스로 통제할 수 없을 만큼 깊어지면서 발생하게 된다.

화병은 다른 나라에서는 보고된 적이 없고 우리나라 사람에게만 있는 정신질환이다. 미국 정신의학회의 정신장애 진단 편람(DSM)에서는 화병을 'hwabyung'이라 표기하고, '한국 민족 증후군의 하나인 분노증후군으로 설명되는, 분노의 억제로 인해 발생하는 병'이라고 설명하고 있다.

화병은 우리나라 사람들이 분노라는 감정을 처리하는 데 있어서 매우 미숙하며, 화를 참고 속으로 삭이는 경향이 높다는 것을 보여준다. 분노를 억누르고 가슴 속에 쌓아 두는 것이 심혈관계 질환이나 암 발생의 위험을 높인다는 것은 스트레스 행동유형을 설명하면서 이미 언급한 바 있다. 화병의 유병률은 연구에 따라 큰 편차가 있지만 인구 중 대략 3~7%에서 나타나는 것으로 보인다. 남성보다 여성에서 더 많이 발생하며 특히 중년 여성들에게 많이 발생한다. 화병은 우울증과 동반되는 경우가 매우 많다. 화병 증상과 우울증이 번갈아 나타나기도 하고 두 가지가 동시에 나타나기도 한다. 화병은 억울하고 분한 마음, 사소한 일에도 화가 치미는 것 같은 심리적 증상들과 더불어, 가슴이 답답하거나 숨막힘, 안면이나 가슴의 열감 같은 신체적 증상을 동반한다는 것이 특징이다.

다음의 화병 진단 표를 작성해 보라. 지난 6개월 동안 겪은 스트레스성 사건과 관련하여, 문항의 내용에 있는 증상 가운데 경험했던 것이 있다면 해당 여부 칸에 체크하라.

화병 진단	
문 항	해당 여부
가슴이 매우 답답함을 느낀 적이 있거나, 숨이 막히거나, 목과 명치에 뭉쳐진 덩어리가 느껴진 적이 있다.	
열이 치밀어 오르는 것을 느낀 적이 있다.	
가슴이 심하게 두근거리거나, 입이나 목이 자주 마르거나, 두통이나 불면증에 시달린 적이 있다.	
억울하고 분한 감정을 느꼈거나, 마음에 응어리나 한을 느낀 적이 있다.	
뚜렷한 이유 없이 화가 나고 분노가 치밀거나, 두렵거나 깜짝깜짝 놀라거나, 자신의 모습이 초라하게 느껴지거나, 삶이 허무하게 느껴진 적이 있다.	

다섯 칸에 모두 체크를 했다면, 당신은 화병일 가능성이 높다. 자주, 심하게 느낀 증상이 있었다면 자세한 검사를 받는 것이 좋겠다. 가끔씩만 증상을 경험했다면 너무 걱정하지 말고, 일단 화를 조절하는 방법부터 알아보자.

PART IV
삶에 입히는
스트레스 치유법

56

급성 스트레스 반응을 잠재우는 스프링클러

호흡법

분노했는가? 아니면 곧 폭발할 압력솥만큼 내부의 압력이 높아져 있는가? 일단 당신이 분노했다는 것을 알았을 때는 즉시 브레이크를 걸어라. '45. 시간을 멈추는 브레이크'에서 소개한 사고 멈추기 방법을 활용하면 된다.

왼손을 손 그림에 대고 책상을 힘주어 눌러도 좋겠지만, 자주 분노가 폭발하는 성향이 있다면, 차라리 오른발 밑에 브레이크 페달을 그려 놓고 꾹 밟아라. 대충 적당한 곳을 누르는 것보다 정해 놓은 위치를 정확히 누르는 것이 더 효과적이다. 당신은 이 방법이 분노의 폭발을 지연시키는 데 꽤 효과가 있다는 것을 알게 될 것이다.

만일 상사에게 보고를 하던 중이었거나 손님과 대하하던 중이었다면, 브레이크가 있는 당신의 책상까지 뛰어가서 김을 빼고 돌아오기는 어려울 것이다. 그럴 때는 무슨 말이든 지금 하려는 말이 입에서 나오기 전에 속으로 열을 세어라. 그래도 화가 풀리지 않으면 다시 열을 센다.

양손을 공손히 모으고 있는 듯한 자세에서 한 손의 엄지로 다른 손 손바닥의 노궁혈을 강하게 누르는 방법도 있다. (노궁혈의 위치는 '67. 그 손 안에 있소이다'의 그림에 표시되어 있다.) 그러는 동안, 당신의 입 밖으로 튀어나오려 하는 말 중에서 문제가 소지가 있는 표현을 걸어 내라.

그러나 이런 방법은 분노 폭발 상황을 잠시 멈추어 두었을 뿐, 분노 반응을 사그라지게 하는 방법으로는 부족하다. 일단 압력솥이 터지지 않도록 꾹 눌러놓은 것이니, 이제 그 압력솥에서 안전하게 김을 빼내는 과정으로 연결시켜야 한다. 이제 소개할 방법은 급성 스트레스의 불길이 타오르는 상황에서 가장 효과적인 스프링클러, 바로 호흡법이다. 앞으로 소개할 여러 심신이완법의 기본도 호흡법이다.

호흡이 생명활동에 가장 중요한 것임은 굳이 말할 필요도 없다. 그런데 호흡에는 진정으로 놀라운 힘이 있다. 우리의 몸이나 마음 상태에 변화가 생기면 그것은 호흡에 즉시 반영된다. 놀라면 숨을 멈추게 되고, 화나면 호흡이 가빠진다. 아프면 호흡이 얕아지고 편하면 호흡이 깊어진다. 역으로 호흡을 조절하면 심신의 반응도 조절된다. 스트레스를 경험할 때도 호흡이 얕아지고 빨라지게 되는데, 호흡을 의도적으로 깊고 느리게 하면 몸의 긴장이 이완되고 심리적으로도 안정이 되는 것이다. 안정된 상태의 호흡은 들숨과 날숨이 급하거나 덜컹거림이 없고 깊고 고르며 막힘이 없다. 그러나 분노하거나 불안한 상태의 호흡은 특히 날숨의 상태가 고르지 않게 된다. 따라서 날숨을 강화하는 것은 하면 이러한 상태에서 벗어날 수 있는 효과적인 방법이 된다. 반면에 몸이 지치고 마음도 우울한 상태에서는 들숨을 강화하면 심신의 에너지가 상승하게 된다.

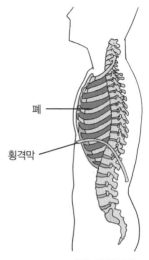

폐

횡격막

척추와 횡격막

호흡법에서 가장 중요한 점은 흉부와 복부를 나누는 근육막인 횡격막이 호흡과 함께 상하로 움직일 수 있도록 하는 것이다. 폐에는 근육이 없기 때문에 폐의 수축과 확장은 횡격막의 상하 움직임에 따라 수동적으로 일어난다. 폐와 횡격막의 관계는 스펀지와 그것을 감싸 쥐고 있는 주먹의 관계로 이해하면 된다.

횡격막의 움직임은 교감신경계를 견제하는 부교감신경계를 활성화시켜 심신의 이완을 가져온다. 그리고 횡격막을 충분히 움직이는 호흡에서는 아랫배도 함께 따라 움직이면서 자연스럽게 복식호흡이 된다.

아기 때는 누구나 복식호흡을 하지만 성장하면서 복식호흡보다 얕은 흉식호흡을 하게 되며, 긴장하면 더욱 호흡이 얕아져 목구멍으로만 호흡을 하기도 한다. 이처럼 얕은 호흡에서는 산소와 이산화탄소의 공기교환이 충분히 이루어지지 못하기 때문에 혈중 이산화탄소의 농도가 증가하고 불안과 피로가 일어난다. 신체는 그것을 다시 생리적 스트레스 자극으로 인식하게 되고, 그 결과 교감신경계를 자극하게 된다. 교감신경계가 항진되면 다시 심신의 긴장이 초래되고 호흡이 얕아지는 악순환이 이어진다.

호흡법의 종류는 수없이 많지만, 스트레스 해소에 가장 좋은 것은 여기 소개되는 것처럼 특별한 기술을 요구하지 않는 자연스럽고 깊은 호흡이다. 당신이 성격 급한 A형 행동유형이라면 호흡법을 배우는 것이 성가시게 느껴질 수도 있다. 그렇다면 그저 배가 터지도록 크게 숨을 들이 쉬었다가, 배가 등에 가서 붙을 정도로 충분히 내쉬면 되는 것이라는 정도로 호흡법을 정리하고 다음 장으로 건너가도 좋다. 다른 행동유형은 조금 더 알차게 호흡법을 배워보자. (계속해서 호흡법을 읽고 있는 A형 행동유형들! 이렇게 약간만 시기심과 경쟁심을 자극해 주면 오기가 발동하여 끝까지 가고야 마는 사람들이 바로 A형 행동유형이다.)

먼저 목부터 허리까지 척추를 곧게 편다. 간혹 등 부위만 반듯하게 펴고 목을 숙이거나 허리와 엉덩이로 이어지는 부위를 구부리는 사람들이 있는데, 교감신경계를 견제하는 부교감신경계의 가지는 목과 허리 밑에서 뻗어 나온다. 그러니 목부터 꼬리뼈까지 쭉 펴서 척추에 자연스러운 S자 커브를 만든다. 눌린 S자 말고 길고 날씬한 S자를 만들라. 당신의 정수리와 천장 사이에 용수철이 연결되어 있어서 척추 전체가 가볍게 매달려 있다고 생각하라.

목이 꺾이지 않는 것도 중요하지만, 넥타이로 목을 압박하지 않도록 하는 것도 중요하다. 사실 넥타이는 꼭 매야 하는 상황이 아니라면 풀어

놓는 것이 여러모로 좋다. 동물실험에서 보면, 쥐의 목에 있는 동맥을 5분만 압박했다가 풀어 주어도 기억력이 크게 떨어져 미로를 잘 통과하지 못한다. 목을 오랫동안 구부리거나 압박하면 뇌로 혈액이 잘 공급되지 않아 뇌의 기능도 감소하고 눈도 피로해지게 된다.

호흡법의 자세가 갖추어졌다면 집중이 잘 되도록 눈을 감는 것이 도움이 된다. 눈을 감는 것만으로도 평소에 들어오는 외부 자극의 80%가 차단된다. 눈을 감았을 때 졸음이 온다면, 반만 감고 시선을 1미터 쯤 앞에 있는 바닥에 둔다.

이제 호흡을 시작해 보자. 먼저 몸 안에 있는 공기를 모두 **빼낸다**는 느낌으로 숨을 내쉰다. 충분히 내쉬게 되면 다음에 들이쉬는 숨은 자연히 깊이 마시게 될 것이다. 호흡에 따라서 배가 부풀었다 줄어드는 움직임에 집중한다. 들숨과 날숨을 편안하고 깊게 반복한다. 들이쉴 때는 공기가 몸속으로 충분히 들어와 몸 전체로 퍼지는 것을 느끼고, 내쉴 때는 새 공기가 들어올 수 있도록 충분히 내쉰다. 최대한 마실 수 있는 숨의 70% 정도, 최대로 내실 수 있는 숨의 70% 정도 깊이로 호흡하라.

호흡은 코로 한다. 하지만 많이 흥분된 상태에서는 잠깐 동안 '후' 하고 소리를 내며 입으로 숨을 내쉬고 마실 때는 입을 다물고 코로 마신다. 어느 정도 진정이 되면 코로만 호흡한다.

복식호흡이 잘 되지 않을 때는 양손을 깍지 끼어 뒤통수에 대고 똑바로 누운 자세에서 실시하면 복부의 움직임이 좀 더 자연스럽게 일어난다. 이 자세에서 연습하면서 복부의 움직임을 익히고 횡격막의 움직임과 함께 호흡이 일어나는 감각에 익숙해지도록 한다.

들숨과 날숨의 길이를 4:6 정도로 하면 좋다. 숨을 들이쉴 때는 교감신경계가, 내쉴 때는 부교감신경계가 항진되기 때문이다. 호흡법을 처음 연습할 때는 5:5 정도로 시작해도 좋다. 무리해서 너무 많은 숨을 들이마시거나 내쉬면 오히려 더 긴장되고 두통이 올 수도 있으니, 자연스럽게 하라.

호흡의 속도도 가장 편하다고 느껴지는 정도로 하되, 분당 6~10회 사이로 조절하면 더욱 좋다. 들이쉴 때 '하나-둘-셋-넷-다섯', 내쉴 때 '하나-둘-셋-넷-다섯' 하고 마음속으로 숫자를 세는 것도 집중에 도움이 된다.

흥분한 상태에서 심호흡을 하는 것은 자신을 스스로 통제할 수 있는 범위에서 벗어나지 않도록 묶어 주는 끈과 같은 것이다. (넥타이를 기둥에 묶어 통제하는 것보다 얼마나 세련된 방법인가?)

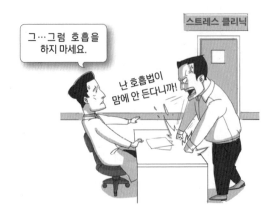

PART IV
삶에 입히는 스트레스 치유법

스트레스를 경험하거나 흥분, 불안, 긴장을 느낄 때 단 몇 분만 호흡법을 실시해도 심신이 이완되는 것을 느낄 수 있을 것이다. 하루 두세 번, 10분 정도 꾸준히 훈련한다면 고혈압, 우울증, 불면증의 완화 같은 치유적 효과도 경험할 수 있다.

호흡법은 눕거나 선 자세에서도 할 수 있다. 앉거나 선 자세라면 두 손을 겹쳐서 아랫배에 올리고 배의 움직임에 집중하는 것이 훈련에 도움이 된다. 누운 자세라면 한 손은 가슴 가운데, 한 손은 아랫배에 두고 가슴과 배의 움직임에 집중하면서 실시하면 좋다. 호흡법을 실천할 때 중요한 점을 다음 장에 한 장으로 정리하였으니, 책상 앞에 붙여 두고 완전히 익숙해질 때까지 꾸준히 반복하자.

호흡법

- 가능하다면 강한 빛이나 소음을 피할 수 있는 곳이 좋지만 호흡법은 어디서나 할 수 있다.

- 앉은 자세, 선 자세, 누운 자세 등 어느 자세에서도 가능하다. 단 목, 가슴, 배를 압박하는 옷과 장신구는 느슨하게 한다.

- 이완을 하려면 척추를 쭉 펴야 한다. 특히 목과 허리 밑의 척추에서 부교감신경계의 가지가 뻗어 나오므로 고개를 숙이거나 허리를 구부리지 않도록 한다.

- 먼저 몸에 있는 숨을 충분히 내쉬면 이어지는 들숨이 깊어진다. 천천히 깊게 숨을 들이쉬고 내쉬면서 복부(횡격막)의 움직임에 집중한다. 너무 깊게 많이 들이마시거나, 무리해서 완전히 숨을 내쉬려 하거나, 호흡을 참으면서까지 천천히 하려고 하면 오히려 몸이 더 긴장되고 두통이나 현기증이 올 수도 있다. 편안하지 않은 호흡은 절대로 이완을 동반할 수 없다.

- 들이쉴 때 공기가 몸속으로 충분히 들어와 몸 전체로 퍼지는 것을 느끼고, 내쉴 때는 다음에 새 공기가 들어올 수 있도록 충분히 내쉰다. 내쉴 때의 숨은 풍선에서 바람이 빠지듯 자연스럽게 한다. 많이 흥분되었을 때는 '후' 하고 소리를 내며 입으로 숨을 내쉬고 코로 마시다가, 어느 정도 진정이 되면 코로만 호흡한다.

- 이완을 위해서는 날숨을 충분히 하는 것이 중요하다. 들숨과 날숨의 비율이 4 : 6 정도가 되는 것이 바람직하다. 숨을 들이쉴 때는 교감신경계가, 내쉴 때는 부교감신경계가 항진된다. 그러나 초보자라면 굳이 날숨을 더 길게 할 필요는 없다. 들숨과 날숨의 길이를 동일하게 해도 좋다.

- 들이쉴 때 '하나-둘-셋-넷-다섯', 내쉴 때 '하나-둘-셋-넷-다섯' 하고 숫자를 세면 집중에도 도움이 되고 들숨과 날숨의 길이를 맞추는 데도 도움이 된다. 굳이 다섯까지 숫자를 셀 필요는 없다. 천천히 자신에게 맞는 만큼만 세면서 한다. 분당 6~10회로 호흡을 조절한다.

57

마음에 인을 치는 무드라

손가락 요가

호흡법의 효과를 배가하는 방법이 있다. 부정적 감정이 피어오르는 마음의 분화구를 막고 인을 치는 방법이다. 인을 친다는 것은 도장을 찍는 것을 의미한다. 이 도장을 '무드라'라고 한다. 우리 몸으로 어떤 모양을 만들어 그것으로 마음에 도장을 찍는 것이다. 요가의 동작들도 무드라의 일종이라 할 수 있다.

여기서는 전신을 이용하지 않고 두 손의 손가락만으로 하는 무드라를 소개한다. 많은 무드라가 있지만, 쉽게 배울 수 있는 네 가지만 배워 보자.

먼저, 엄지와 검지 끝을 동그랗게 연결하는 '기안 무드라'는 시험이나 발표를 앞두었을 때처럼 긴장되는 순간에 사용할 수 있다. 고요함을 가져다주고 기억력과 집중력을 높여 줄 것이다.

기안 무드라	수니 무드라	프리티비 무드라	하키니 무드라
긴장될 때 고요함을 주고 기억력과 집중력을 높인다.	초조할 때 자각을 증가시키고 인내심을 갖게 한다.	불안할 때 에너지를 높이고 평안함과 자기 확신감을 준다.	결단이 필요할 때 신중함과 집중력을 높인다.

엄지와 가운데 손가락을 연결하는 '수니 무드라'는 초조하고 짜증날 때 사용한다. 자각을 높여 주고 인내심을 갖게 한다.

엄지와 약지를 연결하는 '프리티비 무드라'는 기운이 빠지고 자신감이 없을 때 사용하라. 에너지를 증가시키고 평안함과 자기 확신을 갖게 한다.

신중한 결정을 해야 하는 상황이나 중요한 대화를 하려 할 때는 양손 손가락끼리 마주보게 하는 '하키니 무드라'를 사용하라. 신중함과 집중력을 높여 줄 것이다.

자, 당신에게 필요한 무드라를 골라서 호흡법과 함께 실시해 보자.

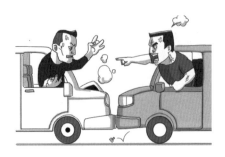

58

마음의 힘을 기른다
명상법

무드라와 함께하는 호흡법을 연습하다 보니, 뭔가 익숙한 장면이 떠오르지 않는가? 바로 명상하는 모습이다. 명상은 스트레스 관리뿐 아니라 심신의 건강 증진, 각종 질병의 치유, 집중력 및 통찰력 계발과 같은 다양한 목적으로 널리 이용되고 있다. 명상이 어떻게 이러한 효과를 가져올 수 있을까?

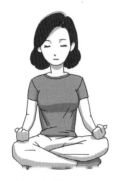

앉아서 하는 명상법

일렁이는 파도 위에서 일엽편주의 노를 젓는 것처럼, 쉼 없이 변화하는 세파에 즉각적으로 반응해야 하는 것이 우리의 일상적인 삶이라면, 명상은 수면 깊이 들어가 그 바다와 하나가 되는 것이라 할 수 있다. 깨어 있는 감각으로 그 바다를 느끼지만, 파도의 일렁임에 일일이 반응하거나 동요하지 않으며, 변화하는 세상의 본 모습을 온전히 깨닫고 받아들여 하나가 되는 것이다. 사람과 그 사람 밖에 있는 세계를 연결하는 것이 오감의 감각이라면, 명상은 사람을 그의 내면세계와 연결한다.

장자는 '심재(心齋)'를 말했다. 이것은 마음을 비움으로써 마음을 깨끗이 하는 것을 뜻한다. 그런데 우리의 마음이 비워지는 방법에는 두 가지가 있다는 것을 아는가? 바쁨(忙)으로써 비우는 것과, 잊음(忘)으로써 비우는 것이다. 바쁨은 마음에 정해진 거처가 없고 돌아갈 곳이 없이 헤매는 상태이고, 잊음은 마음에 구속되는 것이 없이 대범하고 자유로운 경지를 뜻한다. 명상은 당신의 마음이 어느 것에도 구속되지 않도록 해방시킨다.

릴케는 "새로운 소식은 항상 침묵으로부터 떠오른다"라고 했다. 명상 중의 고요한 마음속에서 삶에 대한 통찰과 지혜도 드러난다. 이처럼 명상은 단순한 스트레스 관리법이나 치료적 수단을 넘어, 진정으로 자유롭고 충만한 삶으로 당신을 이끌어 줄 수 있다.

의학적 관점에서 보자면, 명상은 부교감신경계를 활성화하여 호흡, 심박수, 대사 활동을 감소시키고 피로물질인 젖산을 감소시키는 효과가 있다. 면역력 향상, 통증 완화 등에 도움이 되며, 고혈압, 피부질환 등 여러 질병 치료에도 효과가 확인되어 의료 현장에서도 널리 도입되고 있다.

약 35세 이후부터 우리의 뇌에서는 하루 10만 개 정도의 세포들이 사망하게 되는데, 명상은 이러한 뇌세포의 사망률을 90%가량 줄여 주고 몸과 마음의 리듬을 조화롭게 재정립해 줌으로써 노화를 억제하는 효과도 있다.

여러 가지 명상법이 있으나 가장 기본이 되는 명상법 한 가지를 다음 장에 소개한다. 기본적인 자세와 주의사항은 호흡법과 무드라에서 설명한 내용과 유사하다.

명상을 하다 보면 숱한 생각과 감정들이 끊임없이 머릿속에 떠오르고, 주변의 소음이나 몸의 감각도 느껴질 것이다. 그것들이 느껴질 때마다 더 깊이 생각하려 하거나 애써 떨쳐내려고 하지 말고, 마치 하늘에 구름이 지나가듯 놓아두고 다시 호흡에 집중하면 된다.

처음에는 3~5분으로 시작하고, 점차 시간을 늘린다. 익숙해지면 20분 정도씩 꾸준히 실시한다.

마음을 기르는 명상법

- 가급적 조용하고 방해받지 않는 공간을 찾아, 너무 어둡거나 밝지 않도록 조명을 조절한다.

- 척추를 쭉 펴고 앉는다. 턱이 들리지 않도록 하고 허리에 긴장 없이 자연스러운 곡선이 생기도록 앉는다.

- 굳이 다리를 겹쳐 가부좌나 반가부좌를 하지 않고 두 다리를 평행하게 앞뒤로 두어도 상관없다. 의자에 앉아서도 실시할 수 있다. 손은 무릎 또는 허벅지 위에 가볍게 얹어 놓는다. 원한다면 무드라를 하라.

- 집중하기 위해서는 눈을 감는 것이 도움이 된다. 그러나 눈을 감아서 졸음이 온다면 반쯤 눈을 뜬 상태에서 두 걸음 정도 앞의 바닥에 시선을 둔다.

- 호흡은 코로 한다. 편안히 호흡을 시작하면서 온몸이 이완된 상태를 느낀다. 호흡을 무리해서 천천히 하거나 깊이 하려고 하지 않는다.

- 들숨과 날숨을 편안하고 깊게 반복하면서, 호흡에 따른 배의 움직임에 집중한다. 또는 코 주변에서 느껴지는 공기의 흐름에 집중한다. 여기까지는 호흡법에서와 같다.

- 숱한 생각과 감정들이 머릿속에 떠오르고, 주변의 소음이나 몸의 감각도 떠오를 것이다. 그것들이 떠오르는 것을 알아차릴 때마다, 깊이 생각하려 하거나 떨쳐내려 애쓰지 말고, 마치 하늘에 구름이 지나가듯 놓아두고 다시 호흡에 집중한다.

- 집중하기 어렵다면 속으로 숫자를 센다. 하나에서 다섯, 혹은 하나에서 열까지 반복해서 숫자를 세면서 숫자 하나에 한 호흡을 한다.

- 처음에는 3~5분으로 시작해서 익숙해지면 20분 정도, 매일 이른 아침과 잠들기 전에 실시하고, 하루 중에도 가능한 때는 언제든지 실시한다.

- 명상을 하면서 새롭게 경험하는 느낌과 감각을 호기심을 가지고 바라보다 보면 명상이 즐거워지고 차츰 명상 시간도 늘어나게 된다.

—
59

마음을 감싸 담는다
맘알접기

명상은 자신의 마음을 망보고, 마음의 힘을 기르는 좋은 방법이다. 그런데 왠지 명상이라면 갑갑하게 느껴지고, 각종 스마트 기기에 둘러싸여 사는 당신과는 어울리지 않는 것처럼 생각되는가? 머리를 깎을 필요도 없고, 육식을 포기하는 것과는 아무런 상관이 없다는 것을 분명히 해도 그런가? 아니면 직장에서든 집에서든 사람들에게 방해받지 않는 장소를 찾는다는 것이 어려운가? 아이들에게도 명상으로 마음의 힘을 길러주고 싶은데, 잠시도 가만히 앉아 있지 못하고 계속 꼼지락거리는가?

그렇다면 명상보다 쉽고 시간, 장소, 주변 사람에 구애되지 않으며 어른, 아이 누구나 쉽게 할 수 있는 방법을 소개하겠다. 오히려 이 방법은 가족이나 동료들과 함께 하면 더욱 효과적이다.

누구나 한번쯤은 학창시절에 종이학을 접어 보았을 것이다. 그리고 다이아몬드 모양의 학알도 접어 보았을 것이다. 학알 접는 방법을 아직 모른다고 해도 문제되지 않는다. 종이학보다 훨씬 짧은 시간에 접을 수 있고, 방법도 아주 간단하다.

아래 학알 접는 방법이 그려져 있다. 그림이 좀 복잡해 보일지는 모르지만, 일단 그림을 따라 한번 접어 보면, "아하, 그냥 삼각형 모양으로 접히는 선을 만든 다음에 돌돌 말아주면 되는구나!" 하고 깨닫게 될 것이다. 이제부터 우리는 이것을 학알이 아니라 '맘알(마음 알)'이라 부르기로 한다.

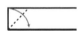

색지의 귀퉁이를 화살표 방향으로 접는다.

색지의 긴 쪽을 화살표 방향으로 접는다.

오른쪽 삼각형을 왼쪽 삼각형에 겹친다.

다시 긴 쪽을 접어 올린다.

아래 삼각형을 위쪽 삼각형에 겹친다.

계속 같은 방식으로 접는다.

색지의 끝까지 반복한다.

접은 면을 모두 펼친다.

색지 끝의 위쪽 두면을 맞추어 입체가 되도록 굴려 주면서 접는다.

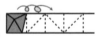

육면체를 만들면서 색지를 말아 준다.

끝 부분을 틈 안으로 접어 넣는다.

완성된 맘알

맘알 접는 법을 배웠으면 이제 맘알을 담을 큼직한 유리병을 준비한다. 그리고 적어도 세 가지 이상의 색으로 넉넉히 색지를 만들어 둔다. (시판되는 띠 모양 색종이도 있지만, 일반 색종이나 인쇄용 색지를 잘라서 준비하면 된다.)

목표한 숫자만큼 맘알을 접었을 때, 당신에게 일어나기를 바라는 변화를 생각해 두자. 부하 직원에게 호통을 치는 일을 절반으로 줄이겠다든지, 하루에 피우는 담배를 반으로 줄이겠다든지, 체중을 3kg쯤 줄이겠다든지, 어떤 것이든 좋다.

처음에는 하루 3번 이상 시간을 정해 놓고, 정한 시간이 되면 맘알을 접는다. 그 순간에 당신이 무슨 생각을 하고 있었으며, 어떤 감정을 느꼈는지 정확히 짚어 본다. 그 감정에 어울리는 색깔의 색지를 골라, 맘알의 안쪽이 될 면에 감정을 적은 다음 맘알을 접는다.

처음 시작할 때는 시간을 정해 놓고 맘알을 접지만, 심란하고 집중력이 떨어지고 담배나 커피가 생각날 때, 그 외에도 언제든지 생각날 때 접으면 된다. 특히 화가 나거나 기분 나쁜 일이 있을 때는 꼭 감정을 읽는 습관을 들여 보라. 맘알 접기 자체가 사고 멈추기와 인지적 오류 수정의 효과도 있다. 너무 기분이 상해서 당장은 맘알을 접을 기분이 아니라면, 그 마음을 잘 기억해 두고 나중에라도 꼭 접도록 하자.

맘알이 유리병에 점점 모이기 시작하면 맘알의 색깔들을 보라. 주로 어떤 감정이 당신이 자주 느끼는 감정인지 알게 될 것이다. 그것이 바로 다른 사람에게 보이는 당신의 이미지, 다른 사람이 말하는 당신의 성격일 것이다.

이 방법을 가족이나 부서원들과 함께해 보라. 함께 접은 맘알을 볼 때마다, 서로의 마음에 관심을 가지게 되고 배려하게 될 것이다. 큰 유리병을 가득 채울 때까지 함께 접기로 하고, 유리병이 가득 찼을 때 어떤 이벤트로 자축할 것인지도 정해 두라.

누군가에게 선물하기 위해 천 개의 종이학, 천 개의 학알을 하나하나 정성들여 접었던 기억이 있는가? 그런 마음을 담아 스스로에게 선물하는 맘알은 이 세상에서 가장 진실된 마음으로 당신의 행복을 기원하는 사람으로부터 받게 될 축복이자 선물이 될 것이다.

60

화내지도 말고 참지도 말라면…?

정서를 표현하라

정서를 바라보고 돌본다는 것은 자신의 정서를 객관적으로 관찰하여 있는 그대로 수용하고 표현하는 것을 의미한다. 정서를 표현한다는 것은 정서를 그대로 표출시킨다는 것과는 다르다. 화라는 것은 참든 폭발시키든 모두 심혈관계에 상당한 부담을 준다.

분노는 주의를 기울여 달라는 울부짖음이라고도 한다. 분노를 다스리려면 누구보다도 자기 자신이 그 분노에 주의를 기울여야 한다. 화가 난 마음을 스스로 읽고, 화가 났음을 객관적으로 표현하는 것만으로도 부정적 정서가 감소되고, 감정에 휩싸여 자신도 모르는 사이에 하게 되는 과격한 행동이나 습관적으로 하는 불건전한 행동도 감소될 수 있다. 또한 보다 신중하게 행동할 수 있게 되어 문제를 해결할 수 있는 가능성도 높아진다.

자신의 정서를 안전하게, 있는 그대로 표현하는 방법에는 어떠한 것이 있을까? 미술, 음악, 춤(동작), 시, 소설 같은 다양한 매체를 활용하는 예술치료나 창조적 활동은 당신의 감정을 안전하게 표현할 수 있는 고상한 수단이다. 예술작품을 창작하거나 감상하는 것 모두 정서를 순화시키고, 순화된 정서는 몸과 마음에 긍정적인 변화를 가져와 심신의 건강을 증진하는 데 도움을 준다.

다양한 예술치료가 심리적 증상의 개선뿐 아니라 스트레스 완화, 환자의 삶의 질 개선 및 치유 효과의 향상 등에 효과를 보여 의료 기관에서도 널리 활용되고 있다. 그러한 효과에 더해서, 예술치료와 창조적 활동은 잠재된 내면의 욕구를 건전한 방식으로 표출하고 충족할 수 있게 해준다. 헤르만 헤세는 "모든 예술의 궁극적인 목적은 살 만한 가치가 있다는 것을 일깨워주는 것이다. 또한 그것은 예술가에게 더없는 위안이 된다"라고 했다. 이것이 바로 예술의 치유적 효과이며, 누구든지 예술가가 될 수 있는 이유이다.

옛 친구에게 이메일을 쓰면서 마음이 훈훈해지는 것을 느껴 보았는가? 딱 내 이야기 같은 가사의 대중가요를 듣거나 따라 부르면서 카타르시스를 느껴 보았는가? 이러한 활동들이 스트레스를 감소시키는 데는 여러 치유 기제가 관여하는데, 그중에는 미처 깨닫지 못했던 자신의 인지와 정서를 알게 됨으로써 일어나는 치유 효과도 포함된다.

이 방법이 갖는 치유 효과의 신경생리학적 기제는 기본적인 정서 훈련의 기제와 유사하며, 자신의 정서를 인식하고 표현할 수 있게 한다는 효과 면에서는 동일하다. 감정을 글, 그림, 음악, 동작 등으로 표현하려면 그것을 의식적이고 인지적인 수준으로 끌어올려야 한다. 이 과정은 편도체 같은 감정의 중추에 무의식적으로 자리 잡고 있는 내용을 인지적이고 의지적인 기능을 담당하는 이성의 중추인 대뇌의 전두엽으로 불러내고, 전두엽과 변연계의 연결을 강화하여 자기이해력과 자기조절력을 향상시키는 것이다.

가장 쉽게 이용할 수 있는 것은 음악이다. 당신이 공해 수준의 소음을 유발하는 음치라도 상관없고, 이제부터 다시 악기를 배워야 할 필요도 없다. 평소에 당신의 감정과 가까운 음악을 자주 듣거나 노래방에서 마음에 와 닿는 가사의 노래를 크게 불러 보라. 이것은 당신의 정서를 간접적으로 표현하는 것이 된다.

음악은 신속하고 직접적으로 감정과 신체에 변화를 일으킬 수 있다. 예컨대 장조의 빠른 음악은 행복할 때와 비슷한 생리적 변화를 가져오

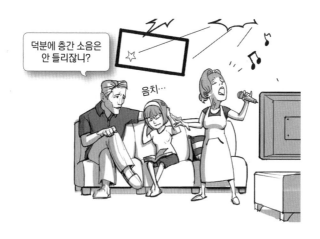

고, 느린 음악은 슬플 때와 비슷한 감정을 만들어 낸다. 실제로 음악은 마음과 몸, 나아가 행동의 변화를 유도하기 때문에 산업계에서도 음악의 효과를 널리 활용하고 있다. 패스트푸드점이나 마트에 가면 약간 빠른 4박자 계열의 음악이 흐른다. 이것은 손님들이 빨리 음식을 먹고 자리를 비우도록 하는 효과도 있고, 인간의 에너지 흐름을 생각하는 능력에서 행동하는 능력으로 변화시켜 충동구매의 가능성이 높아지게 하기도 한다. (그런 매장에 들어갈 때, 충동구매가 염려되어 헤드셋을 쓰고 느린 음악을 들을 필요는 없다. 오히려 당신을 매장에 오래 머물게 해서 더 많은 물건을 사게 할 수도 있다. 고가의 상품을 판매하는 매장에서는 안정된 클래식 음악이 흐르지 않던가?) 통증클리닉, 치과, 수술 환자의 회복실 등에서 배경 음악을 사용하는 것도 통증 감소에 효과가 있는 수동적 음악치료이다.

"그럼 미술도 좋지 않을까?" 물론이다. 그런데 초등학교 이후로는 색연필도 잡아 본 적이 없다면 꽤 망설여질 것이다. 원한다면 근처의 문화센터나 미술학원에 등록할 수도 있겠지만, 마뜩잖다면 그림 그리기 대신 뭔가를 빚거나 헌 잡지로 콜라주를 해보는 것도 좋은 방법이다. 누군가에게 보여주려는 것도 평가 받기 위한 것도 아니니, 그저 자유롭게 마음 가는대로 무엇이든 표현하면 된다.

글을 쓰는 것은 인간의 뇌를 이용하는 일 중에서 가장 고차원적이고 통합적인 작업으로서, 전두엽을 포함한 대뇌피질의 여러 영역을 동시에 활용할 수 있게 해준다. 운동이 몸의 젊음을 유지시켜 준다면, 글쓰기는 두뇌의 젊음을 유지시켜 준다. 시, 자서전, 일기를 쓰면서 자신의 삶을 성찰하고 통합할 수도 있다. 글재주가 없어서 주저하게 된다면, 매일 하루를 돌아보며 짧은 일기를 쓰는 것에서부터 시작하라. 글쓰기는 정말 멋진 방법이다.

끝으로, 소리를 지르거나 물건을 차고 때리는 것으로 정서를 해소하는 방법들에 대해 잠시 언급하기로 한다. '45. 시간을 멈추는 브레이크'에서, 신체를 무언가에 접촉하는 것이 부정적 감정을 빠져나가게 하는 통로가 된다는 셀리에의 주장에 대해 설명했다. 셀리에는 이것을 '거친 신체 접촉 활동'이라고 표현했다. 실제로 많은 스트레스 관리 프로그램, 분노 관리 프로그램에서 손으로 치거나 발로 차거나 이로 깨물거나 소리를 지르는 방법을 활용한다. (심지어 가구나 집기들을 부수고 깰 수 있도록 준비된 '분노방'이라는 곳도 등장했다.) 그러나 이 방법들은 반복적으로 사용하면 점점 내성이 생겨 더 과격하게 표현해야만 효과가 있게 된다.

화는 화로 풀 수 있다는 생각은 대단히 위험한 것이다. 무엇보다도 화는 화를 부르기 때문이다. 화를 내다보니 처음보다 더 감정이 격앙되고, 어느새 그 감정의 격랑에 휩쓸리게 된 경험이 있을 것이다.

'저 사람은 화를 잘 낸다'는 말을 곰곰이 살펴보자. 화를 잘 낸다는 말은 화가 습관이라는 말이다. 감정도 습관이 된다. 괴로워도 멈출 수 없는 습관을 중독이라 한다. 화를 내지 않으려 해도 화를 내게 되고 그로 인해 괴로움을 느낀다면, 습관을 넘어선 중독의 상태에 있음을 의미한다. 우리는 감정에도 중독이 된다.

결론적으로 말해서, 어떤 정서 표현법이든 자신의 정서 상태에 대한 자각이 없으면 오히려 더 해로운 결과를 초래할 수도 있다는 것을 유념하자.

현대인의 생존 기술

누구에게나 필요한 심신이완법

사람마다 스트레스 관리 전략은 다르게 구성되어야 하지만, 누구에게나 공통적으로 선택되어야 하는 필수 관리법이 있다. (말하자면 교양 필수 과목이다.) 바로 지금 설명할 심신이완 기술, 그리고 뒤에서 다룰 생활습관 개선이라는 두 가지 방법이다.

심신이완 기술은 늘 스트레스에 노출될 수밖에 없는 현대인에게는 자동차 운전 기술이나 컴퓨터 활용 기술보다 더 필요한 생존 기술이라고도 할 수 있다. 심신이완법은 투쟁-도피 반응과 반대되는 심신의 반응을 이끌어낸다.

여러 심신이완법이 스트레스 관리, 질병 치료, 심신 건강 증진을 목적으로 의료계에서 이용되고 있다. 그중에서도 특히 호흡법, 명상법, 근육이완법 등은 쉽고 효과적인 심신이완 기술이다. 앞에서 호흡법과 명상

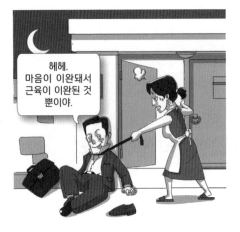

법을 소개했으니, 여기서는 근육이완법을 알아보자.

이완법의 생리학적 원리는 근육이 긴장하면 마음도 긴장하고 근육이 이완되면 마음도 이완된다는 것이다. 마찬가지로 마음이 긴장하면 근육도 긴장하고, 마음이 이완되면 근육도 이완된다. 근육이완법은 온몸의 근육을 부위별로 차례로 이완시킴으로써 심신의 긴장을 완화시키는 것이다.

이완에도 기술이 필요하냐고? 그저 심신을 편안히 하고 긴장을 풀면 이완이 될 것이라고 생각하는가? 그것은 그저 휴식일 뿐, 이완이 아니다. 이완하겠다는 의지만으로는 심신이 충분히 이완되지 않는다. 스스로 이완되어 있다고 생각하는 상태에서도 근육에는 긴장이 남아 있다. 이를 '잔류긴장'이라 한다. 확실한 이완과 확실한 긴장 상태를 비교해서 경험해 보면 완전한 이완이 생각처럼 쉽지 않다는 것을 알 수 있다.

확실히 이완된 상태에 도달하려면, 충분한 이완과 충분한 긴장을 반복해서 경험하는 훈련이 필요하다. 훈련을 하면 점차 근육이 이완된 상태와 긴장된 상태를 구별할 수 있게 되고, 근육의 긴장과 이완을 조절할 수 있는 능력도 갖게 된다. 이완 훈련들은 팔, 다리 근육처럼 우리가 마음대로 움직일 수 있는 골격의 근육을 이완시키는 데 초점을 맞추게 되지만, 의지로는 조절할 수 없는 내장 근육까지 함께 이완이 되고 더불어 마음도 이완된다.

쉽게 배울 수 있는 근육이완법을 알아보자. 먼저 조용한 장소를 찾는다. 누운 자세로 실시하는 것이 가장 좋다. 등을 바닥에 대고 누워 팔을 옆으로 내려놓은 상태에서 다리는 약간 구부려 세운다. 낮은 베개를 무릎 아래나 허리 아래에 두면 좀 더 편안해진다. 이 상태에서 3분 정도 예비 휴식을 취한 다음 근육이완법을 시작한다.

눕는 것이 여의치 않다면 편안한 의자에 앉아서 발이 바닥에 완전히 닿도록 의자 높이를 조절한다. 무릎의 각도는 90도 이상이 되도록 한다. 의자에 머리 받침이 없다면 벽에 머리를 기댈 수 있도록 한다. 조이는 옷을 풀고, 눈을 감은 상태에서 호흡법에서와 같이 복식호흡을 시작한다. 온몸이 편안해진 상태를 2~3분간 느낀 다음 안내자의 지시에 따라 근육이완법을 시작한다. 부위별로 근육을 긴장시켰다가 이완한다. 근육을 긴장시키는 정도는 최대로 힘을 주어 긴장시킬 때의 70% 정도가 적절하다. 긴장시킨 상태를 5~8초 정도 유지한 다음 이완한다.

여기서는 의자에 앉아서 할 수 있는 방법을 소개한다. 다음의 지시문

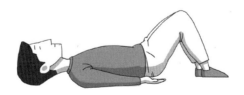

점진적 근육이완법의 기본자세

을 이용하면 된다. 누군가에게 지시문을 불러 달라고 부탁하기가 어려우면, 직접 녹음을 해서 이용해도 좋다. 지시문이 길어 보이지만, 10분 정도면 충분히 실시할 수 있도록 구성되어 있다.

근육이완법

두 눈을 감고, 지금부터 안내에 따라 호흡을 합니다.
숨을 깊게 들이 마십니다. 하나, 둘, 셋, 넷. 숨을 깊게 내쉽니다. 하나, 둘, 셋, 넷.
숨을 깊게 들이 마십니다. 하나, 둘, 셋, 넷. 숨을 깊게 내쉽니다. 하나, 둘, 셋, 넷.
숨을 깊게 들이 마십니다. 하나, 둘, 셋, 넷. 숨을 깊게 내쉽니다. 하나, 둘, 셋, 넷.

오른손 주먹을 꽉 쥡니다. 더욱 세게 꽉 쥡니다. 더욱더 세게 꽉 쥡니다.
오른손의 긴장을 느껴 봅니다.
꽉 쥐었던 오른손 주먹을 서서히 폅니다. 펴진 오른손을 더욱 편안하게 합니다.
더욱더 편안하게 합니다.
이완된 오른손의 편안함을 느껴 봅니다.

왼손의 주먹을 꽉 쥡니다. 더욱 세게 꽉 쥡니다. 더욱더 세게 꽉 쥡니다.
왼손의 긴장을 느껴 봅니다.
꽉 쥐었던 왼손의 주먹을 서서히 폅니다. 펴진 왼손을 더욱 편안하게 합니다.
더욱더 편안하게 합니다.
이완된 왼손의 편안함을 느껴 봅니다.

오른쪽 팔을 구부립니다. 더욱 세차게 구부립니다. 더욱더 세차게 구부립니다.
오른팔의 긴장을 느껴 봅니다.
이제 오른팔을 폅니다. 펴진 오른팔을 더욱 편안하게 합니다. 더욱더 편안하게
합니다.
이완된 오른팔의 편안함을 느껴 봅니다.
왼쪽 팔을 구부립니다. 더욱 세차게 구부립니다. 더욱더 세차게 구부립니다.
왼팔의 긴장을 느껴 봅니다.
이제 왼팔을 폅니다. 펴진 왼팔을 더욱 편안하게 합니다. 더욱더 편안하게
합니다.
이완된 왼팔의 편안함을 느껴 봅니다.

이마를 찡그려 주름을 잡아 봅니다. 더욱 찡그려 이맛살을 찌푸립니다.
더욱더 찌푸립니다.
이마의 긴장을 느껴 봅니다.
이제 이마의 주름을 폅니다. 더욱 편안하게 주름을 폅니다.
더욱더 편안하게 주름을 폅니다.
이완된 이마의 편안함을 느껴 봅니다.

두 눈을 꼭 감습니다. 더 힘주어 꼭 감습니다. 더욱더 꼭 감습니다.
두 눈의 긴장을 느껴 봅니다.
감았던 두 눈을 편안하게 합니다. 더욱 편안하게 합니다. 더욱더 편안하게 합니다.
이완된 두 눈의 편안함을 느껴 봅니다.

윗니와 아랫니를 붙이고 악물어 봅니다. 더욱 꽉 물어 봅니다.
더욱더 꽉 물어 봅니다.
이와 턱의 긴장을 느껴 봅니다.
악 물었던 이를 편안하게 합니다. 더욱 편안하게 합니다. 더욱더 편안하게 합니다.
이완된 이와 턱의 편안함을 느껴 봅니다.

혀를 입천장에 대고 입천장을 밀어 누릅니다. 더욱 세게 누릅니다.
더욱더 세게 누릅니다.
혀의 긴장을 느껴 봅니다.
이제 혀를 제자리로 둡니다. 제자리에서 편안하게 합니다.
더욱더 편안하게 합니다.
이완된 혀의 편안함을 느껴 봅니다.

목을 오른쪽으로 돌립니다. 왼쪽으로 돌립니다.
목이 가슴에 닿을 정도로 앞으로 쭉 늘어뜨립니다.
목에 힘을 빼고 더 쭉 늘어뜨립니다. 더 쭉 늘어뜨립니다.
이완된 뒷목의 편안함을 느껴봅니다. 이제 목을 세웁니다.

왼쪽 어깨를 들어 올려 귀에 닿도록 합니다.
오른쪽 어깨를 들어 올려 귀에 닿도록 합니다.
양쪽 어깨를 귀에 닿도록 쭉 들어 올립니다. 완전히 귀에 닿도록 더 들어 올립니다.
어깨의 긴장감을 느껴 봅니다.
이제 어깨를 편안하게 내립니다. 더욱 편안하게 어깨를 내립니다.

더욱더 편안하게 어깨를 쭉 내립니다.
이완된 어깨의 편안함을 느껴 봅니다.

숨을 깊게 들이마십니다. 깊이 마신 상태에서 그대로 멈춥니다.
이제 '후' 하고 깊게 내쉽니다.
다시 한번 숨을 깊게 들이마십니다. 그대로 멈춥니다.
'후' 하고 깊게 내쉽니다.

배를 앞으로 힘껏 내밀어 봅니다. 더 힘껏 내밀어 봅니다.
더욱더 힘껏 내밀어 봅니다.
배의 긴장감을 느껴 봅니다.
이제 배를 편안하게 합니다. 더욱 편안하게 합니다. 더욱더 편안하게 합니다.
편안해진 배의 느낌을 느껴 봅니다.

양쪽 무릎을 구부립니다. 더욱 꽉 구부립니다. 더욱더 꽉 구부립니다.
다리의 긴장감을 느껴 봅니다.
이제 구부렸던 무릎을 폅니다. 더욱 편안하게 쭉 폅니다.
더욱더 편안하게 쭉 폅니다.
이완된 다리의 편안함을 느껴 봅니다.

양발을 땅에 대고 누릅니다. 더욱 세게 누릅니다.
발바닥과 다리의 긴장감을 느껴봅니다. 이젠 발을 편안히 합니다.
제자리에서 더욱 편안하게 합니다.
이완된 발과 다리의 편안함을 느껴 봅니다.

숨을 크게 들이마시며 온몸을 쭉 펴고 기지개를 켭니다.
숨을 내쉬며 팔과 다리를 편안한 자세로 둡니다.
눈을 감은 상태에서 지금 있는 방안의 모습을 그려 봅니다.
다섯부터 하나까지 거꾸로 숫자를 세면서 서서히 눈을 뜹니다.

62

촌철활인 이완명상
이완반응

근육이완법이나 명상법보다 더 실시하기 쉬운 이완법을 소개한다. 이 책의 앞(05. 진화의 시대착오)에서 허버트 벤슨이라는 의학자를 언급했던 기억이 나는가? 벤슨은 1970년대에 하버드 의대에서 명상의 생리적 효과를 연구한 후, 이를 기초로 지금 소개할 '이완반응'이라는 이완법을 개발하였다.

이완반응은 매우 간단하고 누구나 쉽게 따라할 수 있는 이완법이다. 이완반응을 1회 10~20분씩 하루 2회 정도 이른 아침과 저녁에 실시한다. 다음 글(63. 상상만으로 근육도 키운다)에서 소개할 심상법을 이완반응과 함께하면 더욱 효과적이다. 충분히 이완이 된 상태에서 1~2분 정도 평화롭고 아름다운 장면을 떠올리면 마음이 더욱 고요해지고 이완의 효과가 배가된다.

이완반응을 배워 보자. 먼저 당신의 마음에 켤 촛불을 준비하자. 평화와 안정을 가져다 줄 짧은 문장, 단어, 시구, 성경의 구절 등 어느 것이나 좋다. 이것은 이완반응에 집중할 수 있게 해주고, 지친 당신에게 생명력을 주는 촌철활인의 주문이 될 것이다.

허버트 벤슨은 '옴'이라는 소리를 이용했는데, 이 소리는 생각을 차단하는 데 효과적이다. 달리 떠오르는 단어나 문구가 없다면 '옴'으로 시작하는 것도 좋다. 그리고 심상법을 병행하기 위해 아름다운 풍경이나 평화롭고 행복했던 기억도 하나 떠올려 두자.

준비가 되었으면 호흡법에서와 같은 방식으로 천천히 숨을 쉬면서, 당신이 준비한 촌철활인을 마음속으로 10~20번 반복하라. '평화'라는 단어를 준비했다면 '평화… 평화… 평화…' 하고 천천히 반복하면 된다. 그리고 이완된 상태를 느껴 본다.

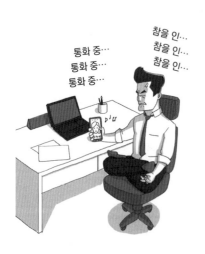

충분히 이완이 느껴지면 머릿속에 평화로운 장면, 행복했던 시절의 기억을 떠올리고 그 안으로 들어가 머무른다. 집중이 흩어지면 다시 촌철활인을 반복하라. 10~20분 후 머릿속의 장면을 접고, 눈을 감은 상태에서 주변의 소리, 몸의 감각을 느끼면서 현실로 돌아올 준비를 하라.

이완반응 역시 혈압을 비롯한 생리적 기능이나 부정적 정서를 조절하는 데 효과가 있다. 앞에서 소개한 명상법 대신 이완반응을 당신의 삶에 도입해도 좋다. 아침 식사 전과 저녁 식사 전 10~20분 정도 매일 꾸준히 실천해 보라.

이완반응

- 전신 근육을 편안히 이완시키고 숨을 천천히 쉬면서 준비한 소리를 천천히 반복한다. (여기서는 '평화'로 설명한다.)
- 눈을 감고 코로 숨을 들이쉰다. 코로 숨을 내쉬면서 '평화'하고 속으로 말한다. 이것을 10~20번 반복한다.
- 도중에 다른 생각이 드는 것은 자연스러운 것이다. 다른 생각이 들면 다시 '평화'를 반복하며 집중하면 된다.
- 충분히 이완이 되었으면, 머릿속으로 평화로운 풍경, 행복했던 기억을 떠올려 그 장면 속으로 들어가 머무른다.
- 10~20분이 지나면 눈을 감은 상태에서 1분간 주변 상황을 머리에 떠오르게 하여 현실로 돌아 올 준비를 한다. 1분 후 천천히 눈을 뜨고 일상생활을 시작한다.
- 아침 식사 전과 저녁 식사 전 10~20분 정도 매일 꾸준히 실시한다.

63

상상만으로 근육도 키운다

심상법

심상법은 특정 이미지를 마음속에 떠올리는 것으로서 심신의 이완, 스트레스 관리, 질병 증상 완화, 수행 능력 향상 등의 목적으로 여러 분야에서 다양하게 이용되고 있다. 긴장을 해소하기 위해 잔잔한 호수나 푸른 초원을 떠올리는 것, 암 환자가 자신의 암세포를 공격하는 백혈구들을 상상하는 것, 그리고 역도 선수가 대회에서 목표한 무게를 들어 올리고 환호하는 모습을 떠올리는 이미지 트레이닝 같은 것도 심상법의 예이다.

"우리의 뇌는 우리가 믿고 기대하는 방향으로 작동한다. 뇌가 작동하기 시작하면 신체는 그 믿음이 사실인 것처럼 반응한다. 실제로 목이 마르거나 귀가 막히고, 병이 나거나 건강해지는 경험을 하는 것이다." 이완 반응을 개발한 허버트 벤슨이 한 말이다.

당신의 뇌는 당신이 믿는 대로 작동한다. 뇌는 가상적 상황에 대해서도 현실과 같은 심신의 반응을 유발할 수 있다. 실제 감각을 지각하는 것과 심상은 경험적으로나 신경학적으로나 비슷한 과정이다. 즉 심상은 경험하고 있는 사람에게는 현실인 것이다.

그래서 생각과 상상은 몸에 영향을 미쳐 실질적이고 측정 가능한 생리적 반응을 일으킨다. 당신이 햇볕이 내리쬐는 사막을 걷는 상상을 한다면 체온이 상승하고 땀을 흘리게 된다. 이미지 트레이닝에서는 실제 운동이 일어나지 않지만 생각만으로 근력을 강화시킬 수 있다.

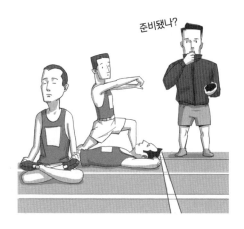

심상법의 성공 여부는 당신이 그리고 싶은 이미지를 마음속에 떠올리고 그 내용을 상상 속에서 원하는 방향으로 전개시킬 수 있느냐에 달려 있다. "원하는 대로 상상하는 게 뭐가 어렵나?" 하는 사람도 있지만, 어떤 사람은 여기를 번쩍 들어 올리는 이미지가 그려지지 않고 들려고

끙끙대며 진땀을 흘리는 모습만 그려지기도 하고, 어떤 사람은 아예 머릿속에 아무 이미지도 그리지 못하기도 한다. 하지만 당신에게 그런 어려움이 없다면, 심상법으로 놀랄 만한 효과를 볼 수도 있다.

당신이 떠올리고 싶은 이미지가 꼭 실제 보았던 사실이거나 과학적으로 검증된 진실일 필요는 없다. 행복한 과거 기억의 한 장면이나 꿈꾸는 미래의 모습일 수도 있다. 그리고 시각적 이미지뿐 아니라 냄새, 감촉, 소리 같은 감각도 심상으로 이용할 수 있다.

먼저 심상법의 효과를 경험해 보자. 다음의 내용을 읽고 나서, 눈을 감고 천천히 마음속에 그 장면을 그려 보라.

"주방으로 간다. 냉장고에서 잘 익은 오렌지 하나를 꺼낸다. 손으로 껍질을 벗긴다. 코끝에 스며드는 오렌지 향기를 느낀다. 껍질을 벗긴 오렌지를 통째로 들고 한입 크게 베어 문다. 손가락 사이에 흐르는 오렌지 과즙을 혀로 살짝 핥는다."

어떤가? 아직 입 안에 침이 고이지 않았는가? 그러면 다시 눈을 감고, 한 번 더 냉장고로 가서 이번에는 톡 쏘는 맛의 신 김치를 꺼내 입 안에 넣는 것을 상상하라.

당신이 오렌지나 신 김치를 상상하는 것으로 입 안에 침이 고이게 할 수 있었다면, 좀 더 적극적인 심상을 통해 혈압, 호흡, 위장관계의 활동, 면역력, 성기능 같은 생리 작용에도 원하는 변화를 이끌어 낼 수 있다. 또한 이상적인 목표를 설정하고 긍정적인 자기 암시와 심상훈련을 반복하면 자기기대감과 자기통제력이 향상되면서 목표의식도 명확해져 심

리적, 행동적 유능성이 높아지고 당신이 기대하는 목표에 더 쉽게 다가
갈 수 있게 된다.

심상법이 가장 많이, 유용하게 적용되는 부분은 바로 긴장 완화와 스
트레스 감소라는 영역이다. 이완이 목적이라면 심신에 편안함을 가져올
수 있는 장면들을 떠올려 보라. 눈을 감고 숨을 깊이 그리고 천천히 쉬
면서 당신이 상상해 낼 수 있는 가장 평화롭고 아름답고 고요한 장소를
그려 보라.

석양이 비치는 따뜻한 해변에 누워 있는 것, 다정한 사람과 함께 하
는 여름밤의 야외 음악회, 산들바람이 불어오는 공원을 산책하는 것….
그 속에서 불어오는 바람결, 따스한 햇볕, 풀 냄새, 음악 소리, 당신의 이
름을 부르는 다정한 목소리 등을 자세히 보고, 냄새 맡고, 들어 보라. 그
렇게 그 장면을 세세한 부분까지 채우면서 충분히 그곳에 머물러 보라.
내용을 더 구체적이고 세밀하게 떠올릴수록 심상법의 효과는 높아진다.

64

신체의 압박감을 푼다

의자에서 하는 123 요가

앞에서 현대 사회에서는 과거의 인류가 겪었던 것 같은 강한 생리적 대응을 요구하는 신체적 스트레스는 거의 발생하지 않지만, 오히려 더 만성적인 신체적 스트레스가 정반대의 원인에 의해 초래되고 있음을 지적했다.

진화 과정에서 우리의 몸은 끊임없이 움직이고 이동해야만 살 수 있는 수렵채취 생활에 적합하도록 만들어졌다. 우리가 인식하지는 못하더라도 오늘날과 같이 실내에서만 지내는 생활방식은 야생동물을 철창 안에 가둔 것이나 마찬가지인 스트레스를 우리 자신에게 준다. 따라서 야외 활동은 실내 생활에서 오는 심신의 압박감을 해소하기 위해 꼭 필요한 것이다.

실외에서 활동하는 시간을 확보하기가 쉽지 않다면 실내에서라도 몸을 움직이는 기회를 만들어야 한다. 특별한 운동기구가 없어도 할 수 있는 스트레칭이나 요가는 억눌린 몸과 마음에 산뜻한 활력을 주는 좋은 방법이다.

요가는 단순한 스트레칭 효과를 넘어 일종의 몸을 통한 명상이 된다. 일반적인 스트레칭이나 체조와는 달리 요가는 자각을 동반한다는 특징을 가진다. 신체에 대한 자각이 증가하면 심신의 긴장 상태도 자각하게 되고 그 긴장이 어떻게 일어나고 얼마나 지속되는지 알 수 있다. 이를 통해 자신의 행동을 더 잘 조절할 수 있게 된다.

요가의 수련 자세들을 '아사나'라 한다. 헤아릴 수 없이 많은 아사나가 있지만 10여 가지 기본자세만 숙지해도 다양하게 활용할 수 있다. 요가나 스트레칭을 할 때는 근육을 풀어 주고 이완하는 자세로 시작해서, 앞으로 굽히는 동작과 뒤로 젖히는 동작, 좌로 비틀거나 기울이는 동작과 우로 비틀거나 기울이는 동작처럼 서로 반대 방향의 동작들을 함께해서 몸이 균형을 이루도록 하고, 다시 이완하는 것으로 마무리한다. 수건, 줄, 훌라후프 같은 간단한 도구들을 이용하면 효과가 더 증진될 뿐아니라 지루하지 않게 실시할 수 있다.

많은 시간을 책상 앞에서 지내고 있을지도 모를 당신에게, 의자에 앉은 상태에서 여러 동작을 하나로 연결하여 물 흐르듯 진행하는 '123 요가'를 소개한다. (의자에서 하는 요가보다 약간 난이도가 있고 전신을 더 활용하는 체계적 요가 동작을 알고 싶다면 『통합스트레스의학』에 소개된 '순환요가'를 참고하라.)

123 요가는 12가지 동작을 3분 안에 하도록 고안된 것이다. 그러나 꼭 3분에 맞춰 서둘러 마칠 필요는 없다. 무엇보다도 한 동작씩 정확히 익히고 난 후 동작을 연결해서 실시해야 한다. 그림에 '반대 방향'이라고 표시된 동작들은 반대 방향 동작도 함께 한다.

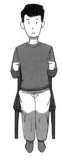

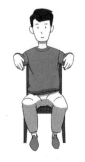

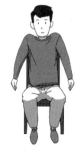

1. 손가락을 꼬물꼬물 움직이다가 힘 있게 주먹을 꽉꽉 쥔다.

2. 손목과 발목을 돌리다가 손목을 앞, 위, 옆에서 탁탁 털어 준다.

3. 어깨를 귀에 붙을 정도로 올렸다가 탁 힘을 풀어 내린다. 어깨를 앞뒤로 돌린다.

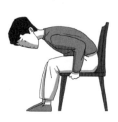

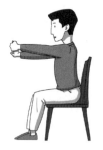

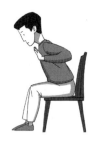

4. 목을 거북이처럼 내밀어 앞으로 숙인다. 앞에서 반원을 그리며 좌우로 천천히 움직인다.

5. 양팔을 앞으로 뻗은 다음, 오른손 손바닥을 세워 왼손으로 감싸 당긴다. (반대 방향)

6. 양 손바닥을 펴서 어깨 높이로 들어 허공을 짚고 상체만 앞으로 쭉 내민다.

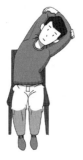

7. 양손을 머리 위로 올려 반대 팔꿈치를 잡고 오른쪽으로 몸을 기울인다. (반대 방향)

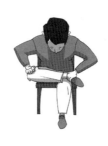

8. 오른쪽 발목을 왼 무릎에 올린다. 오른발 발목과 오른쪽 무릎을 양손으로 누르며 몸을 천천히 숙인다. (반대 방향)

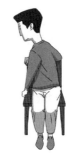

9. 몸을 틀어 왼손은 방석의 오른쪽 앞을 잡고 오른손은 의자 오른쪽 등받이를 잡고 상체를 오른쪽으로 천천히 비튼다. (반대 방향)

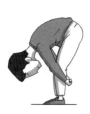

10. 다리를 20 cm 정도 벌리고 상체를 숙인 후 두 손을 발목 뒤에서 잡은 다음, 천천히 다리를 펴며 의자에서 몸을 일으킨다.

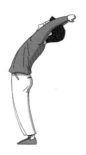

11. 두 손을 잡고 일어나 활처럼 몸을 쭉 뻗는다. 몸을 세우고 하늘을 보며 몸을 좌우로 기울인다.

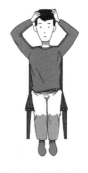

12. 손끝으로 앞머리, 옆머리, 정수리, 뒷머리, 뒷목, 귀 뒤, 귀 밑, 턱, 볼 순서로 두드린다.

123 요기의 12가지 동작

시간 여유가 있다면 두 세트를 하는 대신, 천천히 한 세트를 진행하라. 최대 10분까지 천천히 진행한다. 더 시간 여유가 있을 때는 123 요가를 한 뒤에 명상을 이어서 하면 더욱 좋다. 천천히 동작을 연결하되 단순히 동작만 하지 말고 그 동작을 취할 때 느껴지는 몸의 감각에 집중하라. 각 동작 속에 있는 자신의 몸과 마음을 충분히 경험해야 한다.

65

스트레스의 생리적 산물을 소모시킨다

운동과 야외활동

21세기의 호모 사피엔스들에게 운동과 야외 활동이 반드시 필요한 이유는 실내 생활에서 발생하는 심신의 압박감을 완화하기 위해서만이 아니다. 순수한 심리적 스트레스를 느끼는 경우에도 신체적 스트레스를 경험할 때와 같은 생리적 변화가 동반된다. 스트레스 상황에서의 신체는 투쟁, 도피, 저항을 준비하기 위해서 혈중에 아드레날린이나 코르티솔 같은 스트레스 호르몬들을 증가시키고 이 호르몬들의 작용으로 인하여 혈액 속에 당분이나 지방산이 증가하게 된다. 이러한 스트레스 반응의 산물들이 신체 활동으로 소모되지 않으면 근골격계의 긴장, 피로, 통증을 유발하게 된다. 요컨대 운동은 스트레스 반응에서 생성되는 생리적 산물들을 자연스럽게 소모시켜 준다.

방향지시등도 켜지 않고 갑자기 불쑥 끼어드는 자동차나, 영화관 앞

자리에서 계속 소곤대며 키득거리는 사람들을 보면 주먹이 불끈 쥐어지지 않던가? 강편치를 날리는 대신 뒤탈 없이 그 힘을 소모시키는 방법이 바로 운동이다. 그렇지 않으면 스트레스 반응의 산물들이 몸에 축적되어 당신의 몸에 손상을 입힌다.

운동을 하면 몸이 가볍고 편해질 뿐 아니라, 기분도 좋아진다. 운동을 시작할 때는 교감신경계가 활성화되지만, 이어서 자율신경계 내의 조절 작용에 의해 부교감신경계가 활성화되므로 신체적 이완과 편안함을 가져오게 된다. 더구나 엔돌핀이나 도파민 같은 물질들의 분비가 촉진되어 행복감과 만족감을 느낄 수 있다. (엔돌핀도 스트레스 호르몬 가운데 하나라는 것을 앞에서 설명했다.)

엔돌핀은 스트레스 시 분비되어 진통 효과를 내게 되는데, 운동이라는 생리적 스트레스에 의해서 엔돌핀이 분비되기 때문에 '러너스 하이'같은 도취감을 경험할 수 있게 되는 것이다. 러너스 하이는 주로 장거리를 달릴 때 나타나는 현상이지만, 그보다 운동 강도가 낮고 시간이 짧은 운동이라도 스트레스 반응을 감소시키고 긍정적인 기분을 만들어 주는 효과가 있다. 더구나 운동을 하면 심혈관계와 근골격계가 단련되어 튼튼해지므로 스트레스성 질환의 발생 위험이 낮아지고 스트레스에 대한 생리적 대처 능력도 향상된다.

이쯤이면 당신은 어떤 운동이 스트레스 관리에 도움이 될지 알고 싶을 것이다. 할 수만 있다면, 전자파를 방출하는 각종 기기들이 즐비한 실내에 갇혀 운동하지 말고 밖으로 나가라. 자연 속으로 들어가는 것은 당신의 몸과 마음이 형성되던 오래전 과거로 휴가를 떠나는 것이다. 특히 자연의 향기는 변연계를 자극하여 전신의 호르몬 균형을 조절하고 심리적 이완 효과를 가져온다.

자연 속에는 런닝머신의 전선을 꽂을 곳도 없고, 매번 농구대를 끌고 다니기도 힘들다는 것이 문제인가? 자, 그런 문제에 구애되지 않고, 성별과 연령을 불문하고, 그리고 진단받은 질병의 유무도 불문하고, 누구에게나 좋은 운동을 소개하겠다.

바로 걷기이다. 걷기는 체중을 감소시키고 심혈관계 질환의 위험성을 낮추며, 성인병의 위험지표인 복부비만을 감소시키는 데도 더없이 효과적이다. 특별히 관심이 있는 운동이 없거나, 따로 시간을 내서 운동할 여유가 없다면 1주일에 3일 이상, 하루 30분 정도 활기차게 걷고, 하루 두 번 정도 5분 이상 체조나 스트레칭을 하는 것만으로도 훌륭한 운동이 된다.

걷기 같은 유산소 운동이 인지 기능을 담당하는 전두엽과 기억을 담당하는 해마의 크기를 증가시킨다는 것을 보여주는 많은 연구 결과가 있다. 그중 한 연구에 의하면, 잘 걷지 않는 사람은 하루에 3.2km씩 걷는 사람과 비교했을 때 치매에 걸릴 확률이 두 배나 높았다.

걷기 운동은 우울증 해소에도 도움이 된다. 일시적으로 기분이 침체된 정도일 때도 효과가 있지만, 심각하게 의욕이 떨어지고 삶에 지장을 주는 수준의 우울증에도 도움이 되는 것이다. 심지어 우울증 약에도 반응하지 않는 환자들에게까지 효과가 있었다.

우울한 기분을 전환하기 위해서라면 걷기보다 컴퓨터게임이나 홈쇼핑이 더 효과적이라고 생각하는 사람도 있을 것이다. 그러나 걷기는 단지 기분 전환을 해주어서 우울증을 완화시키는 것이 아니다. 우울증은 체내의 염증 수치를 높이는데, 걷기 같은 유산소 운동을 하게 되면 몸속 염증물질이 줄어들면서 몸도 가뿐해지고 우울한 증상도 완화될 수 있는 것이다.

또한 걷기는 운동의 강도 조절이라는 측면에서 대단히 좋은 방법이다. 단지 걸음의 속도나 보폭을 조절하는 것만으로도 몸에 가벼운 자극을 주는 정도에서부터 근육을 단련시킬 수 있는 강도 높은 훈련까지 한번에 할 수 있다.

이처럼 걷기는 운동 강도 조절이 용이하고 인지, 정서, 생리 전반에 효과적이므로 특히 노년기에 권장할 만한 운동요법이다. 이미, '21. 스트레스의 영향, 요람에서 무덤까지'에서 이야기한 적이 있지만, 여기서 다시 한 번 노년기 운동의 중요성에 대해 강조하지 않을 수 없다.

나이가 들수록 신체적 활력이 감소되므로 보신이나 휴양과 같은 수

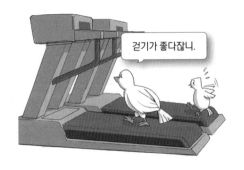

걷기가 좋다잖니.

동적인 건강관리법을 선호하는데, 사실상 연령이 증가할수록 신체 활동의 비율을 높여 체력이 감소되지 않도록 해야 한다. 관절염 환자들을 보면 알 수 있듯이 신체적 운동 능력이 감소되는 것은 노년기 삶의 질을 감소시키는 결정적인 원인이다. 다만 활동의 강도를 자신의 몸 상태에 맞추어야 한다는 점은 매우 중요하다.

여성들의 경우, 과거에는 근력 운동보다 수영이나 에어로빅 같이 열량을 많이 소모하고 체형을 아름답게 하는 운동을 선호했으나, 지금은 근력 운동의 중요성이 강조되면서 웨이트 트레이닝의 비중을 많이 늘리는 추세이다. 연령이 증가할수록 여성들이 근력 운동을 소홀히 해서는 안 되는 것처럼, 남성들은 유연성 운동에 더욱 관심을 기울일 필요가 있다. 남성 역시 연령과 더불어 근육량이 감소하고 골다공증의 위험도 높아지지만, 여성에 비해 유연성이 부족해서 작은 충격에도 더 크게 다칠 수 있기 때문이다.

66

먹지 않는 보약

자연이 주는 선물들

굳이 운동을 하지 않더라도 밖에 나가서 그저 자연과 함께 하는 것만으로도 좋다. 스트레스 감소에 도움이 되는 것은 물론이고 실제로 질병을 치료하는 효과도 있다. 그래서 요즘 숲치유나 원예치유 같은 자연친화적인 치유 프로그램에 대한 연구가 활발히 이루어지고 있고, 질병 치료와 건강 증진을 목적으로 널리 도입되고 있다.

하버드 대학교의 에드워드 윌슨에 따르면, 인간은 자연과 공존하도록 유전자에 프로그램 되어 있으며, 그러한 삶에서 벗어나는 데서 스트레스가 기인한다고 하였다. 평생을 도시적인 생활환경에서 살아 온 사람이라도 자연에 대한 타고난 친근함과 끌림을 가지고 있다. 식물을 시각적으로 접촉하는 것만으로도 환자들이 통증을 견디는 힘이 증가하고 질병으로 인한 괴로움이 완화된다. 병원 입원실이나 회사의 사무실에서 창밖의 자연 환경을 바라보는 것, 도시의 공원을 산책하거나 집 안에 정원을 가꾸는 것 등, 우리의 감각이 자연을 느낄 수 있도록 하는 모든 일이 스트레스 반응을 감소시키고 치유를 촉진하며 작업의 능률도 향상시킨다.

이처럼 간접적으로 자연과 함께 하는 것도 이완과 치유의 효과를 가져다주지만, 직접 자연으로 나가 그 속에서 신체 활동을 하면 스트레스 완화 효과는 물론 심신의 치유 효과가 더욱 증진되는 것은 두말할 필요도 없다. 자연이라는 벽이 없는 공간은 우리에게 심리적 해방감을 줄뿐 아니라, 인위적으로 조성된 환경에서는 기대할 수 없는 수많은 치유의 요소를 제공해 준다. 게다가 걷기 운동도 산길이나 자갈길처럼 굴곡이 있는 땅 위를 걷는 것이 더 효과가 좋다. 굴곡이 있는 표면 위를 걸으면 평소에 사용하지 않던 다리와 발목 근육을 사용하게 되므로 하체의 혈액이 상체로 잘 순환하게 되고 심혈관계 부담이 감소한다.

자연과 함께 하는 대표적 치유 방법은 숲치유이다. 우리나라에도 산림 자원을 이용한 숲치유가 최근 들어 많은 관심을 받고 있는데, 사실상 숲치유는 세계적으로 오래전부터 행해져 온 치유 방법이다. 숲치유라 하면 흔히 삼림욕이 연상되고, 피톤치드라는 물질을 떠올리게 된다. 피톤치드는 식물이 세균, 해충, 곰팡이 등에 저항하기 위해 분비하는 휘발성 물질이다. 피톤치드에는 항균 작용, 항산화 작용, 항염 작용 등이 있어 심신의 회복을 촉진하며, 스트레스도 완화시켜 준다.

그러나 자연이 제공하는 치유 효과는 이것만이 아니다. 산림의 경관,

자연의 소리, 맑은 공기와 자연의 향기, 자연 광선, 음이온 등 수많은 요소가 심신의 안정을 가져오고 신체의 자연 치유력을 증진시킨다. 숲과 같은 자연 속에서의 활동은 우리를 몸과 마음이 형성되던 원초적 환경으로 돌아가게 하고 잠들어 있던 감각을 되살려 준다. 자연 속에는 인공 환경에서는 제공할 수 없는 신선한 향기들이 후각을 자극한다. 후각과 관련된 기억은 매우 강하고 오래 지속되며, 후각 자극은 매우 빠르게 심신의 변화를 유도한다. 자연의 향기는 신속히 변연계를 자극하여 전신의 호르몬 균형을 조절하고, 몸이 기억하고 있는 오래된 감각을 떠올리게 하면서 심리적 이완 효과를 가져온다. 그 결과 우리는 숲에 가면 자신도 모르는 사이에 숨을 깊이 들이쉬게 되면서 호흡이 길어지고 편안해지는 것을 느낀다. 바람 소리, 물 흐르는 소리 같은 리드미컬한 소리는 안정 뇌파인 알파파를 증가시킨다. 숲의 음이온 또한 알파파를 증가시키고 부교감신경을 자극하여 이완 효과를 증가시킨다.

자연이 주는 가장 귀한 보약은 바로 햇빛이다. 햇빛은 인공조명이 결코 대신할 수 없는 치유력을 가지고 있다. 햇빛은 세로토닌의 생산을 증가시켜 우울감을 감소시키고 스트레스를 완화시켜 준다. 또한 칼슘 대사에 필수적인 비타민D의 합성을 증가시켜 뼈를 튼튼히 하는 데 도움이 된다. 또 당뇨병, 골다공증, 우울증, 유방암, 자가면역질환, 다발성경화증 등 다양한 질환의 예방에 좋다는 연구결과들도 있다. 최근에 햇빛의 놀라운 효과가 또 하나 밝혀졌는데, 바로 면역력을 직접적으로 강화한다는 것이다. 햇빛 속의 특정 광선이 T림프구라는 백혈구를 활성화시킨다. T

림프구는 인체의 면역 기능에서 핵심 역할을 한다.

다만 강한 햇빛을 오래 쏘이면 피부노화나 색소침착이 일어날 수도 있고 눈에도 망막변성, 백내장 등을 유발할 수 있으니, 볕이 너무 강한 시간대는 피하고 선글라스나 모자 등을 착용하는 것이 좋겠다.

67

그 손 안에 있소이다
손을 이용한 심신건강법

수업이 끝나려면 아직 멀었는데, 몸은 찌뿌듯하고 정신은 몽롱하다. 교실 밖으로 뛰쳐나갈 수도 없고 책상에 엎드려 잠을 잘 수도 없다. 결론 없는 지루한 회의가 세 시간째 계속되고 있다. 급한 전화를 받는 척하며 나가서 담배를 피우고 들어오는 방법도 오늘은 더 이상 이용하기 힘들다. 점점 몸이 굳어지고 갑갑해진다. 제발 그만 하자고 소리라도 지르고 싶다. 이런 상황에서 당신은 무엇을 할 수 있을까? 앉은 자리에서 아무도 눈치 채지 못하게 몸과 마음의 평안을 되찾는 방법이 있다.

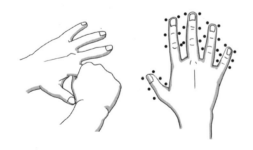

두 손을 책상 밑으로 내리고 천천히 손 마

사지를 해보라. 다섯 개 손가락은 인체의 다섯 가지 장기에 해당한다. 그리고 각 장기마다 주관하는 감정이 있다. 손가락 안팎에는 그 장기들과 연결되는 경락이 분포해 있고 침을 놓는 자리들도 분포한다. 각 손가락을 반대 손으로 힘 있게 꾹꾹 쥐어 준다. 이번에는 반대 손의 엄지와 검지의 손가락 끝으로 각 손가락의 양쪽 측면을 강하게 자극한다.

엄지는 위에 해당한다. 이 손가락을 자극하면 소화를 돕고 걱정을 가라앉히는 데 도움이 된다. 검지는 폐에 해당한다. 슬픔과 우울감을 가라앉힌다. 셋째 손가락은 심장과 소장에 해당한다. 초조함과 성급함을 가라앉힌다. 넷째 손가락은 간에 해당한다. 분노를 가라앉힌다. 새끼손가락은 신장에 해당한다. 공포를 가라앉힌다. 어느 손가락에 어떤 장기, 어떤 감정이 연결되어 있는지 굳이 기억할 필요는 없다. 그저 모든 손가락을 꼼꼼히 자극하면 된다.

이번에는 손바닥, 손등, 팔에 있는 혈점을 자극해 보자. 긴장, 두통, 스트레스, 피로 회복에 도움이 되는 혈점 3개를 소개한다. 이 혈점들은 쉽게 위치를 기억할 수 있고, 다른 사람의 눈에 띄지 않게 자극할 수 있는 부위이다.

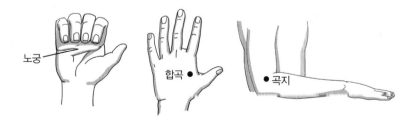

첫 번째 혈점은 손바닥의 노궁혈이다. 노궁혈은 살짝 주먹을 쥐었을 때 셋째 손가락과 넷째 손가락이 닿는 지점이다. 두 손을 아랫배 근처에 다소곳이 모으고 있는 듯한 자세에서 반대 손의 엄지로 힘 있게 누른다. 두 번째 혈점은 손등의 합곡혈이다. 합곡혈은 엄지와 검지가 시작되는 뿌리에 있다. 역시 반대 손의 엄지로 누른다. 마지막으로 곡지혈은 팔꿈치를 굽혔을 때 바깥쪽에 생기는 주름의 끝이다. 팔짱을 끼고 있는 듯한 자세에서 반대 손의 엄지로 누른다.

지금 바로 세 혈점의 위치를 짚어 보고, 조금 아프다 싶을 정도로 힘 있게 자극하면서 효과를 느껴 보라.

68

질병과 건강에 관한 '허무명랑'한 진리들

스트레스와 생활습관

건전한 생활양식을 실천하는 것이 스트레스 관리의 가장 기본적인 전략이 되어야 한다는 점은 이 책의 시작에서부터 줄곧 강조해 온 것이다.

우리의 심신 건강을 위협하는 스트레스는 거의 외부에서 오는 자극일 것이라고 생각하는 사람들이 많지만, 사실 스트레스의 대부분은 우리가 건전한 삶의 양식을 따르지 않은 데서 기인한다. 그 스트레스는 다시 불건강한 생활습관의 원인이 된다. 예를 들어 수면 부족은 심신에 스트레스를 만들고, 그 스트레스가 또다시 수면을 방해하는 것이다.

혹시 독자 중에서 "이봐요. 저자가 '행복'이니 '웰빙'이니 운운하며 여러 번 말했던 아리스토텔레스는 잠을 많이 자기는커녕, 깊은 잠에 빠지지 않기 위해 청동구슬을 쥐고 잤었다는 것 알아요? 자다가 놓치면 바로 깨기 위해서 말이요"라고 말하고 싶은 사람이 있을지도 모르겠다. 글

쩨…. 아리스토텔레스가 잠을 더 충분히, 깊이 잘 잤다면 더 많은 학문적 업적을 이룩하고, 적어도 70살까지는 살 수 있지 않았을까? 그의 욕심 많고 완고한 성격 역시 스트레스 취약성을 높이는 원인으로 작용했겠지만, 귀족 집안에서 왕의 주치의의 아들로 태어났으니 그의 스트레스 대처자원은 취약성을 상쇄할 수도 있었을 것이다. 게다가 알렉산더 대왕의 스승까지 하면서 수많은 추종자에 둘러싸여 살았으니, 평생 '뒤'도 든든하지 않았을까? 여하간 그가 "고통 없이는 배울 수 없다"라는 말을 남겼음을 기억하라. 꼭 집어서 수면 부족의 고통을 이야기한 것은 아니지만 말이다. (사족이 길었지만 취약성과 대처자원의 관계에 대한 썩 괜찮은 사례가 아닌가?)

참, 아리스토텔레스는 '걷기'를 즐겼다. 교정의 나무 사이를 산책하며 제자들을 가르쳤다고 해서 그의 학파를 '소요학파(逍遙學派)', 즉 어슬렁 학파라고 하는 것이다. 운동과 야외활동이 스트레스 관리에서 중요하다는 것도 다시 한번 마음에 새기자. (이 글을 읽고 있는 학생 여러분! 시험문제의 답을 소요학파가 아닌 어슬렁학파로 쓰면 오답으로 처리됨을 분명히 밝혀 두겠으니, 나중에 저자에게 항의하는 일이 없기 바란다.)

운동 부족, 불규칙한 식습관, 영양 균형이 고르지 않은 고칼로리 인스턴스식품, 카페인 과다 섭취, 약물의 사용 등도 모두 스트레스와 정적인 상관관계를 갖는다.

불건강한 생활습관으로 인해 발병하는 질병이 바로 생활습관병이다. 과거에는 성인병이라고 부르던 고혈압, 당뇨병, 비만 같은 질병들을 지금은 생활습관병이라 한다. 나이가 들었다고 해서 모든 사람에게 발병하는 것이 아니며, 생활양식이 불건강하면 아이들에게도 발병할 수 있으니 성인병이라는 용어가 적절하지 않기 때문이다.

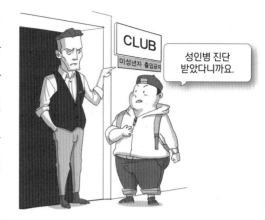

생활양식에서 기인하는 질병은 급성으로 발생하지 않고 만성적으로 진행되는 경향이 있다. 또한 질병의 발생률과 진행 정도는 시간의 함수로 변화한다. 따라서 나이가 들수록 생활습관병의 발병률이 높아지고, 사회적으로도 평균수명이 길어질수록 생활습관병은 만연할 수밖에 없다.

질병의 85%는 생활방식에 기인하며, 나머지 15%만이 환경적 요소, 유전학적 요소 등에 의해 발생한다는 주장이 있다. 한스 셀리에는 이미 오래전에 스트레스-생활습관-만성질환의 관계를 간파했다. ("어, 셀리에라면 여러 번 본 것 같은 이름인데?" 그렇다. '04. '스트레스', 원래는 공학용어'에서 스트레스와 적응의 관계를 설명할 때 소개한 스트레스학의 대부이다.)

셀리에는 "사람은 누구나 죽는다. 그러나 수명이 길어질수록 정통 의학으로는 치유되지 않는 질병으로 사망하는 사람들이 늘어 간다. 즉 스트레스에서 기인하는 소위 마모병 혹은 퇴행병으로 사망하는 것이다. 따라서 죽음의 원인을 제거하는 방법만 계속 연구하는 것은 자살 행위와 다름없고, 자연 법칙과 잘 조화하는 생활을 한다면 인간의 평균수명은 훨씬 증가될 것이다"라고 하면서, 요즘 스트레스 연구자들이 쏟아내고 있는 모든 이야기를 이미 오래전에 깔끔하게 정리해 두었다.

건강한 생활습관에 관한 이야기를 시작하려 하면, "나는 굵고 짧게 살겠다"라고 말하면서 지레 묵살해 버리는 사람들이 종종 있다. (굵거나 가늘게 사는 것은 당신의 선택이지만 짧거나 길게 사는 것은 신의 결정 영역이다. 굵고 짧게 살겠다는 사람들은 현대의학의 뛰어난 연명술 덕분에 오히려 길고 가늘게 살게 될 가능성이 높으니 지금이라도 생각을 바꾸기 바란다.)

나쁜 생활습관이 당신의 건강에만 해로운 것이 아니다. 그것은 당신의 유전자를 바꾸고 그 영향은 자녀에게로 전달된다. "에이, 내가 생물학을 전공하지는 않았지만 유전자는 정자와 난자가 수정될 때 이미 결정된다는 것이 상식이잖아. 그것이 어떻게 생활습관으로 변한단 말이야?" 그렇다. 그런 줄 알았다. 그런데 태어난 후, DNA의 염기서열은 변화하지 않는 상태에서 DNA의 화학적 수식 같은 후천적 변화에 의해 유전자 발현이 달라질 수 있다. 이와 같이 태어난 후의 유전자 변화를 연구하는 학문이 현대 유전학의 새로운 분야인 '후성유전학(後成遺傳學)'이다. (후생유전학(後生遺傳學)이라고도 한다.)

최근에는 DNA에 실려 있는 유전자의 정보뿐 아니라 흡연, 음주, 식습관, 비만, 약물 노출 등 생활습관 정보도 정자와 난자에 저장되었다가 자녀에게 전달된다는 연구 결과가 나왔다. (관심이 있는 독자는 2014년 「사이언스」지에 발표된, 호주 애들레이드 대학 새러 로버트슨의 연구를 참고하라.) 이 연구를 발표한 학자는 아이를 가지려는 부부는 그 시기를 정해 놓고 미리 서로의 생활습관을 개선해 나가라고 충고했다. (물론 부모의 좋은 생활습관은 자녀의 출생 후에도 변함없이 유지되어야 한다. 부모가 아무리 무한반복 잔소리를 해대도 고쳐지지 않는 자녀들의 나쁜 습관은 부모에게 배운 것이다. 그것을 고칠 수 있는 방법은 오직 하나뿐이다. "어른 말을 잘 듣는 아이는 없다. 하지만 어른이 하는 대로 따라하지 않는 아이도 없다"라는 말이 그 단서이다.)

생활양식을 개선해야 한다니, 도시생활을 접고 귀촌이라도 해야 하는 것일까? 매일 서너 시간씩 운동을 하고 식탁은 온통 채소로 뒤덮여야 하는지 고민인가? 당신이 아예 운동 트레이너로 직업을 바꾸거나 식탁을 흙탁으로 만들고 씨앗을 심어 즉석에서 뽑아 먹기로 했다고 해도 말리지는 않겠다. 하지만 당신에게 권하는 생활양식은 허무할 정도로 단순한 것들이니 일단 기뻐하라. 이제 그 '허무명랑'한 방법들을 공개한다.

미국의 앨러미다 카운티에 사는 성인 7천 명을 10년간 추적 연구하여, 건강한 생활양식이 어떤 것인지를 밝혔다. 그 요소들을 정리해 보면 하루 7~8시간 수면 취하기, 아침을 포함하여 세 끼 식사를 규칙적으로 하기, 간식은 안 먹거나 조금만 먹기, 정상 체중 유지하기, 일주일에 최소 3회 이상 적당한 운동하기, 술은 적당히 마시기, 금연하기 등이다.

연구 결과, 이 일곱 가지 생활양식이 건강 수준 결정에 중요한 역할을 한다는 것이 확인되었는데, 45세 남자가 일곱 가지 중 세 가지 이하를 실천하면 21.6년을 더 생존하며, 일곱 가지를 모두 실천하면 33.1년 더 생존할 것으로 기대되었다. 즉 건강한 생활양식을 네 가지 더 실천하는 것만으로도 11년이나 평균수명이 연장된다는 것이다. 더구나 일곱 가지를 모두 실천하는 사람의 건강 수준은 하나도 실천하지 않은 사람에 비해 30년이나 젊은 것으로 평가되었다.

이 연구가 보여주는 중요한 사실 중 하나는 건강한 생활양식의 구성 요소들은 모두 일반인들이 상식적으로 생각할 수 있는 특별하지 않은 것들이라는 점이다.

자, 이 일곱 가지에 덧붙여 기억해야 할 몇 가지 사항에 대해 좀 더 이야기하기로 하자.

69

예측가능성과 통제가능성을 높여라

자연과 동조된 규칙적인 삶

앞에서 당신을 괴롭히는 모든 스트레스 원인은 예측가능성과 통제가능성이라는 두 개의 범주로 구분해서 줄을 세울 수 있다고 했다. 오늘도 당신은 삶의 예측가능성과 통제가능성을 높이기 위해 부단히 재테크를 하고, 인맥을 쌓고, 오늘의 운세를 뒤적여 본다. 그런데 그러한 노력은 다시 스트레스라는 부메랑이 되어 돌아온다. 어떻게 하는 것이 부작용 없이 몸과 마음의 예측가능성과 통제가능성을 높이는 방법일까?

시간에 대한 강박감은 현대인에게 가장 중요한 스트레스원 중 하나이다. 효율적으로 시간을 관리하는 기술을 익히는 것만으로도 일상의 스트레스는 상당히 감소될 수 있다. 효율적인 시간 관리란 일분일초의 빈틈도 없는 빡빡한 일정을 소화하며 바쁘게 생활하는 것을 의미하지는 않는다. 그 핵심은 규칙적인 생활을 하는 것이다.

규칙적 생활은 삶에 대한 통제가능성과 예측가능성을 모두 향상시켜 자기효능감을 높이고 삶의 불확실성에 대한 불안을 감소시킨다. 더구나 규칙적인 생활은 생체의 리듬을 회복하는 데도 필수적이다. 참고로, 많은 직장인이 월요병(monday blues)을 경험하는데, 월요병이 '사회적 시차증(social jet lag)' 때문에 발생한다는 견해도 있다. 쉽게 말해서 주말을 보내면서 한 주 동안의 생체리듬이 깨져서 월요병이 발생한다는 것이다. 관련된 연구에 의하면 주말에 평소보다 2시간 더 자는 것만으로도 월요병이 발생하였다.

규칙적인 생활을 위해서 꼭 기억할 점은 휴식도 반드시 그 규칙 안에 넣어야 한다는 것이다. 만일 쉬는 것을 게으름이나 시간 낭비와 동일한 것으로 생각한다거나, 쉴 때 죄의식이나 초조감을 느낀다면 그러한 생각부터 변화되어야 한다.

바이올린을 보관할 때 줄을 느슨하게 풀어놓는 것을 아는가? 줄을 맞춰 놓은 채 보관하면 다음 날 사용하기는 편리할 수 있어도 매일 조금씩 줄을 조여야 같은 음이 나온다. 결국 그 줄은 수명을 다하기 전에 끊어진다. 휴식은 당신이 오래, 끝까지 달릴 수 있게 해주는 장치이다. 헨리 포드도 "휴식은 게으름도 멈춤도 아니다. 일만 알고 휴식을 모르는 사람은 브레이크 없는 자동차와 같이 위험하기 짝이 없다"라고 하지 않았던가? (그러니 책상 밑에라도 브레이크를 그려 놓고 자주 이용해야 하지 않겠는가?)

도대체 언제부터 잠잘 시간을 쪼개 바쁘게 정신없이 사는 것이 잘 사는 것이라고 생각하게 되었을까? 물론 부지런한 것은 동서고금 어디에서나, 그리고 개미와 베짱이가 사는 곤충의 세계에서조차 미덕이지만 말이다.

과거의 사람들은 일할 때는 일하고 쉴 때는 쉴 줄 알았다. (사실 어쩔 수 없이 그래야 했다. 해가 지면 아무 일도 할 수가 없었으니 말이다.) 전구가 발명된 이래로 문명화된 사회에 사는 사람들의 수면 시간은 급격히 감소하였고, 인공조명과 소음으로 인해 수면의 질도 크게 낮아졌다. 그 때문에 현대인은 필요한 만큼의 수면을 취하지 못하고 있다. 원래 인간의 심신은 하루 중 1/3을 일하고, 1/3을 자고, 1/3을 휴식하며 즐기는 것에 맞도록 되어 있는데도 말이다.

그런데 단지 이 1/3 비율을 따르는 것이 중요한 것이 아니다. 일하고 자고 휴식하는 것을 생체리듬에 맞도록 하는 것이 중요하다. 생체리듬은 근본적으로 자연 환경의 리듬과 함께 변동한다. 생체에는 '생체시계'라는 기제가 있어 생리적 리듬을 통제하고 조절하는데, 이 리듬을 어지럽히지 않는 생활 방법이 중요한 것이다.

가장 중요한 생체리듬은 하루를 주기로 변화하는 리듬과 일 년을 주기로 해서 계절에 따라 변화하는 리듬이다. 이와 같은 리듬에 맞추어 자율신경계는 항상 변화하고 있다. 자연의 리듬과 공명하는 생명의 리듬은 생체가 자연 환경에 더 잘 적응하기 위해 오랜 시간동안 공들여 만들어낸 진화의 산물이다. 그래서 낮에는 일하고 밤에는 자고, 여름에는 더 많이 일하고 겨울에는 더 많이 자야 하는 것이다.

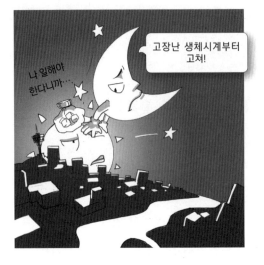

이 리듬을 거스르는 것은 곧 자연을 거스르는 것이고, 그러한 생활이 지속되면 심신의 건강에 이상이 생길 수밖에 없다. 밤낮이 바뀌는 직업을 가진 사람에게서 암과 심혈관계 질환을 비롯한 각종 질병의 발병률이 높다는 사실은 잘 알려져 있다. 이미 세계보건기구에서도 야간근무를 발암요인으로 지목하였다.

자연의 삶에서 벗어나 인위적으로 조성된 환경에 살게 되면서 인간에게는 다양한 신종 질환이 생겨났다. 도시화된 삶의 문제는 우리의 심신에 갖추어진 자연적 리듬에 어긋나는 생활양식을 심화시키고, 그로 인해 우리는 더 많은 심신의 스트레스와 질병을 경험할 수밖에 없다.

초등학교 때 만들었던 것 같은 생활계획표를 만들어 보라. 당신이 직장인이나 학생이라면 현재의 판에 박힌 생활에서 더 이상 달라질 것이 없다는 이유로 작성하기를 주저할지도 모르겠다. 그렇다면 현재 당신의 24시간이 어떤지 일단 생활계획표 안에 표시해 보라.

만들어 보고 나니 어떤가? (대개는 "언제까지 이렇게 살아야 하나?" 하는 생각이 들면서 갑갑해질 것이다.) 당신이 하루를 보내는 방식이 마음에 들지 않는다면 다시 펜을 들고 생활계획표를 보라. 그 안에 조금씩

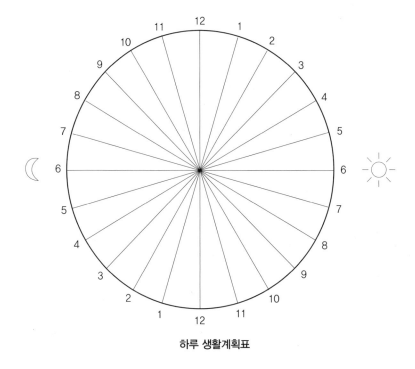

하루 생활계획표

빈틈을 끼워 넣어 운동, 여가생활, 휴식을 위한 시간을 만들어 보라. 반드시 휴식을 계획 안에 넣어야 한다는 것을 잊지 말기 바란다.

수면 시간이 6시간 이하라면, 낮잠으로 잠을 보충하는 방안도 고려해 보라. 낮잠이 업무의 효율성을 높일 뿐 아니라, 건강에도 도움이 된다는 것을 입증하는 많은 연구가 있다. 그러한 연구에 따르면, 45~60분 정도 잠을 자면 스트레스가 풀릴 뿐 아니라, 혈압을 낮추고 심장병을 예방해 준다. 하지만 지나치게 길게 낮잠을 자면 오히려 건강을 해치고 야간 수면의 질을 떨어뜨린다. 심지어 그기 사망률이 높아진다는 주장도 있다.

낮잠은 1시간 이내로 하는 것이 바람직하다.

아무리 고민해 봐도, 잠잘 시간이 부족한 것은 어쩔 수 없다고 생각하는가? 잠은 몸뿐 아니라 마음을 치유하는 과정이다. 그리고 수면 부족은 뇌의 노화를 촉진하고 인지 기능을 떨어뜨린다. 당신의 수면이 양적으로뿐만 아니라 질적으로도 점점 줄어들고 있다는 것을 깨닫기 바란다. 잠자리에 드는 시간은 같더라도 소파 위에서 TV를 보다가 잠들거나, 침대 안에서 스마트폰이나 노트북을 보다가 잠이 든다면 수면의 질은 낮아진다. (그러다가 스마트폰을 떨어뜨려 코가 골절되는 사고들도 적지 않고, 배 위에 노트북을 올려놓고 자면 악몽을 꾸는 경우도 많아지니 주의하자.) 창밖에서 들리는 자동차 소음, 번쩍거리는 광고판, 너무 밝은 조명도 수면의 질을 크게 떨어뜨린다.

잠잘 시간을 늘리기 어렵다면, 짧은 시간 동안만이라도 알차게 잠잘 준비를 하고 잠자는 데만 집중해서 최선을 다해 잠을 자야 한다. 이것이 24시간을 열심히 사는 방법이다. 회사에서 일하면서 조는 것과 잠자리에서 회사 일을 걱정하는 것이 뭐가 다른가?

70

내 몸이 만드는 약, 멜라토닌
잠 잘 자는 법

하룻밤만 잠을 설쳐도 하루가 엉망이 되기가 십상이다. 심신이 무겁고 일에 집중하지 못하고, 피부가 거칠어져 화장도 받지 않고, 면역력이 떨어져 입술에 수포가 생기거나 얼굴에 뾰루지가 돋는다.

잠이 보약이라는 말이 있는데, 실제로 잠을 자는 동안 몸에서는 치유와 회복을 촉진하는 호르몬들이 만들어진다.

스트레스 관리에 있어서도 잠은 매우 중요하다. 잠을 잘 자지 못하면 낮 동안의 스트레스에서 회복되지 못하고, 그 스트

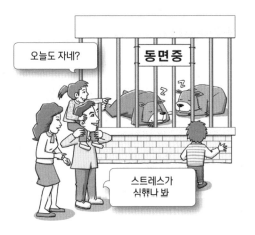

레스로 인해 다시 수면이 영향을 받게 되는 악순환이 이어지게 된다. 아이나 어른이나 잠 잘 시간이 점점 부족해지는 것은 현대인의 스트레스가 증가하는 것과 분명한 상관관계가 있다. 그래서 짧은 시간이라도 알차게 잘 잘 수 있는 숙면의 기술이 필요하다.

어떻게 자는 것이 알차게 잘 자는 것일까? 잠자기 전에 과식을 하지 않는 것, 각성 효과가 있는 음료나 알코올을 마시지 않는 것, 잠자리에서 TV나 스마트폰을 보지 않는 것 모두 숙면에 도움이 되는 방법이다. 간혹 불을 끄면 불안해서 잠이 잘 오지 않는다고 하는 사람도 있지만, 어두워야 숙면을 취할 수 있다는 것도 누구나 아는 사실이다. 그런데 조명에 대해서는 좀 더 자세히 알아볼 필요가 있다.

우리의 몸은 조명을 어둡게 해야 숙면을 취할 수 있다. (식물도 예외는 아니다. 그러니 사람 눈에 보기 좋다고 나무에 전구를 칭칭 감아 밤새 불을 밝히는 것은 나무에게 잠 고문이 될 수도 있다.) 수면과 관련된 호르몬인 멜라토닌은 어두워야 분비가 증가하기 때문이다. 멜라토닌은 단지 수면을 유도하는 기능만 가지고 있는 것이 아니다. 신체의 생체 리듬을 유지하는 데 관여하며, 그 외에도 항산화 기능, 면역력 증강, 생식 조절 등 다양한 생리적 기능이 있다.

"어쨌든 잘 때 불을 끄면 된다는 것이지?"라고 성급히 결론을 내리고 페이지를 넘기려는 독자가 있다면 "잠깐, 그것이 전부가 아닙니다"라고 말씀드려야겠다. 정말 숙면을 취하고 싶다면 잠들기 두어 시간 전부터 빛을 피하는 것이 좋다.

"그럼 암흑 속에서 두어 시간 동안 어떻게 지내라는 것이지?"라는 의문이 들 것이다. 그래서 마저 이야기를 해야 하는 것이 실내 조명등의 종류이다. 물론 불을 켜지 않는 것이 가장 좋겠지만, 그럴 수는 없으니 건강에 덜 해롭고 숙면도 덜 방해하는 조명등을 사용해야 하지 않겠는가.

실내의 조명등은 어떤 것을 사용하고 있는지 살펴보자. 조명등을 선택할 때 보통 인테리어 효과나 경제성을 기준으로 삼는다. 하지만 이것만으로는 충분하지 않다. 심지어 조명등이 건강을 해칠 수 있다는 연구들도 보고되고 있으니 더욱 신중하게 조명등을 선택해야 한다.

빛은 파장에 따라 신체에 미치는 영향이 다르다. 해로운 것은 청색광선의 파장이다. 스마트폰이나 컴퓨터의 블루라이트가 해롭다는 것이 알려져 있는데 여기서 말하는 청색광선이 바로 그것이다. 반면 적색광선의 파장은 큰 영향을 미치지 않는다. 문제는 조명등을 더 밝게 하기 위해서 청색광선을 많이 사용하게 된다는 것이다. 청색광선의 파장은 에너지가 높은 파장이다. 청색파장이 많은 빛일수록 멜라토닌 분비를 방해하고 신체 리듬을 교란시키게 된다.

그러면 어떻게 조명등을 선택해야 할까? 우리가 보기에는 조명등에서 나오는 빛이 다 흰색 같으니 말이다. 전구를 보면 '전구색', '주광색' 등으로 표시가 되어 있고 숫자로 캘빈값도 표시되어 있다. 전구색이 주광색보다 덜 해롭다. 그리고 같은 주광색이라면 캘빈값이 낮은 주광색에 청색광선 파장이 적어 덜 해롭다.

밤에 잘 자기 위해 낮에도 할 일이 있다. 멜라토닌이 잘 분비되도록 하려면 밤에는 빛을 피하는 반면, 낮에는 충분한 햇볕을 쐬야 한다. 멜라토닌은 세로토닌이라는 호르몬을 재료로 해서 만들어지는데, 세로토닌은 낮 동안에 햇볕을 쐬면 많이 생산이 되기 때문이다.

71

술, 담배, 커피로 스트레스를 완화한다고?
인디언 기우제처럼

술과 담배는 가장 쉽게 이용하는 스트레스 완화 수단이지만, 사실은 심신에 스트레스를 가중시키는 자극이다. 스트레스가 증가하면 흡연량이 증가한다. 금연을 하다가 다시 담배를 피우게 되는 가장 큰 원인도 스트레스라고 조사된다. 어쨌거나 담배를 피우면 마음이 진정되는 효과는 있다고 믿는 사람이 많은데, 여기에는 전혀 다른 진실이 가려져 있다.

한 보고에 의하면 비흡연자보다 흡연자의 약물 중독이 3.4배나 되고, 자살률도 흡연자에게서 3배나 높다. 이것은 흡연이 가져오는 진정 효과는 일시적일 뿐, 궁극적인 심리적 안정으로는 이어지지 못한다는 것을 분명히 보여 준다. (이를테면 모기가 손등을 물었을 때, 망치로 손등을 내리쳐서 가려움을 잠시 잊는 것과 같은 효과라는 것이다.)

그리고 흡연은 일반적인 스트레스 반응에서와 같은 생리적 반응을 일으킨다. 대개 흡연이 가져오는 건강상의 위해로서 폐질환을 먼저 떠올리지만, 니코틴은 강력한 혈관 수축 효과를 가지고 있어서 심혈관계에 더 직접적이고 치명적인 결과를 초래할 수 있다. 니코틴의 혈관 수축 작용에 의해 관상동맥이 받는 저항은 20%나 증가한다. 그러면 스트레스 호르몬인 아드레날린의 작용에 의해 이미 상승한 혈압이 또다시 높아지므로, 심장의 부담은 더 커지고 협심증 발생 위험이 증가한다.

연구에 따르면 흡연자들은 동물성 지방과 당분이 많은 음식을 더 많이 찾는다. 또한 니코틴은 미각을 둔하게 만들기 때문에 흡연자는 더 자극적인 음식을 찾게 된다. 이렇게 해서 흡연은 비만과 심혈관계 질환의 위험을 이중, 삼중으로 높이는 것이다.

게다가 흡연은 위궤양을 악화시키고, 담배에 들어 있는 수많은 발암물질은 악성종양을 일으키는 원인이 된다. 흡연이 스트레스 유발 원인이라는 분명한 증거는 누구보다도 흡연자들 스스로가 잘 느끼고 있는 것이다. 피울 때도 온갖 눈치를 보아야 하고, 그렇다고 끊기는 더 괴로운 것이 흡연자들의 피할 수 없는 운명이다. (담뱃값이 오른다고 스트레스를 받아서 또 한 대를 피우는 흡연자를 보는 것은 참으로 안타까운 일이다.)

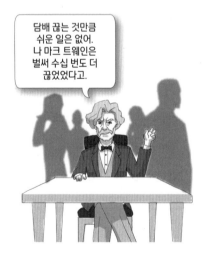

담배 끊는 것만큼 쉬운 일은 없어. 나 마크 트웨인은 벌써 수십 번도 더 끊었었다고.

금연이라면 너무 많은 실패를 경험해서 생각만 해도 스트레스인가? 일 년에 작심삼일을 120번만 하면 성공이지 않은가? 1년이 365일인 이유는 365번의 기회를 주기 위해서라는 말도 있으니, 만일의 경우에는 '작심매일'이라는 최후의 보루에라도 기대 보라. 아니면, 접근 방향을 달리해 보면 어떨까? 금연이 아니라, 스트레스 관리를 일 순위 목표로 삼는 것이다. (사실 '담배를 피우지 않겠다'라는 다짐은 오히려 흡연 욕구를 부채질할 수도 있다. 인간의 뇌는 부정형을 모르기 때문이다. 담배를 피우지 않겠다고 다짐하든 담배를 피우겠다고 다짐하든, 뇌에 그려지는 것은 '담배를 피우다'라는 기본형일 뿐이다. '절대로 오렌지를 떠올리지 마시오'라는 문장을 보면 당신의 뇌는 이미 오렌지를 갖다 놓고서 어떻게 처리해야 할지 쩔쩔맨다. 정말 오렌지를 생각하지 않도록 하려면 '사과를 떠올리시오'라고 주문해야 한다.)

지금쯤 당신은 '담배를 피우지 않다'를 긍정형 문장으로 만들어 보려고 애쓰는데 잘 되지 않아서 스트레스를 받고 있을지도 모르겠다. 아무리 궁리해 봐도 고작 '안 담배 피우다'라는 떨떠름한 문장밖에 떠오르지 않는가?

'담배를 피우다'의 반대말은 '안 담배 피우다'가 아니라, '금연하다'이다. 그러니 '나는 금연자이다'를 뇌에 새겨두면 된다. (이 원리는 스트레스 관리의 기본적 원리이기도 하다. 스트레스를 관리하려면 스트레스를 없애는 데 집중하지 말고, 더 행복해지는 데 집중해야 하기 때문이다.)

당신이 성공적으로 스트레스 관리를 하게 된다면, 담배를 끊기도 훨씬 쉬워질 것이다. 어쨌든 포기만 하지 않으면 반드시 성공한다. 비가

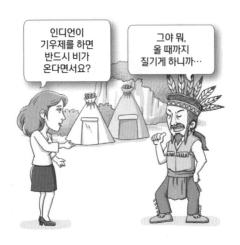

올 때까지 기우제를 하기 때문에 반드시 비를 내리게 한다는 인디언 기우제를 생각하라.

알코올이 스트레스를 감소시킨다는 주장도 있지만, 결과적으로는 그렇지 않다는 것을 보여 주는 많은 연구가 있다. 당신도 경험해 본 적이 있지 않은가? 음주 중에는 잠시 스트레스를 잊을 수 있지만 음주와 관련된 행동, 음주 후에 벌어지는 상황을 고려해 보면 알코올은 스트레스 해소나 문제 해결에 도움이 되지 않고 오히려 문제를 더욱 악화시키기도 한다. (예를 들면, 30cm쯤 되는 술값 계산서, 경찰지구대에서 잠을 깼을 때의 참담함, 초췌한 모습으로 지각 출근을 해서 눈총을 받고, 하루 종일 술 냄새를 풍기며 숙취에 시달리고, 일에서 계속 실수를 연발하게 되는 것 말이다.)

'술'이라는 말을 들을 때 우리에게 떠오르는 이미지나 느낌을 곰곰이 생각해 보자. 최근 영국에서 실시된 연구에 따르면, '술'이라는 말에 대

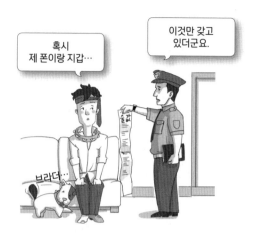

해 사람들은 부정적인 이미지나 불쾌한 느낌을 먼저 떠올리게 되며, 그로 인해 스트레스 반응이 일어나고 심지어 공격성을 유발한다는 것이 확인되었다. 당신도 한번 생각해 보라. '술' 하면 떠오르는 이미지나 느낌이 무엇인지 말이다. 마시지도 않은 술이 그러할진대, 마시는 술이 심신에 어떤 영향을 미치는지 굳이 설명이 필요가 있을까? 스트레스에 대한 심혈관계 반응성이 높은 사람들에게는 알코올이 더욱 위험하다.

일이나 인간관계를 위해서는 어쩔 수 없이 술이 필요하다고 생각하는 사람이 많다. 그런데 당신이 어쩔 수 없이 술을 마시게 된다고 푸념하는 것처럼, 당신이 만나는 그 사람도 어쩔 수 없이 술을 마시고 있는 것일 수도 있다는 생각은 해보지 않았는가? 당신에게 필요한 것은 술을 마시고 싶지 않은 그 사람과 술 없이도 허물없이 마음을 나누는 기술일 것이다. "일 때문에 어쩔 수 없다"라고 하면서 이해를 구하고자 한다면, 적어도 혼자서 두주불사의 술을 마시는 일은 분명히 없어야 하겠다.

담배, 알코올, 커피는 동시에 찾게 되는 경우가 흔한데, 이들은 상승 작용을 일으켜 더 나쁜 결과를 초래한다. 커피나 탄산음료에 함유된 카페인은 교감신경계를 자극하여 아드레날린과 코르티솔을 분비시키고 스트레스 반응을 더 강화시킨다. 카페인이 심박동을 증가시키면 몸은 더 긴장되고 마음은 더욱 불안해지기 때문이다.

커피 애호가들을 위해 미리 말해 두자면, 커피에 들어 있는 폴리페놀은 항산화물질이므로 하루 2잔 정도의 커피는 심혈관계를 보호하고 노화를 방지하는 긍정적 영향을 가져올 수 있다. 하지만 설탕이나 지방과 함께 섭취할 경우에는 득보다 실이 더 커진다.

과도한 카페인 섭취는 스트레스로부터 심신을 회복하는 데 가장 중요한 과정인 수면을 방해할 수 있다. 자신은 커피를 마셔도 잠이 드는 데 문제가 없다고 말하는 사람들이 있지만 실제로는 숙면을 방해하여 수면의 질을 떨어뜨리므로 늦은 저녁에 카페인 음료를 섭취하는 것은 피하는 것이 좋다.

커피 외에도 각종 차, 코코아, 초콜릿 음료 등에는 카페인이 들어 있다. 콜라 등 탄산음료와 더불어 요즘 이슈가 되고 있는 고카페인 에너지 음료의 문제도 심각하다. 청소년들은 에너지 음료의 주요 소비자들인데, 에너지 음료에 지나치게 많이 함유된 카페인이 청소년들의 두뇌 발달을 저해하고, 학습 능력을 떨어뜨리며, 정신장애를 유발한다는 연구 결과가 계속 나오고 있다.

커피, 탄산음료, 에너지 음료를 끊기 어려운가? 일단 커피를 마실 때는 첨가하는 지방과 설탕을 줄여라. 그리고 당신의 기호에 맞는 차를 두 어 종류 찾아보라. 그러한 기호음료는 당신의 몸과 마음을 모두 해독해 줄 것이다. 스트레스 해소에 도움이 될 만한 차들은 잠시 후 스트레스를 완화시켜 주는 한방의 지혜에서 만나 보자.

72

무엇을 어떻게 먹어야 하나?

스트레스와 음식

스트레스를 받으면 평소보다 덜 먹는 사람도 있지만, 덜 먹는 사람보다는 더 먹는 사람이 2배 많다. 어쨌든 먹는 행동은 실제로 기분을 좋아지게 하는 효과가 있다. '몰입' 연구로 유명한 칙센트미하이는 어떤 행동이 인간에게 최상의 기쁨을 느끼게 하는지 보여 주는 연구를 했다. 실험 참가자들에게 하루 중 아무 때나 연락을 해서 '지금 무엇을 하고 있는가', 그리고 '지금 기분이 어떤가'를 물었다. 그 결과 대부분의 사람이 식사 시간에 가장 행복하고 편안함을 느낀다는 것이 밝혀졌다. (우리가 인간 이전의 생명체이던 때부터 겪어 온 가장 큰 스트레스는 먹는 문제였으니, 먹는 순간에 어찌 기분이 좋지 않을 수 있겠는가?)

그런데 인간에게 있어서 먹는 행위는 단순히 몸에 에너지를 공급하는 행위도 아니고 기분이 좋아지게 하는 행위도 아니다. (만일 그렇다면 다른 동물과 다를 것이 무엇인가?) 배를 부르게 하는 것 자체가 아니라 무엇을 먹고, 어떻게 먹는지를 중요시하는 것이 인간과 다른 동물의 차이점이다.

불교에 '선식일여(禪食一如)'라는 말이 있다. 수행과 섭생이 하나라는 뜻이다. 『논어』에 기록된 공자의 식습관도 먹는 행위에 대한 주의와 경계가 동양의 문화에서 일반적이었음을 보여준다. ("입다물고 밥 먹어"라는 수수께끼 같은 오묘한 말도 그 가르침의 흔적이 아닐까?)

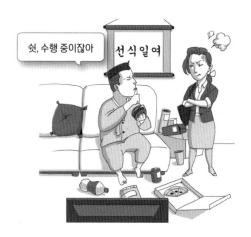

식습관은 스트레스로 인해 가장 쉽게 영향을 받는 생활양식 중 하나이다. 스트레스를 경험할 때 섭취하는 음식의 양이 변하거나 식사 시간이 불규칙하게 되는 것은 누구나 쉽게 경험하는 것이다. 더구나 스트레스를 경험할 때는 대개 당분만 높고 영양가는 거의 없는 질 낮은 음식을 더 많이 찾게 된다. 달콤한 음식이 일시적으로 기분을 좋아지게는 하지만 결과적으로는 단 음식에 대한 갈망을 더 강화하게 되고, 비만을 비롯한 여러 질병을 부르는 원인이 된다.

칼로리만 높고 영영가는 낮은 패스트푸드나 인스턴트식품, 소위 '정크푸드(junk food)'가 건강에 부정적인 영향을 미친다는 연구 결과가 속속 발표되면서 전 세계적으로 규제의 움직임이 일고 있다. 정크푸드의 문제는 단지 비만을 부르는 데서 끝나는 것이 아니다. 정크푸드를 먹더라도 영양제로 부족한 영양분을 보충하면 된다고 생각하는 것도 큰 오산이다.

최근 미국에서 발표된 연구에 따르면 정크푸드는 장 내에 있는 미생물의 DNA를 변형시킴으로써 면역체계를 손상시키고 결국 암, 각종 염증성 질환, 알레르기성 질환의 위험을 높인다. 지나친 열량도 문제지만, 정크푸드에 포함된 수많은 첨가 물질의 유해성 논란 역시 끊이지 않고 있다.

일단 트랜스지방에 대해서만 이야기해 보자. 정크푸드에 함유된 지방은 대개 트랜스지방이다. 트랜스지방은 액체 상태인 불포화지방산에 수소를 첨가해 만든 고체 상태의 지방으로, 식품 보관을 용이하게 하고 맛을 향상시킨다. 따라서 장기간 유통·보관되는 식품의 제조, 특히 인스턴트식품의 제조에 사용되고 있다.

하지만 트랜스지방은 불필요하게 열량을 높일 뿐 아니라, 건강에 여러 악영향을 미친다. 많이 섭취하면 심혈관계 질환, 당뇨병, 대장암 등의 위험을 높이고, 심지어 태아의 기형을 유발할 수 있다는 것은 이미 널리 알려진 사실이다. 최근에는 국내의 연구진에 의해서, 트랜스지방이 혈관 독성뿐 아니라 피부 노화를 촉진하고 지방간까지 유발한다는 사실이 밝혀졌다.

게으른 사람들이 정크푸드를 많이 찾는다고 생각하는가? 그런데 역으로 정크푸드가 행동을 느려지게 하고 의욕을 떨어뜨려 무기력하게 만든다는 연구 결과가 발표된 바 있다. 그러니 먹는 행동으로 기분이 나아지고자 한다면, 적어도 메뉴는 신중하게 골라야 하지 않을까?

몽골은 아직 산업화나 서구 음식과 거리가 먼 나라지만, 주식으로 양고기를 먹고 식물성 영양분은 충분히 섭취하지 못하기 때문에 평균수명이 50세에 불과하며, 성인병 발병률이 매우 높다. 파키스탄 훈자마을은 120세에도 노동하고 90세에도 아이를 낳는다고 했던 세계적 장수마을이었지만, 1970년부터 서구 문명이 침투한 후 현재의 평균수명은 60세에 불과하다.

장수 국가인 일본 안에서도 대표적인 장수 마을로 유명했던 오키나와 역시 2000년대 들어 일본의 다른 지역과 평균수명에 차이가 없어졌다. 특히 남성의 평균수명은 2000년 조사에서 20위 밖으로 급락했을 뿐아니라 당뇨병과 간 질환 사망률이 전국에서 가장 높은 것으로 나타났다. 이 원인도 역시 급속한 서구식 식생활의 확산으로 인한 것으로 분석되고 있다.

인스턴트식품이나 습관적으로 찾는 간식들은 지방과 탄수화물의 과다 및 필수 영양물질의 부족도 문제지만 스트레스를 더 높일 수도 있다.

그러한 음식은 대개 밀가루를 주재료로 하는데, 밀의 성분 가운데 불용성 단백질인 글루텐은 소화가 잘 되지 않아 더부룩한 느낌을 갖게 하므로 기분을 더 좋지 않게 만들 수 있다.

게다가 인스턴트식품에 함유되어 있는 방부제, 발색제, 감미료, 산화방지제 등의 식품 첨가물은 아토피를 비롯한 피부 질환, 소화기 장애의 원인이 될 수 있다. 먼 거리에서 수송한 식재료, 유통을 위하여 보존 처리를 할 수밖에 없는 가공 식품들과 가까운 지역에서 공급된 신선한 제철 음식을 단순히 영양학적으로만 비교할 수 없는 이유이기도 하다.

많은 현대인이 칼로리 섭취는 과도하지만 필수비타민과 미네랄 섭취는 만성적인 부족 상태에 놓여 있다. 그래서 부족하기 쉬운 비타민, 미네랄, 필수지방산을 공급하기 위해 영양제나 건강보조식품을 별도로 섭취하는 사람이 많다. 그런데 이러한 제품들의 효과에 대해서는 의학계 안팎에서 의견이 분분하고 오래전부터 상반된 연구 결과가 많았다.

급기야 2013년 12월에 한 유력 학술지에 '영양제 복용은 돈 낭비'일 뿐이라는 주장이 담긴 사설이 실려 세계적으로 커다란 파문을 일으켰으며, 이에 대한 반박과 논쟁은 아직도 끊이지 않고 있다. 게다가 최근에는 비타민이나 항산화제를 먹는 그룹이 먹지 않은 그룹에 비해서 사망률이 오히려 높았다는 연구 결과가 나오기도 했다. 이미 관련 기사들을 접하면서 혼란을 넘어 허탈감과 짜증을 느낀 독자도 꽤 많을 것이다.

잠시 '13. 비타민S'의 본문으로 돌아가 보자. 본문에서 피터 워라는 학자의 비타민 모델을 언급하였다. 간략히 말하자면, 비타민은 반드시 섭취해야 하는 것이지만 과도하게 섭취할 경우 인체에 유해한 영향을 줄 수도 있는 것처럼 스트레스도 그러하다는 것이 본문의 요지였다. 비타민은 축적되지 않으니 아무리 많이 섭취해도 해롭지 않다고 생각하는 사람들이 의외로 많은데, '과유불급(過猶不及)'은 비타민에 있어서도 예외가 아니다.

식탁 위나 가방 속에 있는 종합비타민제를 보며 "비타민, 이거 먹어야 해, 말아야 해?" 하고 고민할 필요는 없다. 비타민은 당연히 먹어야 한다. 단, 당신에게 소화기계의 장애가 있어서 영양분을 흡수하지 못하는 것 같은 문제가 있지 않다면, 그리고 이상 기온으로 인해서 시금치 한 단의 가격이 10만 원쯤으로 폭등하는 경우가 아니라면, 영양제 대신 신선한 제철 식품으로 섭취하라.

식품에서 직접 비타민, 미네랄, 필수지방산을 공급하는 것은 영양제에 비할 수 없는 이점들이 있다. '아로마테라피(향기치료)'나 '컬러테라피(색채치료)'라는 보완대체의학의 치유법에 대해 들어 본 적이 있는가? 음식물 고유의 향기와 화려한 색깔은 그 자체가 또 다른 치유 효과를 가지고 있다.

게다가 젓가락질과 씹는 행동은 두뇌를 자극하는 좋은 방법이다. 소화기계 질환이 있어서 씹지 못하고 유동식만 하면 뇌의 노화도 촉진되고 인지 기능도 더 빨리 저하된다. (그래서 이제부터 당신이 비타민제를 쇠젓가락으로 집어 먹기로 했다고 해도 문제될 것은 없다. 단, 잘 집히지 않아서 스트레스를 받는다면 속히 중단하라. 그리고 원래 씹어 먹도록 만들어진 '츄어블(chewable)' 제품이 아니라면 절대 씹어 먹지는 말기를!)

씹는 행위가 스트레스를 감소시킨다는 것은 많은 연구에서 이미 확인된 사실이다. 큼직하게 쌈을 싸서 우걱우걱 씹어 먹거나 손으로 갈비를 들고 뜯으면 세로토닌 분비가 증가하고 스트레스가 감소한다. 그러니 꼭 먹어야만 스트레스가 풀릴 것 같다면, 빵이나 케익 대신 오이, 당근, 양배추처럼 색, 향, 소리, 질감, 맛으로 오감을 자극하는 메뉴를 선택해서 스트레스도 풀고 건강도 함께 챙기자.

특히 채소와 과일에 함유된 항산화물질은 스트레스의 예방과 치료에 매우 중요한 역할을 한다. 최근에 세포 수준의 산화 스트레스, 염증 스트레스, 심리적 스트레스의 상관성을 밝히는 연구들이 활발히 진행되고 있다. 스트레스를 받으면 교감신경계가 항진되면서 백혈구들이 활성산소를 많이 발생시킨다. 활성산소는 일시적으로 세포들을 흥분시켜 활발하게 움직이도록 자극하기도 하지만, 결국 세포와 조직을 손상시키고 질병과 노화를 촉진한다. (활성산소와 스트레스의 관계는 '23. 신부의 목둘레를 쟀던 인디언'에서 상세히 설명하였으니, 여기서는 이 정도로 간략히 정리한다.)

신선한 채소와 과일은 비타민C, 비타민E, 카테킨, 레즈베라트롤, 케르세틴 등 다양한 항산화물질의 공급원으로서, 산화 스트레스를 동반하는 만성 스트레스의 예방과 치료에 도움이 된다. 정제된 전분, 설탕, 포화지방산, 트랜스지방 등이 산화 스트레스와 염증 스트레스를 증가시키는 반면, 채소와 과일은 이러한 작용을 억제하고 감소시킨다. 한편 스트레스 호르몬이 몸을 산성화시키기 때문에 알칼리성 식품으로 몸의 산성화를 방지해야 하는데, 채소나 과일이 바로 알칼리성 식품이다.

채소 이야기가 나온 김에 김치가 스트레스와 분노를 줄인다는 점도 언급해야겠다. 이것은 김치에 들어 있는 유산균 때문이다. 장내에 사는 미생물과 뇌 사이에 어떤 관계가 있다는 점은 이미 오래전부터 보고되어 왔는데, 장내 미생물들은 특별한 신경전달물질 신호를 증가시켜 그러한 효과를 중개한다.

혹시 당신은 채소나 과일 먹는 것을 싫어하는가? 채소를 싫어해서 냄새만 맡아도 구토 반응을 하는 아이들도 있고, 어른들 중에도 그런 아이들 못지않게 편식이 심해서 채소 반찬에는 아예 손도 대지 않는 사람들이 있다. 과일은 달아서 싫고, 디저트로는 담배와 커피가 최고라는 사람들도 있다. 이런 경우에 그나마 신경을 써서 챙기는 것이 과일주스나 채소주스인데, 제발 이를 너무 맹신하지 말라. 그 안에 함유된 각종 첨가물질, 당분 등을 확인해 보기 바란다. 무엇보다 알약이나 주스로 가공한 것들은 음식이 본래 가진 색, 향 그리고 씹는 즐거움을 주지 못한다는 점도 기억하자.

끝으로 나트륨에 대해 이야기해 보자. "난 도저히 싱거운 음식은 못 먹겠어. 입맛에 맞지 않는 음식을 먹는 것은 정말 스트레스야!"라고 말하는 당신에게 반가운 소식을 알린다. "싱겁게 먹을 필요 없다! 그대로 짜게 먹어도 된다."("이게 무슨, 속이 다 후련해지는 소리? 정말 그래도 되나?" 하고 되묻는다면, "그렇다!") 단, 그 음식을 반만 먹어라. 권장 염도

보다 세 배 짜게 먹는다면 1/3만 먹으면 된다.

웃어야 할지 울어야 할지 혼란스러운 독자를 위해 말하자면, 이 방법은 여러 면에서 훨씬 권장할 만하다. 왜냐하면 소식까지 할 수 있기 때문이다. 소식이 젊음을 유지시키고 수명을 연장해 준다는 것은 이미 상식이니, 긴 설명은 필요 없을 것이다. "세상 사랑하는 데 백성 사랑만 한 것이 없고, 몸을 다스리는 데는 욕심 버리는 것만 한 것이 없다"는, 조선시대 영의정 이원익의 가르침으로 소식의 가치에 대한 설명을 대신하도록 하자.

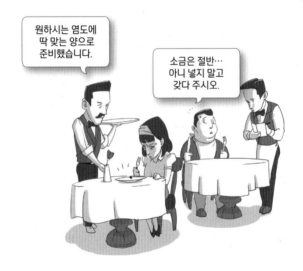

나트륨에 대한 저항감이 너무 심한 사람들을 위해서 분명히 짚고 넘어갈 사실은, 너무 적게 먹어도 오히려 심혈관계 질환 발생 가능성이 높아진다는 것이다. 과도한 나트륨이 심장 질환으로 인한 사망률을 높인

다는 연구들이 발표되면서, 나트륨에 대해 지나치게 부정적인 인식들이 확산되었다. 하지만 당신이 알고 있는 1일 섭취 권장량은 과학적 근거가 부족할 뿐 아니라, 소금의 종류에 따라 미치는 영향이 다르기 때문에 권장기준 역시 달라져야 한다는 의견이 이미 오래전에 학계에 제시되었다. 무염식까지 하면서 너무 강박적으로 나트륨을 멀리할 필요는 없다.

73

스트레스를 한방에!

스트레스에 도움이 되는 한방차

스트레스에 도움이 되는 차가 무엇인지 궁금해서 몇 장을 건너뛰고 바로 왔는가? 그렇다면 차에 대한 이야기부터 시작하자. 스트레스에 시달리는 당신에게 권할 만한 차는 녹차, 대추차, 다시마차이다.

녹차에 풍부한 비타민C는 스트레스에 대한 저항력을 높여준다. 녹차에도 카페인이 들어 있으므로 각성 효과가 있다. 그러나 녹차에 들어 있는 카페인은 커피의 1/3에 불과하고 함께 들어 있는 카테킨은 카페인과 결합하여 체내 흡수를 저하시킨다. 또 데아닌이라는 성분은 카페인의 활성을 억제하므로 카페인의 부작용인 초조감, 정서 불안 같은 증상이 덜나타난다. 녹차는 비만과 동맥경화의 예방, 노화방지 등에 효과가 있다. 고혈압 예방에도 좋지만, 혈압이 낮은 사람에게도 권할 만하다. 스트레스가 심하다면 하루 4~5잔 정도의 녹차를 꾸준히 마셔 보라. 떫은맛이 싫다면 티백으로 된 현미녹차를 우려 물 대신 마셔 보라.

대추는 천연의 신경안정제이다. 대추에 들어 있는 여러 종류의 당은 진정 효과가 있어서 불안, 우울, 스트레스를 완화할 뿐 아니라 불면증에도 효과가 있다.

혈압이 높은 사람에게는 다시마차를 권한다. 스트레스를 받으면 뒷머리가 뻣뻣해지는 사람들은 카페인 음료를 끊고 다시마차를 마셔 보라. 대추차든 다시마차든 집에서 직접 만들 수도 있지만, 녹차처럼 상품화된 것들도 있으니 어렵지 않게 구할 수 있다.

좀 더 '약스러운' 처방을 가정에서 시도해 보고 싶다면 약재상에 가서 용안육, 맥문동, 감초 등을 구하여 달여 마셔 보라. 용의 눈을 닮았다고 해서 이름이 붙여진 용안육은 보혈과 정신 안정, 기억력 증진, 심장과 비장 기능 향상 등의 효과가 있다. 또한 단백질, 당질, 지방 등 3대 영양소가 들어 있고 비타민B1을 비롯한 여러 비타민과 칼슘, 인, 철분 등의 무기질을 함유하고 있어 뛰어난 자양강장 식품이기도 하다. 동의보감에서는 오장육부의 나쁜 기운을 없애고, 마음을 안정시키며, 고독을 없애주고, 의지를 강하게 한다고 적고 있다. (혹시 실연의 스트레스로 인해 술만 마셔대며 마음을 추스르지 못하는 사람이 있다면, 더 좋은 사람을 만나겠다는 의지까지 북돋우는 더없이 좋은 처방이 아닌가?)

사포닌이 풍부한 맥문동은 기침을 멎게 하고 객담을 제거하는 효과가 있어 호흡기계에 좋은 약재로 알려져 있고, 차로도 널리 이용되고 있다. 당신이 흡연자라면 더욱 권할 만한 약재이다. 혈당을 낮추고 자양

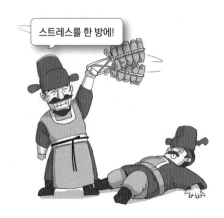

스트레스를 한 방에!

강장 효과가 있어 스트레스의 유해한 영향으로부터 보호하고 저항력을 높인다.

말 그대로 '약방의 감초'인 감초, 그리고 위에서 소개했던 대추는 갖가지 독을 풀어 주는 데 뛰어나다.

용안육, 맥문동, 감초를 각각 10g씩 준비하고 여기에 대추를 5~6개 넣은 다음 물 1리터를 붓는다. 그 물이 반으로 줄어들 정도까지 달인다. 열흘 정도 수시로 차처럼 마셔 보라.

맹물을 그냥 마시지 못하는 사람들이 상당히 많다. 이들은 목이 마르다는 몸의 신호를 "커피 한 잔 마실까?"나 "시원한 콜라가 당기는군", 심지어는 "입이 심심한데?"라고 해석한다. 당신도 목이 마를 때 정수기 대신 자판기로 가지는 않는지 생각해 보라.

혹시 땀을 많이 흘리는 것도 아닌데, 계속 이온음료를 마셔 대시는 않는가? (주의하라! 이것은 쓸데없이 소금과 설탕을 손가락으로 계속 찍어 먹고 있는 것과 다름없는 것일 수도 있다.)

　이런 사람은 자신에게 맞는 차를 준비해서 틈틈이 마시면, 마시고 싶지도 않을 때도 습관처럼 마시는 커피, 탄산음료, 이온음료의 양을 크게 줄일 수 있다. 덕분에 하루에 필요한 수분도 충분히 섭취하여 몸을 정화하는 데도 도움이 될 것이다.

74

백 투 더 퓨처, 미래로 물러서라
웃음은 내면세계의 깊숙한 마사지

웃음에는 실제로 치유의 효과가 있다. 서양의학의 아버지로 일컬어지는 히포크라테스는 "웃음이야말로 몸과 마음을 함께 치료하는 최고의 치료 수단이다"라고 하였다. 그리고 현대의 의학은 웃음의 생리적 효과를 과학적으로 규명해 내어, 건강한 사람에게는 각종 질병의 예방 수단으로, 환자에게는 치유를 촉진하는 보조적 기법으로 이용하고 있다.

5초 동안 박장대소를 하면 100m 달리기를 한 것만큼의 운동 효과가 있고, 꾸준히 실시하면 심폐 기능을 향상시켜 준다. 복부의 장기를 자극하여 내장 기능을 활발하게 하며, 체내에 축적된 열량을 소모시키는 효과도 크다. 또한 베타-엔돌핀을 증가시키고 코르티솔을 감소시켜서 스트레스의 부정적 영향으로부터 당신을 보호해 준다.

간호사이자 웃음치료사인 패터 우텐은 "당신이 웃고 있는 한 위궤양은 악화되지 않는다"라고 말하기도 했다. 웃음은 심장질환, 아토피성 피부염, 악성종양을 포함한 각종 질병의 관리와 예방에 효과적이며 면역력 강화와 수명 연장에도 도움이 된다. 웃을 때는 암세포를 없애 주는 면역세포인 자연살해세포(NK세포)가 증가하며, 타액 속에도 IgA라는 항체가 증가해서 외부에서 들어오는 세균이나 바이러스에 대한 방어 기능이 강화된다.

억지로 웃는 웃음도 효과가 있을까? 물론이다. 이것을 심리학과 생리학의 원리로 각각 설명해 보자. 심리학에 '인지부조화 이론'이라는 것이 있다. 사람은 자신의 태도와 행동 사이에 모순이 있을 때 이 모순을 불쾌하게 여겨 감소시키려 하게 된다. 예를 들어, 당신이 흡연의 악영향을 누구보다 잘 알고 있지만, 담배를 끊지 못하는 상황에 있다고 가정해 보자. 이때 당신은 생각과 행동이 일치하지 않는 인지부조화를 경험하게 된다. 결국 당신은 담배를 끊든지, 담배에 대한 부정적인 생각을 바꾸든지 양자택일을 함으로써 불편한 감정 상태에서 벗어나려 시도한다. (인지부조화 원리를 더욱 적극적으로 활용하는 방법은 다음 장 '75. 현대의 중생고, 인간관계'에서 소개한다.)

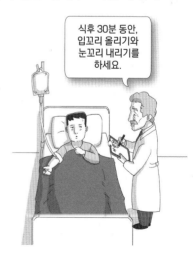

식후 30분 동안, 입꼬리 올리기와 눈꼬리 내리기를 하세요.

인지와 행동 사이의 조화 원리는 감

정과 행동 사이에도 그대로 적용된다. 처음에는 웃는 행동과 웃기지 않은 감정이 일치하지 않지만, 억지로라도 계속 웃다 보면 당신의 마음은 결국 웃음에 상응하는 감정을 선택할 수밖에 없는 것이다. 웃는 행동, 웃는 감정 상태에서는 우리 몸의 신경계와 내분비계도 웃을 때 일어나는 생리 반응을 유도하여 해로운 스트레스 호르몬의 분비를 멈추고 엔돌핀을 비롯한 긍정적 감정 반응에 수반되는 호르몬을 분비하기 시작한다.

요컨대, 웃을 일이 없더라도 웃게 되면 기쁨, 희망, 사랑, 신뢰와 같은 긍정적 감정이 따라서 생겨나고, 이렇게 생겨난 긍정적 감정은 생리적으로 유익한 반응을 유발한다. 심상법의 원리를 상기해 보자. 당신의 뇌는 상상과 현실을 구분하지 못한다. 진짜 웃음과 가짜 웃음도 구별하지 못한다. 일단 웃으면 당신의 몸도 기분 좋을 때의 모드로 바뀐다.

웃을 기회가 있을 때는 몸과 마음으로 아낌없이, 기를 쓰고 웃으라. (너무 웃다가 실신할 수도 있지 않느냐고…? 물론 그럴 수도 있다. 하지만 기를 쓰고 웃다가 기가 달려 끊어지면, 즉 기절(氣絶)하면, 적어도 그 동안에는 스트레스가 당신으로부터 완벽히 멀어지지 않겠는가? 어떤 기질적인 원인이 있어서 발생한 실신이 아니라면 잠시 안정한 후에 깨어날 터이니 너무 염려 말고 일단 마음껏 웃어 보라.) 윌리엄 제임스는 "우리는 행복하기 때문에 웃는 것이 아니고 웃기 때문에 행복하다"라고 하였다.

아무리 웃음이 좋다고 해도 억지로 웃는 것은 도무지 내키지 않을 수 있다. 웃을 일을 찾기 위해 코미디 채널이나 유머집을 뒤적거리는 것도 좀 측은해 보인다. 하지만 당신에게 유머 감각이 있다면 어떤 상황에 있더라도 자연스러운 웃음을 이끌어 낼 수 있다.

웃음이 '인지-정서-심신반응'으로 이어지는 스트레스 과정에서 정서와 심신반응을 긍정적으로 바꾸어 준다면, 유머는 인지라는 근본 수준에서 스트레스 경험 자체를 유쾌한 경험으로 바꾸어 줄 수 있다. 인간은 웃음이라는 본능적이며 생리적인 반응도 할 수 있지만, 유머라는, 인간에게만 허락된 가장 고차원적인 인지적 능력도 가지고 있다. 프로이트는 "자신을 억압하는 현실을 부정하지 않으면서도, 그것에 굴복하지 않고 자아를 내주지 않으려는 의지에서 나오는 것이 유머이다"라고 하였다. 그리고 유머는 현재 자신이 있는 상황에서 벗어나 그것을 남의 일처럼 객관적으로 바라볼 수 있을 때 가능한 것이다.

지금 벌어진 당황스러운 상황을 마치 오래전 녹화해 둔 비디오테이프 속의 한 장면을 보듯 과거로 밀어 올리라. 그리고 영화 제목처럼 '백 투 더 퓨처(back to the future)'를 하여 미래로 물러나라. (이 영화의 제목은 '미래로 물러나다'가 아니라 '미래로 되돌아가다'로 해석해야 옳다고 지적하고 싶은 D행 행동유형들의 소리 없는 아우성이 들리는 듯하다!)

그렇게 한 1년쯤 시간이 지났다고 생각하고 그 상황을 돌아보라. 묵은 신문기사들을 보며 과거의 그날처럼 일희일비하고 흥분하는 사람은 없다. (또 다른 영화 「메멘토(Memento)」의 주인공처럼 새로운 일을 기억에 담지 못하는 순행성기억상실증 환자가 아니라면 말이다.) 지금 상황도 미래의 시점에서 돌이켜 보면 별일이 아니다. "이봐, 지금 우리 당황하는 모습이 꽁지에 불붙어 허둥대는 수탉 같지 않아? 오늘부터는 야근할 때 치킨을 시키지 말자고." 이렇게 말할 여유가 생기는 것이다.

이처럼 미래로 유체이탈한 당신은 현재 당신의 속내를 품위 있게 전달하는 유능한 대변인이 되기도 한다. "당신이 그렇게 똑똑한 여자라면, 지금 당신 남편이 속으로 미안해서 어쩔 줄 모른다는 것도 알겠군" 하고 말이다.

감정은 전염된다. 하품처럼 웃음도 전염된다. 주변을 웃게 만드는 당신은 세상의 신선한 산소이고, 회사의 소중한 재산이다. 그래서 나름 재미있는 이야기를 듣고 와서 풀어 놓았는데, 갑자기 천장에 고드름이 매달릴 만큼 사무실 분위기가 썰렁해져서 민망했던 경험도 있을 것이다. 실망할 필요는 없다. 유머 능력도 노력하면 계발된다. 당신을 세상의 산소로 만들어 주고 스트레스까지 날려 준다는데, 시도해 볼 만하지 않은가?

가장 안전하고 고급스러운 유머의 소재는 자기 자신이다. 그렇지 않으면 자칫 남의 뒷담화나 비아냥거림이 될 가능성이 다분하니까 말이다. 자신의 실수와 부족함을 유머의 소재로 삼을 수 있다는 것은 대단한 능력이다.

'실수효과'라는 말을 들어 본 적이 있는가? 사람들은 완벽한 사람보다 약간 빈틈이 보이는 사람을 더 좋아한다. 실수를 하거나 약점이 드러났을 때 당황하거나 감추려 하지 말고, 당신의 매력을 발산할 기회로 삼으라. 경영 컨설턴트인 페라지는 "인간적 약점은 비즈니스에서 가장 저평가되고 있는 자산이다"라고 말하기도 했다.

당신이 D형 행동유형이라면 사람들 앞에서 실수가 드러나거나 비판을 받았을 때 누구보다도 크게 스트레스를 받을 것이다. 자, 속으로 '스코어!'라고 외치며, 당신의 특기인 냉소적인 태도로 사람들 앞에서 자신을 비웃어 주라.

"게시판에 보너스가 짜다는 글이 올라왔군. 자네들 실력에 내가 '쫄아서' 그런 거네. 나 '열' 받으면 더 쫄아 버리네!" 그다음, 당신이 보여준 의외의 '쿨'함에 놀라고 있는 주변 시선을 느끼며, 의도하지 않았던 점수 획득에 기뻐하라.

웃음치료의 선구자인 노먼 커즌스는 웃음이야말로 내면세계의 깊숙한 마사지라고 하였다. (마음이라는 내면세계만이 아니라 복부라는 신체적 내면세계도 매우 깊숙이 마사지된다.) 코미디언 밥 호프는 "웃음은 거의 참을 수 없는 슬픔을 참을 수 있는 어떤 것으로, 더 나아가 희망적인 것으로 바꾸어 줄 수 있다"라고 했다. "유머는 슬픔에서 나오는 것이지 기쁨에서 나오는 것이 아니다"라는 마크 트웨인의 말도 기억하자.

어떤가? 웃음과 유머는 스트레스의 예방과 완화 외에도, 각종 질병에 대한 저항성을 증진하고 치료를 촉진하며, 사회적인 삶을 건강하게 하는 웰빙의 종합 기술이 아닌가?

이제 간단한 유머 능력 계발 훈련을 해보자. 다음의 '백 투 더 퓨처' 훈련지를 이용한다. 최근 겪었던 난처하거나 민망했던 상황을 몇 가지 떠올려 보고, 그때 어떻게 했으면 당신의 쿨함을 더 발산할 수 있었을지 생각해 보자.

백 투 더 퓨처		
최근 난처하거나 민망했던 상황	그때의 내 행동	'쿨'한 유머
예) 약속 장소가 어긋나 아내와 다투었는데, 생각해 보니 아내가 옳았음	"됐어, 그만해" 하고 얼버무리고 내내 아내의 눈치를 살핌	"당신이 그렇게 똑똑한 여자라면, 지금 당신 남편이 속으로 미안해서 어쩔 줄 모른다는 것도 알겠군"

일상에서 유머를 찾아내는 것, 이것을 물리학자 리처드 파인만은 '발견의 짜릿함(thrill of discovery)'이라고 표현하기도 했다. 과학자들은 유머가 뇌를 단련시키는 것이라고 말한다. 윗몸 일으키기를 하면 복근이 단련되고 내장 기능도 원활해진다. 하지만 머리로 바벨을 들어 올린다고 해서 머리가 튼튼해지고 뇌 기능이 향상되지는 않는다. (머리가 더 단

단해질 수는 있겠지만.) 유머가 창의력과 문제 해결 능력을 높이고 심리적 유연성도 향상시켜 준다는 연구는 일일이 열거할 수 없을 만큼 많다.

웃음과 유머는 정신적 스트레스에 대해서도 저항성을 길러 주지만, 신체적 스트레스에 대한 저항성도 높여 준다. 끔찍한 영화 장면을 보는 정신적 스트레스를 받기 전에 재미난 코미디를 본 사람들은 그렇지 않은 사람들에 비해 스트레스를 훨씬 덜 느낀다. 손이 얼얼할 정도의 찬물에 손을 담그는 신체적 스트레스(이를 '한냉승압검사'라고 하는데, 스트레스 반응성 검사에서 종종 이용한다)를 받기 전에, 코미디 영화나 다큐멘터리 영화를 보게 하면, 코미디 영화를 보았을 경우에 훨씬 더 오래 찬물에서 견딘다.

현대의 중생고, 인간관계

인간관계의 양면성

심리학자 시드니 쥬라드는 "대부분의 즐거움은 다른 사람들과의 행복한 관계에서 생겨나고, 대부분의 문제는 그들과의 불행한 관계에서 오는 것이다. 삶에 대한 문제의 대부분은 결국 사람 문제이다"라고 하였다. 가장 중요한 스트레스 대처자원인 동시에 가장 큰 스트레스의 원인인 인간관계! "인간관계란 우리가 그것을 기대하기 때문에 지불해야 하는 대가이다"라는 버나드 쇼의 말이 정곡을 찌른다.

누구에게나 좋아하는 사람, 싫어하는 사람이 있을 수 있다. 싫어하는 사람 가운데 내가 그 사람을 싫어하는 이유가 객관적, 합리적으로 설명되는 사람에 대한 싫은 감정은 잠정적인 투자이다. 그리한 관계는 합리적인 방법으로 해결될 가능성이 있고, 그러면 당신이 투자했던 감정 비용은 몇 배의 이익으로 회수되고, 더없이 소중한 관계로 발전할 수도 있다.

문제는 싫은 이유를 합리적, 객관적으로 설명할 수 없는 사람과의 관계이다. '그냥 싫다', '왠지 불편하다'라고 할 때는 원인이 자신의 열등감에 있거나, 그 사람에게서 자신의 보고 싶지 않은 모습이 보이기 때문인 경우가 많다. (후자를 '자기투사'라고 한다. 자기투사라는 용어가 좀 어렵게 느껴진다면, "만일 당신이 누군가를 미워한다면 당신은 그 사람 안에서 당신의 일부인 그 어떤 점을 발견하고 미워하는 것이다. 우리 자신의 일부가 아닌 것은 아무것도 우리를 괴롭힐 수 없다"라는 헤르만 헤세의 말을 음미해 보면 된다.) 이것은 분명히 감정의 낭비이고, 이러한 낭비가 많을수록 삶은 감정의 부채로 인해 궁핍하고 불행해진다.

먼저 당신의 '인간관계 감정 재무제표'를 작성해 보자. 다음 장의 표에서 먼저 왼쪽의 '전체 관계에서의 감정 손익계산서'를 작성한 다음, 싫어하는 사람의 비율(B)의 내용을 가지고 오른쪽 '부적 관계에서의 감정 건전성'란을 작성한다.

거의 모든 사람이 "싫지도 좋지도 않은 사람은 어떻게 합니까?"라는 질문을 한다. 당신에게 조금이라도 의미가 있는 사람이라면 감정 저울의 바늘이 정확히 '0'을 가리킬 수는 없다. 정말 조금이라도 좋거나 싫은 감정이 느껴지지 않는 사람은 당신의 삶에서 '낯익은 엑스트라'일 뿐, 아무런 의미도 없는 사람이니 계산에서 제외하라.

만일 다음 손익계산서에서 감정 손익이 마이너스라면, 그 관계 영역에서 당신이 만족과 행복을 느끼고 있을 가능성은 낮다. 게다가 오른쪽 감정 건전성 분석에서 건전성(C-D)이 마이너스라면 당신은 그나마 쓸

인간관계 감정 재무제표						
	전체 관계에서의 감정 손익계산서			부적 관계에서의 감정 건전성		
관계 영역	좋아하는 사람의 비율 (A)	싫어하는 사람의 비율 (B)	감정 손익 (A-B)	싫은 사람 중 이유가 합리적, 객관적인 사람의 비율 (C)	싫은 사람 중 이유가 합리적, 객관적이지 않은 비율 (D)	부적 감정 비용의 건전성 (C-D)
직장						
학교						
시가/처가						
기타 :						
기타 :						
기타 :						

데없이 감정을 낭비하고 있는 것이다.

도대체 왜 우리는 손실이 자명한 부적 감정의 덫에 걸리게 되는 것일까? 앰브로스 비어스는 '행복은 친구의 불행을 볼 때 느끼는 감정'이라고 했다. 드러내서 동의하지는 못 해도 어느 정도는 공감이 되는가? ("행복하려면 불행한 사람들을 골라 사귀어야겠군" 하고 비딱하게 결론을 내리지는 말라. 남의 행복을 보고 함께 행복할 줄 아는 것은 '행복 9단'들이 가진 최고의 기술이니까. 이와 관련해서는 '81. 복짓고 살자'에서 마저 이야기하자.) 경쟁은 직장, 학교뿐 아니라 가족 안에도 들이치는 비바람이다. 행동을 통한 실질적 경쟁이 아닌 마음속의 은밀한 경쟁을 흔히 '심술', '시기'라고 말한다.

더 깊은 고민은 인간관계가 스트레스의 원인이자 스트레스를 극복하는 힘이 된다는 역설에서 비롯된다. 심리학자 셀리그만은 매우 행복한 사람들과 덜 행복한 사람들을 비교한 연구에서, 두 그룹의 유일한 차이가 풍부하고도 만족스러운 사회적 관계의 유무에 관계있다는 것을 밝혔다. 대다수의 스트레스 학자들이 강조하는 가장 중요한 스트레스 대처자원은 바로 지지적인 사회적 관계망이다. 사회적 관계에는 배우자와 가족, 친척이나 친구, 종교 집단에서의 만남, 기타 집단에의 소속 등이 여러 유형의 관계가 포함된다. 심지어 애완동물도 도움이 된다. 애완동물과 함께 있는 것이 스트레스 상황에서 위로와 진정 효과를 가져다주고, 환자의 생존율도 높일 수 있다는 것이 여러 연구에서 확인되었다. (보신이 아니라 보심에 통해서 말이다!) 지지적인 사회적 관계망은 스트레스의 유해성을 상쇄시키는 결정적인 요소이다. 실질적이고 직접적인 도움을 주기도 하고, 문제 해결에 도움이 되는 정보를 주기도 하며, 자신을 이해하고 위로해 주는 정서적 후원을 제공하므로 다방면으로 긍정적 역할을 한다.

지지를 받는다는 느낌이 심리적 개선 효과를 제공하는 것에서 끝나지 않고, 실질적으로 생리적 스트레스 반응성도 감소시킨다는 것을 잊지 않는 것이 중요하다. 동물들을 대상으로 한 연구를 보면, 사회적 관계가 생리적 스트레스 반응에 미치는 영향이 확인된다. 그중 한 연구에서는, 스트레스를 느낄 때 다른 원숭이가 곁에 있었던 원숭이의 혈중 코르티솔은 그렇지 않은 원숭이에 비해 절반밖에 상승하지 않았으며, 다섯 마리의 원숭이들과 함께 있었을 때는 혈중 코르티솔은 증가하지 않았다. 반면, 사회적인 고립과 조기사망의 관계는 사망과 흡연과의 관계나 사망과 고지혈증의 관계만큼이나 높은 통계적 의미가 있었다. 사회적 지지가 면역 기능을 증가시키는 반면, 사회적 고립은 면역 기능을 저하시킨다.

사회적 관계는 자신을 뛰어 넘어 다른 사람이나 일과 관계를 맺고자 하는 인간의 영적 욕구를 충족할 수 있는 경로이기도 하다. 인간은 사회적 동물이며, 사회 안에서만 생존할 수 있다. 따라서 사회적으로 고립되거나 빈약한 관계를 가지는 것은 내적인 불안과 욕구 불만을 일으킨다.

미국 클린턴 대통령의 주치의였던 딘 오니시는 20여 년에 걸친 연구를 통해, 관계의 친밀함과 사랑이 기분을 좋아지게 하고, 삶을 행복해지게 하며, 심장도 건강하게 했다는 것을 확인했다. 심리검사에서 사회적 소속감과 지지에 대한 자각이 높은 암 환자들은 타액의 코르티솔 농도가 낮고 면역 기능이 더 높은 것을 발견한 연구도 있다.

양날의 칼과 같은 인간관계, 어떻게 중생고가 아닌 대처자원으로 만들 수 있을까?

문제가 어디 있든 답은 나에게 있다

인간관계를 대처자원으로 만드는
여섯 가지 기술

현실에서 인간관계를 악화시키는 원인, 그리고 그 관계를 개선하는 해법의 실마리는 상호작용의 내용과 방식에서 찾을 수 있다. 가장 중요한 상호작용은 바로 '말'이다. (당신이 코를 서로 비비거나 혀를 날름거려서 인사를 나누는 부족의 일원이 아니라면 말이다.)

대인관계의 어려움은 싫어하는 사람들, 즉 부정적 감정을 유발시키는 사람들과의 관계에서 발생한다. (물론 좋아하는 사람과의 관계에서도 어려움이 생길 수 있지만, 그것은 감정의 문제가 아니라 방법론의 문제일 것이다. 짝사랑이 왜 괴로운지 생각해 보라.) 그런데 아무리 싫은 사람이라도 만나기도 전부터 싫거나 보는 즉시 화가 치미는 것은 아니다. 그들과의 상호작용이 시작되면서 원수도 되고 친구도 되는 것이다. 그 사람이 눈앞에 있든 없든, 그 사람과 관련된 말이 오가는 과정에서 갈등이 촉발된다. 그렇게 밉다, 싫다는 감정의 씨앗이 심어지고, '미운 사람', '싫은 사람'이라는 확신도 더욱 깊이 뿌리를 내린다. 그렇다고 해서 우리가 미사여구와 감언이설의 기술을 배워야 하는 것은 아니다. (사족을 달자면, A형 행동유형에게는 공치사나 띄워 주는 말이 효과가 있을 수도 있지만, D형 행동유형에게 명확한 근거가 없는 칭찬을 하는 것은 '위험하고 못 믿을 사람'으로 낙인찍히는 지름길이니 주의하라.)

세상의 모든 사람과 친구가 되거나 같은 편이 될 수는 없다. 세상을 살기 위해서는 경쟁이라는 것을 피할 수가 없고, 때로는 내게 손해를 입히고 억울한 일을 당하는 만드는 사람들, 이유 없이 싫고 불편한 사람들과도 만남을 지속해야 한다. 하지만 그런 사람들과의 관계에서 조금 덜 스트레스를 받고, 어쩌면 그 관계를 대처자원으로 만들 수도 있는 상호작용의 원칙이 있다.

첫째, 절대로 험담은 하지 말라. 험담은 불교에서 말하는 구업, 즉 입으로 짓는 죄 가운데 하나이다. 구업에는 네 가지가 있는데, 곧 망어(거짓말), 양설(다른 말을 하여 이간질하는 것), 기어(입에 발린 꾸밈말), 악구(험담)이다. 어떤 사람 때문에 힘든 마음을 다른 누군가에게 털어놓는 것은 나쁘지 않다. 하지만 당신이 믿고 허물없이 속내를 털어놓았던 그 사람에게는 귀뿐 아니라 입도 있다는 것을 명심하라. '누구나 모든 것을 안다'는 버넘의 법칙을 유념하라. 언제 어디서 누구에게 어떤 말을 하든 그것은 결국 모든 사람에게 알려지게 된다는 의미이다. '비밀이란 한 번에 한 사람에게만 말하는 것'이라는 말도 기억하자.

우리가 다른 사람들에 대한 험담을 하는 근본적 동기는 자신을 상대방보다 우위에 놓고자 하는 심리에서 비롯된다. 당신이 인정하기도 싫고 듣고 싶지도 않은 용어로 바꾸어 말하면 '열등감'이다. 이 사실만이라도 기억하여 험담이 나오려 할 때 꿀꺽 삼켜 자존심을 지켜라. 정말 자존심이 강한 사람은 결코 남의 뒷담화를 하지 않는다.

험담의 피해자는 험담하는 자신이다. 험담은 세 사람을 죽인다는 말이 있다. 말하는 자, 험담의 대상자, 듣는 자이다. 그렇다면 험담은 험담하는 사람을 두 번 죽이는 것이다. 험담을 한 마디도 놓치지 않고 듣고 있는 사람이 바로 그 자신이니까 말이다. 말소리는 파동이다. 파동은 멀어질지언정 사라지지 않고 우주 어딘가에 남아 있다. 언젠가는 그 파동이 당신에게 돌아올 수 있다. 돌아오지 않는다고 해도 당신이 말했던 한 마디 한 마디는 당신의 무의식 속에 그대로 저장된다.

'언령(言靈)'이라는 말을 들어 본 적이 있는가? 언령은 말의 혼, 말의 에너지라고도 할 수 있다. 프로이트도 "말과 마법은 본래 하나였다, 그리고 지금도 말은 강력한 마력을 지닌다"라고 하였다. 험담은 자신을 향한 흑주술이다. 『한비자』에 '화복동문(禍福同門)'이라는 말이 있다. 화와 복은 같은 문으로 들어온다는 뜻이다. 그 문이 어디에 있는지 알았다면, 언제 어떻게 열고 닫을지 잘 제어하자. 셰익스피어도 운을 망치고 싶지 않다면 말을 다듬으라고 충고했다.

현대인들에게 절대적으로 부족한 화술은 말하지 않는 기술이다. 당신이 제대로 된 화술 훈련 코스에 참여했었다면 말하는 기술과 말하지 않는 기술을 반씩 공부했을 것이다. 현대 사회에서 말조심하는 것보다 확실한 자기관리와 자기방어의 기술이 있는가? 정치가인 캘림 쿨리지도 "내가 말하지 않은 것 때문에 상처받은 적은 한 번도 없다"라는 말을 하였다.

둘째, 모든 사람으로부터 배울 것과 칭찬할 것을 찾고, 잘못을 지적하는 사람에게 감사하라. 탈무드에 "세상에서 가장 현명한 사람은 모든 사람으로부터 배울 수 있는 사람이고, 남을 칭찬하는 사람이고, 감정을 조절할 수 있는 사람이다"라는 가르침이 있다.

세상에 하나도 배울 것이 없는 사람은 없다. 아무리 나쁜 행동을 한 사람이라도 최소한 반면교사의 가르침은 주기 마련이다. 그로우초 막스는 "남들의 실수에서 배워야 한다. 그 실수를 다 직접 겪어 보기에는 인생이 짧다"라고 말했다. 그러니 나대신 나쁜 행동을 해서 가르쳐 준 사람들에게는 더욱 감사해야 하지 않겠는가? 하물며 내 잘못을 지적해 주는 사람에게 분개할 이유가 있을까? 잘못을 깨닫게 해주는 사람이면 나의 스승이 아닌가? 중국의 순자는 "나를 꾸짖으며 대해 주는 사람은 나의 스승이고, 나를 올바로 대해 주는 사람은 나의 벗이며, 나에게 아첨하는 자는 나의 적이다"라고 하였다.

이제 칭찬에 대한 이야기를 하려 한다. 그 전에, 이 글은 칭찬으로 상대방을 변화시키는 방법이 아니라, 나 자신을 변화시키는 방법을 이야기하는 것임을 명확히 해둔다. (마음이 담기지 않은 입에 발린 칭찬으로 고래도 춤추게 하고 아이들의 행동도 교정하는 방법을 가르치는 책에는 이미 신물이 난 독자도 있을 테니 말이다.) 칭찬이 효과적인 이유는 앞에서 언급한 인지부조화 이론으로도 설명된다. 즉 칭찬이라는 행동은 상대방에 대한 좋은 생각과 감정을 유도한다.

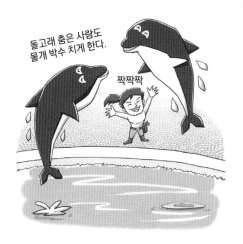

돌고래 춤은 사람도 물개 박수 치게 한다.

짝짝짝

그런데 칭찬에는 더 근본적이고 긍정적인 효과가 있다. 남에 대한 칭찬이 나 자신에 대한 느낌을 좋게 한다는 것이다. 대화에서 모든 부정적인 말을 완전히 제거해 버리면 말하는 사람 스스로 '나는 좋은 사람'인 것 같은 느낌을 갖게 된다. 그뿐 아니라 자존감과 우월감도 높아진다. 원래 칭찬이란 부모님, 선생님 같은 윗사람이 아랫사람에게 해주는 것으로 무의식 속에 각인되어 있기 때문이다. (그래서 때로는 칭찬을 받는데도 왠지 손해 보는 느낌이 들 때도 있다. "여~! 팀장님, 잘했어요. 앞으로도 이렇게 신속히 결재를 하세요"라는 부하직원의 칭찬에 눈썹이 구겨지지 않는 상사가 있을까?) 누군가를 칭찬하면 함께 대화하는 사람들 모두가 서로에게, 그리고 자신에게 좋은 느낌을 갖게 된다. 칭찬은 유머만큼이나 좋은 마음의 영양제이자 관계의 윤활유가 아닌가?

"칭찬을 많이 해도 나 자신의 스트레스가 줄어드는 것 같지는 않던데?"라며 반신반의하는 독자들에게 꼭 하고 싶은 질문이 있다. 칭찬받을 사람이 없는 곳에서 제3자에게 하는 칭찬보다 칭찬받을 사람에게 직접 하는 칭찬이 많은가? 그렇다면 그것이 칭찬인지 채찍 대신 사용하는 당근인지 곰곰이 생각해 볼 필요가 있다. 당신의 마음을 살찌우고 고귀하게 만드는 것은 전자의 칭찬이다.

우리가 다른 사람을 칭찬하는 것과 험담하는 것의 비율은 얼마나 될까? 3대 33이라고 한다. 내게 잘한 사람에 대해서는 3명에게 칭찬하지만, 내게 잘못한 사람에 대해서는 33명에게 뒷담화를 한다는 말이다. 인간은 자기의 말에 세뇌된다. 누군가의 칭찬을 하다 보면 경쟁자도 친구처럼 느끼게 되지만, 험담을 하다 보면 애먼 사람도 불구대천의 원수가 될 수 있다.

셋째, 쓸데없는 논쟁을 피하라. 사소한 일에 논쟁을 일삼는 것도 열등감이나 피해의식에서 비롯된다. 그러한 논쟁은 생산적인 토론과는 다르다. 토론이 지식의 교환이고 더 나은 결론을 도출하는 것이 목표라면, 논쟁은 감정의 교환이며 인정받고자 하는 것이 목적이다.

토머스 제퍼슨은 논쟁으로 한쪽이 다른 쪽을 설득해 내는 과정을 한 번도 보지 못했다고 했다. TV에서 토론 프로그램을 보면서 누구나 느껴본 적이 있겠지만, 토론자들 사이에 감정 섞인 대화가 한두 차례 오간 후에는 양쪽 모두 자신의 귀를 닫고 상대의 말을 가로막는 데 열을 올린다. 결국 새로운 대안도 절충안도 만들지 못하고, 자신의 의견이 절대 옳다는 확신을 굳히는 것으로 끝나기 십상이다. 그것은 토론이 아니라 논쟁이다. 정확히 말하면 주먹을 묶어 두고 하는 싸움이다.

논쟁이 아닌 토론이 확실하다면, 듣는 데 집중하라. 상대에게 말할 기회를 충분히 주고 판단하라. 말하는 것은 지식의 영역이고 듣는 것은 지혜의 영역이라 한다. 몽테뉴는 "현명한 사람이 어리석은 사람에게 배우는 것이, 어리석은 사람이 현명한 사람에게 배우는 것보다 많다"라고 하였다. 듣는 사람이 말하는 사람보다 많이 배울 수밖에 없지 않은가? 상대방에게 설득되었다면 당신은 새로운 정보를 얻었거나 원래보다 나은 선택을 할 수 있게 된 것이다. 설득되지 않았다면 그 덕분에 당신은 처음보다 더 굳은 확신을 가지게 될 것이다. 다른 사람과의 상호작용에서 분명한 이익을 얻을 기회를 당신의 귀와 상대방의 입을 막는 것으로 날려 버리지 말자.

결코 양보할 수 없는 최후의 배수진을 치고 토론에 임했더라도 말하기보다 듣는 데 집중하라. 자기 할 말을 다 한 사람은 다 하지 못한 사람보다 상대방의 의견을 수용할 가능성이 높아지기 때문이다. 할 말을 다 하지 못한 사람은 "당신은 내 입장을 모르니까 그렇게 말한다"라고 생각해서 끝까지 포기하지 않지만, 할 말을 다 한 사람은 "당신도 내 입장을 다 들어서 알고 있지만 어쩔 수 없는가 보군" 하고 양보하게 되는 것이다.

넷째, 자신을 먼저 돌아보고 상대방을 용서하라. 『중용』에 '반구저신(反求諸身)'이라는 말이 있다. 훌륭한 궁수는 화살이 빗나가면 화살이 잘못 꽂힌 과녁을 보는 것이 아니라, 자신을 돌아보고 자기 안에서 문제를 찾는다는 뜻이다.

어떤 일이든 자신을 먼저 돌아보면 다른 사람을 비난하고 원망할 마음은 들지 않을 것이다. 남을 비난하거나 비판하기 전에, "문제가 있다면 그건 당신의 문제이다. 누군가 무엇인가 조치해야 한다고 생각한다면 당신이 그 누군가임을 기억하라"라는 선불교의 메시지를 마음속에 떠올리자.

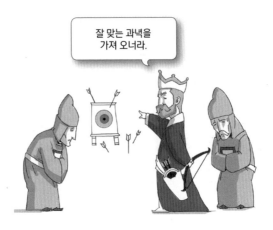

　'원한을 갖는 것은 내가 독을 마시고 당신이 죽기를 바라는 것'이라 한다. 달라이 라마는 "용서는 우리에게 상처를 준 사람들을 받아들이는 것만을 의미하지는 않는다. 그것은 그들을 향한 미움과 원망의 마음에서 스스로를 놓아 주는 일이다. 용서는 자기 자신에게 베푸는 가장 큰 자비이자 사랑이다"라고 하였다. 용서를 함으로써 가장 큰 혜택을 받는 것은 자기 자신이다. 용서는 당신에게 상처 준 사람에게 넘겨주었던 당신 삶의 통제권을 다시 가져오도록 한다는 말도 있다. 그래서 과거의 상황이 더 이상 당신의 현재를 지배하지 않도록 한다.

　다섯째, 비판해야 한다면, 부처의 5가지를 가르침을 기억하라. 부처는 "부득이 남의 허물을 드러내고자 한다면, 때를 놓치지 말고 제때하고, 거짓이 아닌 진실로 하고, 이로움을 주기 위해서 하고, 부드럽게 하고, 인자한 마음으로 한다"라고 가르쳤다. 성경에서 말하는 10가지 대화 방법도 참고하라.

1. 들을 준비를 하고 상대방이 말을 끝내기 전에 대답하지 않는다.
   (잠언 18:13, 야고보서 1:19)

2. 말하기를 더디 하고, 먼저 생각하며 서둘러 말하지 않는다.
   (잠언 15:23,28, 21:23, 29:20)

3. 상대가 알아들을 수 있고 받아들일 수 있도록 말한다.
   (야고보서 1:19)

4. 진실을 말하되 언제나 사랑 안에서 말한다. 사실을 부풀려 말하지 않는다.
   (에베소서 4:15,25, 골로새서 3:9)

5. 말다툼을 벌이지 않는다. 다투지 않고도 의견을 달리할 수 있다.
   (잠언 17:14, 20:3, 로마서 13:13, 에베소서 4:31)

6. 화를 내면서 대꾸하지 않는다. 부드럽고 친절하게 대꾸한다.
   (잠언 14:29, 15:1, 25:15, 29:11, 에베소서 4:26, 31)

7. 잘못을 했으면 인정하고 용서를 빈다. 상대가 잘못을 고백하면 용서한다고
   말한다. 반드시 그것을 잊어버리고 다시 언급하지 않는다.
   (야고보서 5:16, 잠언 17:9, 에베소서 4:32, 골로새서 3:13)

8. 잔소리를 하지 않는다.
   (잠언 10:19, 17:9, 20:5)

9. 상대를 책망하거나 비판하지 않는다. 오히려 회복시켜 주고 격려한다.
   (로마서 14:13, 갈라디아서 6:1, 데살로니가전서 5:11)

10. 누가 말로 공격하거나 비판하거나 책망하면 똑같이 대꾸하지 않는다.
    (로마서 12:17, 21, 베드로전서 2:23, 3:9)

여섯째, 우호적 행동으로 관계를 재건축하라. 이 방법은 앞 장에서 설명한 인지부조화 이론을 적극 이용하는 것이다. 이것의 요지는 누군가를 좋

아할 때 하는 행동을 하면 좋아하는 생각과 감정이 만들어진다는 것이다.

"으… 생각하면 자다가도 벌떡 일어나게 되는 그 사람을 향해 웃어 주라고? 주먹을 날려도 시원하지 않은데, 꽃다발이라도 안겨 주란 말이야?" 물론 그렇게 해도 좋지만, 스스로를 괴롭히면서까지 힘들게 시작하지는 않아도 된다. 인지부조화 이론은 이미 설명했으니, 구체적인 사례를 통해 그 방법과 효과를 알아보도록 하자.

선배의 말에 늘 깐족거리며 토를 달고, 시시비비를 따지며 상사 앞에서 선배를 뭉개 버리고, 회의 후나 퇴근시간에는 먼저 사라져서 선배에게 뒷정리를 시키고…. 괘씸하기 짝이 없는 이 후배직원과의 관계에서 도저히 해법을 찾지 못하다가 결국 무력감과 자괴심까지 느끼게 된 선배직원이 있었다. 그 후배가 연거푸 금연에 실패하고 있다는 것을 우연히 알게 된 선배직원은 '이 녀석과 싸워 이길 수 없다면, 대신 녀석의 흡연과 싸워 이기리라'는 목표를 세웠다. (이것도 투쟁-도피 반응의 변형된 형태인 목표도착 행동이냐고 묻는다면…. 뭐, 그렇다고 할 수 있다.)

그는 후배직원에게 자신이 금연을 돕겠다고 제의한다. 그 후 선배직원은 후배가 쉬러 나갈 때마다 흡연구역 주위로 가지 못하도록 감시하고, 틈틈이 음료나 간식을 가져다주고, 금연과 관련된 책과 기사들을 준후 읽었는지 확인하고, 목표 금연 일수에 도달하면 점심을 사주는 등 온갖 방법을 동원해서 그의 흡연과 필사적으로 싸웠다. 가끔 후배가 성가시고 괴롭다고 노골적으로 불만을 표출하면 속으로 은밀한 쾌감을 느끼며 더욱 전의를 불태웠다.

그러던 가운데 후배 때문에 괴롭던 감정은 조금씩 완화되었다. 처음에는 후배가 담배를 피우지 못하게 훼방하는 것이 복수로 작용해서 심리적 보상을 주는 것이리라 생각했지만, 어느 날 후배가 병이 나서 결근했을 때 "그 친구가 연일 야근하느라 무리를 했다"라며 상사 앞에서 두둔하고, 자발적으로 늦게까지 남아서 후배의 업무를 처리하는 자신의 모습을 보고 크게 놀라게 된다.

어느 날 회식 자리에서 거나하게 술 취한 후배직원이, 자신의 모나고 밉살스러운 언행에도 불구하고 아낌없는 호의를 베풀어 준 선배에게 감사하며 자신도 꼭 그런 선배가 되고 싶다는 고백을 했을 때, 선배직원은 그 후배가 어느새 마음속에 철부지 막내 동생 같은 모습으로 들어와 있는 것을 깨닫게 된다.

미워도 한집에 살면 왜 정이 들 수밖에 없을까? 밥을 해서 나누어 먹고, 잠자리를 봐주고, 아플 때 돌보아 주는 것…. 그저 당연하고 의무적인 행동이라서 하는 것이라고 해도, 이러한 우호적 행동은 결국 행동의 대상을 향한 우호적 감정을 만들어 준다.

친절로 이기라. 로마의 정치가 키케로는 "끝없는 친절이 악의를 이긴다"라고 했다. 우호적 행동은 당신을 승자로, 적군을 친구로 만든다. 더이상 인간관계는 스트레스의 원천이 아니게 된다.

인간관계가 스트레스가 될지, 대처자원이 될지는 오로지 당신이 하기에 달려 있다.

PART V
스트레스 다시보기

77

365×80개의 조각 퍼즐

불행한 사람을 치료하는 약, 희망

비누 일곱 개를 만들 수 있는 정도의 지방, 액자를 걸 수 있는 못 하나를 만들 정도의 철, 찻잔 일곱 잔을 채울 만한 양의 설탕, 닭장 하나를 칠할 만한 석회, 약간의 소금을 만들 수 있는 마그네슘, 아이의 장난감 자동차 하나를 폭파할 만한 칼륨, 개 한 마리에 있는 벼룩을 박멸할 수 있을 정도의 유황…. 이런 것으로 무엇을 만들 수 있을까? 바로 사람이다. 미국의 한 해부학자는 모든 인체 구성 물질의 값을 계산하면 약 90센트에 불과하다는 결론을 내리기도 했다. (이것은 1980년대에 발표된 것이지만, 그동안의 물가 상승과 환율 변화를 감안하여 다시 계산하더라도 당신의 자존감이 회복될 수 있을 만한 결과는 나오지 않을 것이다.)

설령 90센트가 아닌 90만 달러라고 해도 그것을 한 인간의 가치로 흔쾌히 받아들일 수는 없다. 90센트에 불과한 물질에 부여된, 돈으로는 헤아릴 수 없는 부가가치! 그것은 어디서 만들어지는 것일까? 그 부가가치는 바로 그 사람이 창조한 삶이다. 삶의 부가가치를 만드는 출발점은 삶의 목표를 찾는 것이다. 목표를 만들기 위해 심어야 할 씨앗은 희망이다. 그래서 살아 있는 사람의 가치는 그 사람의 희망과 목표에 비례한다.

"사는 것이 무엇인가?", "지금 나는 무엇을 하고 있는가?"라는 생각이 자주 드는가? 왜 이런 질문이 불현듯 나타나서 삶을 가로막는지 생각해 본 적이 있는가? 누구나 한 번쯤 도대체 이유도 모르면서 길을 헤매 본 경험이 있을 것이다. 쇼핑몰에서 여자 친구나 아내의 뒤를 하염없이 따라다닌 적이 있는 남성 독자는 그 기분을 잘 안다. (완벽한 쇼핑은 차의 시동을 켜둔 채 잠시 세워 두고 매장에 뛰어 들어가서 목표한 물건을 집어 들어 바로 계산한 후 뛰어나오는 것이라고 생각하는 남성 독자라면, 누구보다도 그 괴로움을 잘 이해할 것이다.) 하지만 그녀가, "오늘은 선글라스를 사고, A/S 맡겼던 시계를 찾으러 갈 거예요"라고 말해 준다면 당신은 무거운 발걸음으로 뒤를 따르지 않고, 성큼성큼 앞서서 걷게 될지도 모른다. 인생길도 그렇다. 당신이 가야 할 곳이 어디인지, 가야 할 이유가 무엇인지 불확실하다면 내딛는 모든 걸음이 불안하거나 짜증스럽거나 무의미하게만 느껴질 것이다. 그래서 존재하는 것보다 더 중요한 것은 존재의 이유이다.

피터 드러커는 "미래를 예측하는 가장 좋은 방법은 미래를 결정해 버리는 것이다"라고 했다. 그 미래를 우리는 목표라고 한다. 보이지 않는 과녁을 명중시킬 수 없는 것처럼, 목표 없는 삶을 잘 살 수는 없다. 목표를 보며 달리는 사람은 장애물을 두려워하지 않으며, 걸려 넘어져도 다시 일어난다. 중요하게 여기는 것이 없다면 하찮은 것들에 마음을 빼앗기고 마는 것처럼, 목표가 없는 삶은 결국 너저분하고 보잘것없어진다. 당신에게도 그런 삶의 목표가 있는가? 목표를 잉태하는 희망이 있는가?

서론이 길었지만, 분명한 희망과 목표가 왜 스트레스 관리에서 논의되어야 하는 문제인지 어렴풋이 이해되기 시작했을 것이다. 자, 그럼 이제 본론으로 들어가자. 히브리어의 '틱바(tikvah)'라는 단어는 희망과 밧줄이라는 뜻을 동시에 가지고 있다. 희망은 당신이 어떤 위기에서든 붙들고 살아남을 수 있는 밧줄과 같은 것이기 때문이다. 신체적 장애가 있더라도 건강한 삶을 살아갈 수 있지만 절망은 삶 전체를 병들게 한다. 그 흔한 결과가 우울증이다. 우울증은 죽지 않고도 삶을 포기하는 방법이라 한다. 셰익스피어는 "불행한 사람을 치료할 약은 희망밖에 없다"라고 하였다. 희망은 삶의 장애와 고통을 극복할 수 있는 힘을 준다.

유감스럽게도 자신에게 확실한 목표가 있다고 믿는 사람 중 상당수는 스스로에게 기만당하고 있다. 당신의 삶의 목표가 당신이 세상에 존재하는 목적에 부합하지 않는다면, 남의 인생을 사는 것이나 다름없다. 스티브 잡스도 스탠포드 대학교 졸업생에게 주는 축사에서 "남의 인생을 사느라 여러분의 삶을 낭비하지 말라"라고 했다. (기억하는가? 철로를 달리는 말의 이야기를. 아니면 람보르기니를 몰고 북극으로 가던 말의 모습이라도.)

혹시 많은 사람이 향하고 있는 곳이니, 일단 함께 가보는 것은 아닌가? 뭔지는 모르지만 이왕 가는 김에 빨리 가려고 경쟁까지 하는 것은 아닌가? 당신이 존재하는 이유는 오로지 당신만이 찾을 수 있고, 그 존재의 의미를 실현하는 것이 바로 아리스토텔레스가 말한 유데모니아, 즉 행복, 웰빙이다.

철학자 몽테뉴는 "위대하고 영광스러운 인간의 걸작은 목적을 갖고 사는 것이다"라고 말했다. 목표의 부재, 존재에 대한 회의와 관련된 고통은 인간의 스트레스 가운데 가장 높은, 영적 차원의 스트레스이다. 앞에서 전인적 건강과 다차원적 웰빙에 관한 이야기를 했다. (기억이 가물거린다면 '06. 스트레스의 반대말'을 참고하라.)

전인적 건강을 증진한다는 것은 몸의 품성인 몸성, 마음의 품성인 심성, 영적 품성인 영성을 더불어 돌보고 성장시키는 것이다. 영성은 인간의 여러 품성 중 가장 높은 차원의 품성이다. 인간은 다른 동물들에 비해 가장 영적인 존재이기 때문에 '만물의 영장(靈長)'이라 하는 것이다. (그러니 몸장(몸짱)이 되는 데 쏟는 관심의 반만이라도 영장(영짱)이 되는 것에 돌려야 하지 않겠는가?) 그만큼 영적인 욕구도 크고 영적인 욕구의 결핍으로 인해 나타나는 스트레스와 질병이 많다.

이쯤에서 당신은 운동, 수다, 취미생활 같은 것들이 스트레스 해소에 도움이 되는 것은 사실이지만, 당신의 모든 스트레스를 없애지는 못한다는 것을 깨달았을 것이다. 그렇다면 영적 스트레스는 어떻게 풀어야 할까?

영성이란 삶의 의미를 찾으려는 욕구, 그리고 개별적인 '나'를 넘어

선 더 큰 무언가와 연결되기를 원하는 욕구이다. 영성을 종교성과 같은 것으로 오해하는 사람들이 많지만, 종교성은 영성이 표현되는 방식 중 하나일 뿐이다. 종교(religion)라는 단어는 '다시 결합한다'라는 뜻의 라틴어를 어근으로 한다. 그러나 인간이 잃어버린 실재와 다시 결합하기 위해서 반드시 종교가 필요한 것은 아니다. 필요한 것은 삶의 목적, 삶의 의미이다.

당신이 세상에 존재하는 이유를 찾았다면, 당신에게는 희망이라는 씨앗이 심어진다. 희망은 목표를 빚어낸다. 존 맥스웰은 "사람은 음식 없이는 40일, 물 없이는 4일, 공기 없이는 4분밖에 생존할 수 없다. 그러나 희망이 없으면 단 4초도 살 수 없다"라고 하였다. 희망은 삶의 방향성과 동기를 제시하고, 목표는 삶의 모든 행위를 모아서 하나의 작품으로 완성시킨다.

하늘도 물도 나무도 밝고 푸르기만 한 모네의 그림을 보라. 이 그림을 365×80개의 퍼즐 조각으로 나누고 하나씩 맞춘다고 생각해 보자. (왜 365×80이냐고? 90세까지는 너끈히 살 자신이 있다면 365×90을 하라.) 그림을 완성하기 위해 필요한 조각들 중에는 검고 음침한 색깔의 조각들이 수도 없이

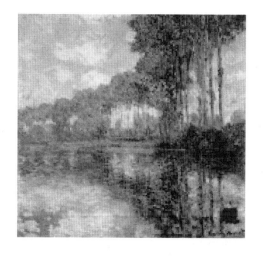

많다. 당신이 무슨 밑그림을 완성해야 할지 모른다면 그런 조각들을 선뜻 집어 들기가 꺼려진다. 하지만 어떤 밑그림을 가지고 있다면, 그 그림을 채색하기 위해서 검은 조각, 회색 조각, 갈색 조각을 주저 없이 집어들 수 있다.

삶의 목표가 명확해졌다면 우울, 실패, 배신의 경험들도 삶이라는 작품을 완성하기 위한 부분으로 기꺼이 받아들일 수 있을 것이다. 가장 화려한 색만 가지고는 어떤 그림도 완성할 수 없다. 우리의 삶도 그러하다. 매일 맑으면 결국 사막이 된다고 하지 않던가?

희망이라는 씨앗, 목표라는 밑그림이 튼튼하고 명확한 만큼 삶의 혼란과 고통은 희미해진다. "이해되지 못하는 고통은 참기 힘든 것이지만, 반면에 고통의 이유와 원인을 이해할 때는 사람이 얼마나 잘 참을 수 있는지를 보게 되는데, 이것은 아주 놀라운 일이다." 심리학자 융의 말이다.

당신이 완성할 퍼즐의 밑그림은 당신이 찾아낸 존재의 이유, 삶의 의미에 맞게 스스로 그린 것이다. 누구든 바람에 날려 온 남의 씨앗을 키우다가 정작 자신의 삶을 쭉정이로 만들고 싶지는 않을 것이다. 그것은 존재사나 다름없다.

다음 장의 여백에 365×80개의 퍼즐 조각이 맞추어졌을 때 완성될 그림의 밑그림을 그려 보라. 그때 당신이 어디에서, 누구와 무엇을 하고 있는지, 그 장면을 떠올려 보면 된다.

내가 완성할 퍼즐이 믿그림

"그래 봤자 어차피 모든 것은 운명의 소관이야…." 과연 그럴까? 우리 주변에는 자신에게 일어나는 모든 일을 운명으로 돌리는 사람들이 많이 있다. 그들 가운데 상당수는 게으른 운명론자이거나 회의적인 불가지론자이다. 기억하라! 우리의 운명 속에는 '자유의지'를 행사해야 한다는 만만치 않은 과제도 포함되어 있다. 퍼즐을 맞추어야 하는 것은 모든 사람의 운명이지만, 어떤 그림의 퍼즐을 맞출 것인가를 결정하는 것은 당신의 자유의지이다. 정치가인 네루도 비슷한 말을 한 적이 있다. "인생은 카드 게임과 같다. 당신을 게임 판에 들인 손은 운명이지만, 당신이 게임하는 방법은 자유의지이다"라고 말이다.

78

안간힘과 잘못 간 힘, 후회와 미련의 차이

'잘 못 사는 것'과 '잘못 사는 것'

혹시 '나는 이미 분명한 삶의 목표를 가지고 있는데, 스트레스를 견디기가 힘들다'는 사람이 있을지도 모르겠다. 그렇다면 당신이 사는 방법, 당신이 존재하는 방법에서 스트레스가 되는 원인들을 찾아볼 필요가 있다.

당신이 뚜렷한 미래의 비전을 가지고 살아왔는데도 불구하고, 당신의 마음이 자꾸 산란되거나 내딛는 발이 무언가에 걸리는 느낌이 있었다면 그것들은 대부분 지나간 일에 대한 미련이나 후회에서 기인하는 것이다. 미련은 하지 못했던 일에 대해 느끼는 감정이고 후회는 하지 말았어야 할 일을 한 것에 대한 감정이다. 달리 표현하자면, 미련과 후회는 각각 '잘 무 사 거'과 '잘못 사 것'에 대해 남는 앙금이다. 목표가 있더라도 그것을 향해 최선을 다하지 않았다면 '잘 못 산 것'이고, 최선을 다했어

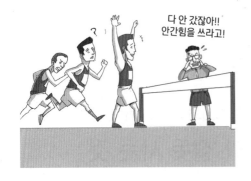

다 안 갔잖아!!
안간힘을 쓰라고!

도 엉뚱하고 그릇된 방향으로 최선을 다했다면 '잘못 산 것'이다.

아직 가지 않은 힘, 즉 안간힘을 다하지 않고 있는 것은 아닌가? 목표는 12시 방향이라고 정해 놓고, 8시 방향으로 달리고 있지는 않은가? 뚜렷한 목표가 있어도 한 걸음 한 걸음 내딛는 것이 힘들고 삶에 스트레스가 심하다면 일단 당신이 목표를 향해 바로 가고 있는 것인지 점검하라. 그리고 그 경로가 맞는다면 최선을 다하고 있는지도 점검하라. 목표를 향해 미련도 후회도 없는 삶을 살고 있다면, 어제보다는 오늘이 행복하고 오늘보다는 내일 더 행복해지지 않겠는가? 어떻게 스트레스가 당신의 발목을 잡을 수 있겠는가?

1492년 8월, 콜럼버스는 세 척의 배를 이끌고 출항했다. 향료와 황금의 땅, 인도로 가는 해로를 찾기 위해서였다. 예상보다 항해가 길어지자 선원들이 동요하기 시작했다. 날씨, 음식물, 모든 것이 열악하고 험악하기만 한 분위기 속에서 콜럼버스는 꿋꿋이 항해를 지속하여 드디어 서인도제도에 도착한다. 그의 항해일지는 항상 같은 문장으로 하루를 마감하고 있었다. "오늘도 우리는 서쪽으로 전진했다."

성실하게 열심히 사는 것은 크나큰 미덕이지만, 잘못된 방향으로 내딛는 성실은 의미가 없다. 반면에 옳은 방향을 향한 성실이라면 아무리 작은 것이라도 의미가 있다. 당신이 목표를 향해 방향의 흐트러짐 없이 최선을 다해 살고 있다면, 하루하루 당신의 목표에 다가가고 있는 것이 분명하다. 그렇게 가야 할 방향으로 매일 조금씩 앞으로 나아가고 있다면, 목적지가 아직 멀리 있더라도 불안감이나 초조감을 느끼지 않을 것이다.

설령 그 목표에 도달하지 못한다고 해도 바르게 최선을 다한 삶을 실패라고 할 수는 없다. 행복은 어떠한 상태가 아니라 진행하는 한 방향이라는 말이 있다. 존 러스킨은 "우리의 노력에 대한 가장 값진 보상은 노력 끝에 얻는 무엇이 아니라 그 과정에서 만들어지는 우리 자신의 모습이다"라고 말했다. "참된 위대함은 다른 사람보다 앞서가는 데 있는 것이 아니라, 자신의 과거보다 한 걸음 앞서 나가는 데 있다"라는 인도 속담도 있다.

목표가 원대할수록 실행하기는 힘들어진다. 그렇다고 해서 일부러 작은 목표를 가질 필요는 없다. 중도에 포기하지만 않는다면, 비록 한 번에 흙 한줌씩밖에 옮기지 못하더라도 결국은 태산을 옮겨 놓을 수 있다. 하반신을 쓸 수 없어서 오로지 팔의 힘에만 의지해야 하는 신체적 조건에도 불구하고, 1천 미터 높이의 엘 카피탕 봉 암벽 등반에 성공했던 마크

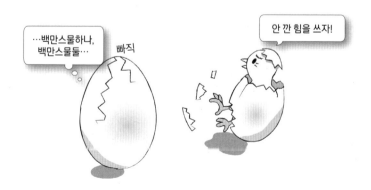

웰먼은 자신의 성공 비결을 묻는 질문에 이렇게 답했다. "한번에 15cm만 오르면 됩니다."

목표가 불가능해 보인다고 해서 매일 불가능한 일을 해내야 한다는 부담을 가질 필요는 없다. 꿈을 날짜와 함께 적어 놓으면 그것은 목표가 되고, 그 목표를 잘게 나누면 계획이 되고, 그 계획을 실행에 옮기면 꿈은 실현되는 것이라고 하지 않는가?

79

최악의 시나리오, 그리 나쁘지 않은 걸?
삶의 불확실성이 주는 선물

"혹시라도 내가 잘못된 삶의 목표를 향해 가고 있는 것은 아닐까?" 이런 불안이 있을 수도 있다. 결론부터 말하자면, 당신이 신이 아닌 이상 그럴 가능성은 분명히 있다. 그래서 도중에 목표를 수정해야 할 수도 있고, 때로는 아예 목표를 다시 세우게 될 가능성도 염두에 두어야 한다. (그런 경우라도 희망의 씨앗을 품고 있다면 언제든 다시 목표를 싹 틔워 새롭게 도전할 수 있다.)

잠시 멈추고 생각해 보자. 항해를 마치고 도착해 보니 '죽고 싶은' 일이 벌어질 가능성과 더 '죽여주는' 일이 벌어질 가능성은 정확히 같다. 콜럼버스의 이야기를 떠올려 보라. 그는 인도에 도착한다는 목표를 달성하는 데는 명백히 실패한 사람이다. 그러나 그 실패의 대가로, 신대륙을 발견했고, 더 큰 횡재를 하지 않았는가? 알렉산더 플레밍은 세균 실험을 하던 배양접시가 곰팡이로 오염되어 연구를 완전히 망친 덕분에, 수많은 인류를 구한 페니실린을 발견할 수 있었다. 내 뜻대로 살아지지만은 않는 삶, 그러기에 삶은 더 흥미진진한 것이 아닌가?

죽여주는 일이면 다행이지만, 죽고 싶은 일이 벌어지면 어떻게 하냐고? 당신이 생각할 수 있는 최악의 시나리오가 고작 죽는 것인가? 그것은 성공한 사람이나 실패한 사람이나 같은 운명 아닌가? 다른 최악의 시나리오를 떠올려 보라. 그것이 죽음보다 두려운가? 막연히 두렵다고 생각하는 일을 피하려 하지 말고 마음속에 당당히 그려서 맞서 보라. 사고, 질병, 사업 실패…. 그 두려움에 대면해 보면 오히려 별것 아닌 것처럼 느껴질 것이다.

후회할 일이 벌어지지 않을까에 대한 두려움도 있지만 미련이 남지 않을까에 대한 두려움도 있다. 후회는 시간이 지나면서 희미해지지만, 하지 않았던 일에 대한 미련은 더 짙어지기도 한다. 후회의 가능성이 그렇듯, 미련의 가능성 역시 인간이라면 누구나 피할 수 없는 것이다.

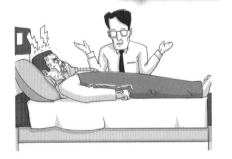

인생의 B와 D, 즉 출생(birth)과 사망(death) 사이에는 C, 즉 선택(choice)이 있다는 말이 있듯이, 삶은 선택의 연속이다. 모든 선택의 결과물은 두 개다. 선택한 길과 선택하지 않은 길이다. 선택하지 않은 길을 시인 프로스트는 '가지 않은 길'이라고 했다. 삶은 선택한 길과 선택하지 않은 길이 씨실과 날실처럼 똑같은 양으로 엮여야 만들어지는 것이다. 그러니 어떻게 미련 없는 삶을 살 수 있겠는가?

우리가 해야 할 일은 가지 않은 길에 대한 미련에 발목이 묶이지 않도록 하는 것이다. 저 넘어 가지 않은 길을 쳐다보다가 지금 가야 할 길이 지체되지 않는다면 선택한 길에서 한 걸음이라도 더 나갈 수 있을 것이고, 그러면 미련을 보상하고도 남을 만한 만족을 얻을 가능성은 점점 높아진다.

시간이 흐른 후에 살아온 날들을 되돌아보면, 괜한 불안과 두려움 때문에 좀 더 잘 살지 못했다는 후회와 미련이 남기도 한다. 우리는 당장 눈앞에서 벌어질 일도 알 수 없는 상황에서 세상을 살아간다. 그래서 죽음에 대한 불안과 더불어 산다는 것에 대한 불안은 모든 생명체에게 필연적인 것이다.

누구나 불안과 두려움이라는 감정을 피할 수는 없지만, 어떤 사람은 불안 성향이 지나치게 강해서, 매 순간이 살얼음 위를 걷는 것처럼 느껴지고, 남들은 신나게 얼음을 지치는 동안에도 간신히 한 걸음씩 내밀며 진땀을 흘린다. 바쁘게 살아가면서 자신을 돌아볼 시간이 없으면 그 불안은 내부에 차곡차곡 쌓인다. 불안을 잊기 위해 당신은 또다시 바쁜 일상으로 자신을 내몬다. 그래서 불안과 스트레스는 불가분의 관계이다. 따라서 기질적 불안을 평가하고 관리하는 것은 삶의 질 측면에서 스트레스 관리의 중요한 요소이다.

혹시 당신은 삶의 흥미진진함과 기대감을 불안이라는 느낌 속에 파묻어 버리는 남다른 성향이 있지는 않은가 진단해 보자. 다음 장의 21개 문항으로 구성된 진단지를 작성해 보라. 지난 한 주 동안 경험한 불안의 정도를 0~3점으로 표시하면 된다.

합산한 점수가 22~26점이면 불안 성향이 높으므로 불안을 조절하기 위한 노력이 필요하다. 27~31점이면 상당히 심한 불안 상태이고, 32점 이상이면 극도로 심한 불안 상태이다.

불안 성향이 있다면 앞에서 소개한 ABCDE 기법을 이용해서, 당신의 불안을 합리적으로 논박해 보라. 더 극적인 시나리오를 만들어, "그래서 이게 그렇게 불안할 일이야?" 하고 자신에게 내밀어 보라. 그래도 고민과 불안이 당신을 쉽게 떠나지 않는다면, 살아오면서 겪었던 고민과 걱정들을 되돌아보라. 그것들이 얼마나 현실적인 것이었는지, 당신이 더 행복하게 되는 데 도움이 되었는지 분석해 보라.

마크 트웨인은 "살아오면서 수많은 재난에 시달렸다. 그런데 그 대부분은 일어나지도 않은 재난이었다"라고 하였다. 생각해 보라. 분하고 억울하지 않은가? 그리 길지도 않은 인생 가운데, 고민과 걱정이라는 해충에게 밥으로 내주고 만 부분이 얼마나 많은지 생각하면 말이다.

불안 검사				
항 목	전혀 느끼지 않았다	조금 느꼈다	상당히 느꼈다	심하게 느꼈다
	0점	1점	2점	3점
가끔씩 몸이 저리고 쑤시며 감각이 마비된 느낌을 받는다.				
흥분된 느낌을 받는다.				
가끔씩 다리가 떨리곤 한다.				
편안하게 쉴 수가 없다.				
매우 나쁜 일이 일어날 것 같은 두려움을 느낀다.				
어지러움(현기증)을 느낀다.				
가끔씩 심장이 두근거리고 빨리 뛴다.				
침착하지 못하다.				
자주 겁을 먹고 무서움을 느낀다.				
신경이 과민해져 있다.				
가끔씩 숨이 막히고 질식할 것 같다.				
자주 손이 떨린다.				
안절부절못해 한다.				
미칠 것 같은 두려움을 느낀다.				
가끔씩 숨쉬기 곤란할 때가 있다.				
죽을 것 같은 두려움을 느낀다.				
불안한 상태에 있다.				
자주 소화가 잘 안 되고 속이 불편하다.				
가끔씩 기절할 것 같다.				
자주 얼굴이 붉어지곤 한다.				
땀을 많이 흘린다. (더위로 인한 것은 제외)				
합 계				

불안 성향이 심한 것으로 진단이 되었다면 전문가를 통한 심리치료를 망설이지 않길 바란다. 의사가 쉽게 뽑아줄 수도 있는 목 안의 가시를 그대로 두고 살면서, 맛난 음식을 먹는 즐거움을 깨끗이 포기할 이유는 없지 않은가?

반은 거꾸로 뛰어야 완성되는 삶의 원리

삶은 스트레스와 함께 발달한다

매슬로의 '욕구위계론'이라는 것을 들어 본 적이 있을 것이다. 인간은 생리적 욕구 외에도 애정, 소속, 관심, 자존감 등에 대한 심리·사회적 욕구, 자아실현과 같은 영적 차원의 욕구를 가지고 있다. 이러한 욕구들이 충족되지 않았을 때 우리는 스트레스를 느낀다. 매슬로의 욕구위계론을 뒤집어 보면, 인간에게는 생리적 스트레스 외에도 심리적 스트레스, 영적 스트레스가 있다는 뜻이 된다.

낮은 차원의 욕구가 만족되면 그다음 차원의 욕구가 일어난다는 욕구위계론은 인간의 성장 발달 과정 속에서도 그대로 적용된다. 초년기에는 생리적 욕구나 안전의 욕구가 스트레스의 주요 원인이 되지만, 나이가 들어감에 따라 그와 같은 욕구의 강도는 점차 감소하고, 애정과 소속의 욕구, 자존감의 욕구와 관련된 스트레스가 나타난다. 그리고 중년기에 이르면 자아실현의 욕구가 구체적으로 드러나면서 실존적 문제에 관한 스트레스가 노년기까지 이어진다. 이렇게 삶은 스트레스와 함께 발달하고 무르익는다.

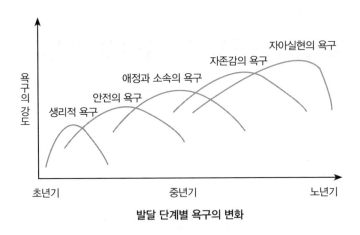

발달 단계별 욕구의 변화

혹자는 삶이 성숙하게 되면서 우리의 관심사는 '무엇(what)'에서 '누구(who)'로, 다음에는 '어떻게(how)'로, 그다음에는 '왜(why)'로 바뀐다고 한다. (매슬로의 욕구위계론과도 상통하지 않는가?) 전에는 느끼지 못했던 내적인 결핍, 공허감, 상실감…. 이것은 당신의 관심사가 새로운 것으로 옮겨지고 있다는 신호이다. 내면세계가 커져서 새로 채울 빈 공간이 생겨났다는 신호이다.

전에 없던 새로운 고통을 경험하지 않는다는 것은 성장의 정체를 뜻한다. 계속해서 허물을 벗지 않는 뱀은 결국 죽고 만다. 그리고 벗겨진 허물은 미련 없이 버려야 한다. 사람이 살아가는 동안 가장 두꺼운 허물을 벗어야 하는 시점은, 융이 '심리적 탄생기'라고 말한 중년기일 것이다. 혹시 지금 당신은 이 시점, 즉 인생의 반환점을 돌고 있는가?

삶의 반환점에 도달하기까지 우리의 목표는 대개 무엇인가를 이룩하고 얻는 것, 즉 성취하는 것이다. 그런데 삶의 성공(成功)이란 '성공(成空)', 바로 원래의 공(空)을 이루는 것이다. 출발했던 지점으로 돌아가는 것이다. 올라갔던 높이만큼 내려오는 것이다.

그러기 위해서는 '성(成)'하고 '취(取)'했던 것에 대한 '반성'과 '반환'이 필요하지 않은가? 자신의 지난 과오를 바로잡고, 용서하고, 용서받고, 세상에서 받은 것을 세상에 돌려주는 것 말이다. 아직 삶의 마지막 순간을 경험해 보지 못한 사람이라도, 임종의 순간에 "좀 더 높이 올라갔어야 하는데…", "좀 더 많이 벌었어야 하는데…"라는 회한을 남기지는 않는다는 것을 알고 있지 않은가?

반환점을 돌아서도 여전히 같은 방향을 보고 뛰려면 결국 뒷걸음질

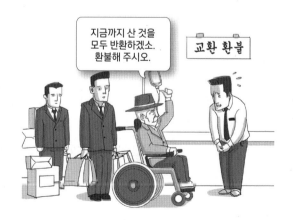

을 하는 우스꽝스러운 모습이 될 것이다. 그러나 실제로 주위를 돌아보면 나이 값을 못하는 발달 지체의 성인들이 너무도 많다. 덩치 값을 못하고 어린 동생과 과자를 두고 다투는 형처럼 말이다. 그들은 결국 자신보다 나이 어린 사람들과도 경쟁을 해야 한다. 삶은 끝까지, 점점 더 고달파진다.

과거나 지금이나 당신의 삶을 힘들게 하는 이유들이 한결같다면, 새로운 스트레스를 경험하지 못하고 있다면, 곰곰이 생각해 보라. 당신은 지금 어디에 있는지.

법정 스님의 『아름다운 마무리』에 실린 글 가운데 일부를 소개한다.

아름다운 마무리는 처음의 마음으로 돌아가는 것이다. 일의 과정에서, 길의 도중에서 잃어버린 초심을 회복하는 것이다
아름다운 마무리는 근원적인 물음, '나는 누구인가' 하고 묻는 것이다. 삶의 순간순간마다 '나는 어디로 가고 있는가?' 하는 물음에서 그때그때 마무리가 이루어진다. 그 물음은 본래 모습을 잃지 않는 중요한 자각이다.
아름다운 마무리는 내려놓음이다. 내려놓음은 일의 결과나 세상에서의 성공과 실패를 뛰어넘어 자신의 순수 존재에 이르는 내면의 연금술이다. 내려놓지 못할 때 마무리는 일어나지 않는다. 그것은 또 다른 윤회와 반복의 여지를 남긴다. 아름다운 마무리는 진정한 내려놓음에서 완성된다.
아름다운 마무리는 비움이다. 채움만을 위해 달려온 생각을 버리고 비움에 다가가는 것이다. 그러므로 아름다운 마무리는 비움이고 그 비움이 가져다주는 충만으로 자신을 채운다.

아름다운 마무리는 지금이 바로 그때임을 안다. 과거나 미래의 어느 때가 아니라 지금 이 순간이 나에게 주어진 유일한 순간임을 안다. 아름다운 마무리는 지나간 모든 순간과 기꺼이 작별하고 아직 오지 않은 순간들에 대해서는 미지 그대로 열어 둔 채 지금 이 순간을 받아들인다.

『아름다운 마무리』 중에서

81

복 짓고 살자
가장 오래 사는 사람들의 직업

받는 것이 더 행복할까, 주는 것이 더 행복할까? 빼앗는 것이 더 스트레스일까, 빼앗기는 것이 더 스트레스일까?

원숭이들은 하루 중 많은 시간을 동료의 털을 골라 주며 보낸다. 연구에 의하면 털 고르기 서비스를 받는 원숭이보다, 서비스를 제공하는 원숭이가 더 스트레스가 적다. 인도의 산티데바는 "세상의 모든 행복은 남을 위한 마음에서 오고, 세상의 모든 불행은 이기심에서 온다"라고 했다. '나쁜'이라는 말의 어원은 '나뿐'이고, '좋은'이라는 말의 어원은 '주는'이라고 한다.

그러나 여기에서 우리의 고민은 시작된다. 자의에 의해서든 타의에 의해서든 생존경쟁이라는 경기에 나서는 순간, 당신은 어쩔 수 없이 다른 사람의 불행을 당신의 행복을 위한 재물로 삼을 수밖에 없다. 살아

남기 위한 경쟁은 고층빌딩이 즐비한 도시를 맹수가 우글거리는 정글보다도 살벌하게 만들고, 최고급 가죽 소파도 가시방석처럼 불편하게 만든다.

그러한 두려움과 불편함을 딛고 경쟁에서 승리하게 되더라도, 승자에게는 일말의 미안함과 개운치 않은 느낌, 또는 새로운 불안과 위기감이 승리세로 부과된다. 그런 느낌이 없이 완전히 승리감에 도취될 수 있는 사람들은 이른바 '공공의 적'일 가능성이 높다. 공공의 적이 아니라면, 사람들은 점차 승자의 지위에 회의를 느끼고, 서서히 자신을 경멸하며 마음 안에 지옥을 들여 놓고 스스로와 싸운다.

다른 사람을 불행하게 하는 것은 결국 스스로를 불행하게 하는 것이다. 'Live(살다)'라는 단어를 거꾸로 쓰면 'evil(악)'이 된다. 다른 사람에 대한 악행, 악담, 악의는 삶을 거스르는 것이다. 이것이 바로 부처가 말한 신업, 구업, 의업이 아닌가? 죄짓지 말고 복짓고 살자. 스트레스를 쌓지 말고 복을 쌓으면서 살자.

복짓고 살면 정말 스트레스가 줄어들까? 자원봉사를 하는 노인들은 그렇지 않은 노인들보다 사망률이 더 낮다. 또한 노인의 신체적 기능 향상, 건전한 생활습관 실천, 풍부한 사회적 지지망 확보에도 유익하다. 무엇보다도 어떤 보이지 않는 가치나 관계와 연결된다는 영적 충만감을 가져다준다.

월드컵에서 우리나라 선수가 골을 넣었을 때 처음 보는 사람과 부둥켜안고 기뻐해 본 적이 있는가? 도대체 왜 남이 넣은 공을 가지고 온 나라 사람들이 너나할 것 없이 좋아하는가? 하지만 이렇게 다른 사람의 성공과 기쁨을 내 것처럼 반길 수 있다면, 삶의 매 순간이 어떻게 행복으로 채워지지 않겠는가?

"누가 가장 행복한 사람인가? 남의 장점을 존중해 주고, 남의 기쁨을 자기의 것인 양 기뻐하는 사람이다. 남을 기쁘게 하고 그것에서 기쁨을 찾는 자는 행복하다"라는 괴테의 말을 기억하라.

물론 현실은 '네가 잘되면 내가 잘못되는' 관계들로 넘쳐난다. '만일 그가 먼저 나에게 잘하면 나도 그렇게 할 수 있다'고 생각하는가? 그것은 상대에게 당신 행동의 결정권을 넘겨주는 것이 아닌가? 어쨌든 현실적으로 쉽지 않은 일이라고 생각하는 당신에게 대다수의 사람들도 공감할 것이다. 그렇다면 당신이 시기하거나 경쟁하지 않아도 되는 관계 속에서 당신이 행복할 수 있는 기회를 찾아보면 된다.

21세기의 경쟁 사회에서 시기와 경쟁을 완전히 제거한 관계를 형성하는 것이 가능할까? 무조건 주고 싶고 양보하고 싶은 마음을 어떻게 불러낼 수 있을까? 여기에 두 가지 선택안을 제시하겠다. 첫 번째는 종교생활을 하는 것이다. (물론 스트레스 해소를 위해서 종교생활을 시작한다면 오히려 최악의 스트레스가 될 수도 있다.) 종교적 성향과는 거리가 먼 사람이라면 두 번째 방법을 추천한다. 자원봉사를 하라. 스트레스는 영혼이 고립된 결과로 일어나는 상태라는 견해도 있다. 이러한 방법들은 당신의 영적 스트레스를 해소시켜 줄 뿐 아니라 삶을 풍성하게 하고 수명을 연장시켜 주고 젊음을 유지시키는 효과가 있다.

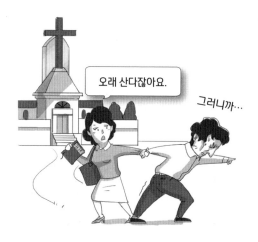

오래 산다잖아요.

그러니까...

두 가지 방법 가운데 먼저 종교생활에 대해 이야기해 보자. 직업별 수명을 비교해 보면, 종교인의 수명이 가장 길고 운동선수와 연예인의 수명이 가장 낮다. 운동선수는 신체적 스트레스, 연예인은 심리적 스트레스가 누구보다 심한 직업이다. 자신을 억누르고 감추든지, 끊임없이 부정하고 극복해야 하는 직업을 가진 사람들에게서 수명이 낮았다는 점도 시사하는 바가 크지만, 종교인의 수명이 가장 길다는 사실도 주목해 볼 만하다.

실제로 종교와 영적 활동(이를테면 기도 같은 것)은 스트레스 치유를 위한 기법으로도 활용되어 왔고, 이들이 신체적 질병의 발생 위험과 사망률을 감소시킨다는 연구 결과들이 있다. 교목이나 군목처럼 기업 내에도 목사가 있어서 직원들의 영적 문제를 돕는 것이 기업의 생산성에 영향을 미치기도 한다.

종교는 스트레스 상황에서 긍정적 측면을 보도록 돕고, 힘든 상황도

의미 있게 받아들일 수 있도록 한다. (이를테면 '하나님의 섭리'로 말이다.) 종교생활은 지지적인 사회적 관계를 확보하는 자연스러운 길이기도 하다. 게다가 건전한 생활양식을 따르는 데는 더없이 강력한 동기가 되지 않는가? 적어도 술, 담배, 다툼, 게으름 같은 것을 권장하는 종교는 없으니 말이다.

보이지 않는 신을 섬길 준비가 되지 않았다면, 보이는 사람을 섬기라. 당신 주변의 사람들과 순수하고 이타적인 유대를 형성하라. 자원봉사를 하면서 영적인 충만감을 느끼고, 한편으로는 놀랍게 달라지는 당신의 표정과 건강을 확인하라. 그것이 복짓고 사는 대가이다. 친절이 당신의 심리적, 행동적 본성이 아니던가? ('10. 바누아투 사람들의 행복' 참고)이러한 내적 태도들로부터 어긋날수록 당신의 심리적 항상성은 위협 받게 되고 알 수 없는 불편과 불안에 시달리게 되는 것이다.

인간이 번창할 수 있었던 것은 자기 자신에게 봉사하려고 했기 때문이 아니라 타인에게 봉사하고 싶었기 때문이라는 말도 있다. 슈바이처는 "나는 운명이 무엇인지는 모르지만, 봉사하는 법을 추구하고 그 방법을 찾아낸 사람이 진정으로 행복하다는 사실은 알고 있다"라고 말했다.

사랑, 용서, 양보, 봉사와 같은 이타적 행동이 실제 치유 효과를 가져온다는 것은 생리학적으로도 설명된다. 사회복지 자원봉사자들은 정신지체아들을 돌볼 때 뇌의 옥시토신 작용 부위가 활성화된다. 옥시토신이 어떤 호르몬인가? (옥시토신에 대한 기억을 환기하고자 한다면 '19. 엔돌핀이 스트레스 호르몬이라니?'를 참고하라.) 이것은 편도체의 흥분을 누그러뜨리고 스트레스 반응을 상쇄할 뿐 아니라, 안정감과 신뢰감을 증진시키는 호르몬으로서, 최근 들어 진정한 행복호르몬으로 주목받고 있는 것이다. 즉, 봉사나 양보 같은 행위는 행복으로 보상된다는 것이 생리학적으로 확인되는 것이다.

"주면 줄수록 기분이 좋아진다. 다른 사람을 도와주고 기분이 나빠지는 일은 거의 없다. 좋은 일에 시간과 돈을 쓰는 사람은 다른 사람보다 자신이 행복하다는 이야기를 40~45% 정도 더 많이 한다." 이것은 종교인이나 자원봉사 단체의 회원이 한 말이 아니라 경제학자인 토드 부크홀즈가 한 말이다.

82

스트레스, 현대의 신화

스트레스와 행복,
꼭 반비례하지 않는다

스트레스를 느끼는 정도와 행복감이 반드시 반비례하는 것은 아니다. 예를 들면 스트레스 정도가 매우 높은 것으로 진단이 되는데 행복지수도 높은 경우가 있다. 이 경우는 스트레스 자체를 삶의 도전이라 여기고 자신이 노력하면 극복할 수 있다는 신념을 가진 사람들에게 나타난다. 한마디로 디스트레스를 유스트레스로 만드는 능력이 있는 사람들이라는 뜻이다.

반대로 스트레스와 행복감이 모두 낮은 경우도 있다. 심신의 활력이 매우 저하되어 있어 어떤 자극에도 반응하지 못하거나, 겉으로 보기에는 삶이 평온하지만 무기력과 무망감에 빠진 사람들에게서 종종 볼 수 있는 경우이다.

스트레스와 행복이 꼭 반비례하지는 않지만, 스트레스 관리의 궁극적 목표가 행복, 웰빙인 만큼 주관적으로 느껴지는 행복감이 점점 높아지는 것은 스트레스 관리의 성과를 질적인 측면에서 평가할 수 있는 의미 있는 지표가 된다.

당신은 지금 얼마나 행복한가? 아래 행복지수 계산법은 4가지 항목으로 구성되어 있다. 4개의 문항에 각각 1~10점으로 응답한 다음 가중치를 곱한다. 점수와 가중치를 곱해서 나온 숫자들을 모두 더한다. (혹시 합계가 100점이 넘었는가? 그렇다면 잘못 계산한 것이니 너무 좋아하지 말고 차분하게 곱셈 부분을 점검해 보기 바란다. 나올 수 있는 최대 점수는 100점이다.) 대략 65점 정도를 한국인 평균으로 볼 수 있다. 6개월 후 또는 1년 후 당신의 행복지수가 얼마나 상승하게 될지도 생각해 보자.

다시 한번 말하지만, 행복지수와 스트레스의 정도가 꼭 반비례하는

나의 행복지수			
문 항	점수 (1~10)	가중치	점수× 가중치
당신은 사교적이고 원기왕성하며 삶의 변화를 잘 받아들이는가?		1	
당신은 긍정적인 인생관을 가지고 있는가? 실패해도 빨리 일어서는가? 삶을 스스로 잘 통제하고 있는가?		1	
건강, 돈, 안전, 선택의 자유, 공동체 의식 등 삶의 기본적 욕구는 잘 충족되는 편인가?		5	
필요할 때 도움을 구할 사람이 주위에 많이 있는가? 지금 하고 있는 일을 열심히 하는 편인가? 목표를 달성하기 위해 애쓰고 있는가?		3	
합 계			

것은 아니다. 잠시 책의 앞부분에서 했던 이야기로 돌아가 보자. 웰빙은 말 그대로 잘(well) 존재한다(being)는 뜻이다. 잘 존재하고 있는 상태를 교란하고 압박(stress)하는 것이 스트레스이다. 그러한 웰빙은 스트레스 반대편이 아닌 스트레스 너머에 있다. 스트레스에서 자유로운 사람은 없다. 유스트레스를 제대로 즐기고, 디스트레스까지도 유스트레스로 바꾸는 능력에 당신의 웰빙과 행복이 달려 있다.

앞에서 통증은 혈압, 체온, 호흡, 심박수와 더불어 제5의 생체 활력 징후(vital sign)로 일컬어진다고 했다. 우리는 통증을 느낌으로 인해서 몸의 이상을 알고 병원을 찾아가게 된다. 통증을 느끼지 못하면 상처가 곪아 다리를 잘라내야 할 지경이 되거나 배 안의 암 덩어리가 주먹만큼 커져도 모를 수 있다. 스트레스도 그러하다. 생명체가 심신의 스트레스를 느끼지 못한다면 항상성 상태에서 이탈된 상태는 보상될 기회를 가질수 없다. 신체적으로든 심리적으로든 비정상을 인식하는 능력, 스트레스성 자극을 인식하는 능력은 생존에 있어 필수적이다. 그래서 스트레스는 생명 현상의 또 다른 표현이다.

생명 활동을 일컫는 대사(metabolism)라는 말의 어근인 'meta'가 변화(change)를 뜻한다는 사실에서 알 수 있듯이 생명의 본질은 변화이다. 변화를 추진하는 동기가 바로 스트레스인 것이다. 스트레스란 몸과 마음에 변화의 동기를 일으켜 새로운 적응을 획득하게 해주는 자극이다.

삶은 고난의 연속이고 스트레스는 살아 있는 한 피할 수 없는 것이라고 실망하지 말라. 아무런 자극도 없이 늘 반복되는 지루한 일상 속에서 행복감을 느끼는 사람은 없다. 사실 그런 상황이야말로 인간에게 가장 큰 스트레스가 된다는 것을 앞에서 보지 않았는가? 욕구가 충족되지 않을 때 느끼는 스트레스라는 경험은 당신에게 행동의 동기를 유발하고, 그 결과 당신은 지금의 상황에서 벗어나 더 발전된 모습으로 성장하게 된다. "사람의 한평생은 욕구 충족의 연속"이라고 했던 매슬로의 말에 비추어 보면, 스트레스는 자아실현이 동기가 된다. 자아실현은 곧 아리스토텔레스가 말한 유데모니아, 즉 행복, 웰빙이다.

때로 우리는 "청소는 스트레스다"라고 말하기도 하고 "청소 때문에 스트레스를 받는다"라고 말하기도 한다. 똑같은 말처럼 보인다면, 문법적으로 잘 비교 분석해 보라. 전자는 스트레스를 원인으로 말하고 있고 후자는 결과로 말하고 있다. 한편 어떤 사람은 "쇼핑은 스트레스다"라고 하고 어떤 사람은 "쇼핑하면 스트레스가 풀린다"라고 한다. 결국 스트레스는 정확히 무엇을 말하는지도 모호하고, 객관적으로 어떤 것이 스트레스라고 정의를 한다고 해도 사람에 따라 스트레스에 반응하는 방식과 심신이 받는 영향은 다르다. 그래서 어떤 학자들은 스트레스란 환상에 불과하다고도 한다.

찰스 스윈돌 목사는 "삶에 있어서 객관적 사실은 인생을 통틀어 겨우 10%에 불과하고, 나머지 90%는 그 일들에 대한 우리의 반응이다"라고 말했다. 그렇다. 사실 우리는 스트레스라는, 우리가 만들어 낸 환상과 싸우면서 스스로 고통과 병을 만들고 있는 것인지도 모른다. 자기 그림자에 쫓기는 강아지처럼 말이다.

설령 스트레스가 환상에 불과하다고 하더라도, 우리의 마음을 화나게 하고 몸을 긴장시키고, 결국 질병까지 유발하는 일들이 '분명히' 있다. 그러나 인간은 마음먹기에 따라 디스트레스도 유스트레스로 바꾸어 행복과 성공의 기회로 만들 수도 있다.

필리핀의 고산지역에 사는 어떤 부족에는 '싫어하다', '미워하다'라는 말이 없다. 또 어떤 아메리카 인디안 부족에는 '거짓말'이라는 단어가 없다고 한다. 그래서 그들의 사고방식이나 행동에도 싫어함, 미워함, 거짓말이 존재하지 않는다.

당신이 '스트레스'라는 말을 사용할 때마다 당신의 몸은 스트레스 모드로 바뀌고 당신은 스트레스 상황에서 해야 할 행동들을 하게 된다. 지고 있는 경기 도중에 선수들이 입을 모아 함께 "파이팅!"을 외치면 힘이 난다. 당신의 마음속에 부정적인 의미로 각인되어 있는 스트레스라

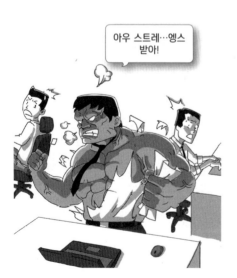

아우 스트레…엥스 받아!

는 말을 뽑아내고 그것에 다른 이름을 붙여보라. 비타민S라고 해도 좋고, 스트렝스(strength)라고 해도 좋다. "아우, 스트레…엥스!"라는 말이 스트레스에 대한 당신의 태도를 새롭게 형성해 줄 것이다.

유대인 수용소에서 살아남은 유태인 의사 빅터 프랭클은 "한 인간에게서 모든 것을 빼앗아 갈 수

는 있지만, 한 가지 자유는 **빼앗아** 갈 수 없다. 바로 어떠한 상황에 놓이더라도 삶에 대한 태도만큼은 선택할 수 있는 자유이다"라고 말했다. 존 호머 밀스는 "삶이란 우리의 인생 앞에 어떤 일이 생기느냐에 따라 결정되는 것이 아니라, 우리가 어떤 태도를 취하느냐에 따라 결정되는 것이다"라고 하였다.

'스트레스'에 대한 '태도', 이 두 개의 100점짜리 단어가 당신의 삶을 만점으로 만들어 주는 것이다.

스트레스 처방전

SMART한 스트레스 관리 계획

이제 '인간다운' 마무리를 준비할 때가 되었다. 인간과 동물을 구별하는 인간만의 고유한 행동, 바로 약속이다. 어떤 목표를 가지고, 어떻게 스트레스를 관리할지 스스로와 약속해 보자.

스마트(SMART)한 계획 수립의 원칙을 아는가? S(simple, specific), 단순하게 구체적으로 목표를 설정하는 것이다. M(measurable), 측정 가능한 목표를 설정하는 것이다. A(achievable), 성취 가능한 목표를 설정하는 것이다. R(realistic), 현실적으로 실천할 수 있는 계획을 세우는 것이다. T(timed), 기한이 설정된 계획을 세우는 것이다. SMART의 다섯 가지 원칙을 기억하고 나만의 스트레스 관리 계획을 만들어 보자.

자, 먼저 지금의 당신에 대해, 그리고 당신의 스트레스에 대해 알고 있는 모든 내용을 다음 장의 '변화 목표 세우기' 표의 '현재' 칸에 기입해 보라. 정확히 알지 못하는 항목은 생략해도 좋다. 그다음 오른쪽 칸에 당신의 변화 목표를 기입해 보라.

변화 목표 세우기			
평가 항목		현재	20 년 월까지의 변화 목표
심리적 상태	스트레스 행동유형		
	스트레스 반응 정도		
	행복지수		
	스트레스 취약성(180~181쪽 표에서 구체적 항목들을 골라내라)		
	스트레스 대처 양식(183~184쪽 표에서 구체적 항목들을 골라내라)		
	기타 :		
생리적 상태	BMI(체질량지수) 또는 체지방량		
	허리둘레		
	시력		
	혈압		
	진단된 질병 유무		
생활습관	흡연량		
	카페인, 탄산음료		
	음주		
	수면량, 수면습관		
	식습관, 식사시간		

이제 목표한 변화를 이끌어 내기 위해 필요한 스트레스 관리법들을 선택하라. 이 책에서 당신은 수많은 스트레스 관리법을 소개받았다. 발밑에 브레이크를 그리거나 한방차를 마시는 것 같은 간단한 방법에서부터 ABCDE 기법, 마음기르기 방법, 사점찍기, 호흡법, 심상법, 근육이완법, 123 요가…. 책장을 처음부터 천천히 넘겨 가면서 필요한 방법들을 선택하라. 다음 장 '나의 스트레스 처방전'에 선택한 관리법들과 그것들을 실천해야 할 상황, 빈도 등을 구체적으로 적는다. 물론 이 책에 없는 방법, 나만의 방법도 얼마든지 추가할 수 있다.

일상의 가장 작은 부분부터 바꾸라. 일상을 바꾸기 전에는 당신의 삶을 변화시킬 수 없다. '21일의 법칙'을 아는가? 어떤 새로운 습관이든 처음 21일만 불편함을 감수하고 실행하면 몸과 마음이 길들여지게 된다. 그렇게 작은 하나를 바꾸면 당신은 당신 자신을 믿게 된다. 그것이 바로 '자신감(自信感)'이다. 자신감은 더 큰 목표에도 과감히 달려들 수 있는 용기와 포기하지 않는 끈기의 연료이다.

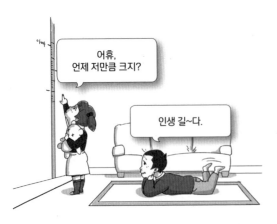

일보후퇴해도 이보전진하면 된다. 구보후퇴해도 십보전진하면 언젠가는 도착한다. 욕심을 내지 말고 소걸음으로 만 리를 갈 준비를 하라. 모든 것을 완벽히 실행하겠다는 각오보다는 사흘마다 작심삼일 하겠다는 여유 있는 마음이 오히려 낫다. 어쨌든 첫 발걸음을 가볍게 하고 시작하는 것이 성공의 확률을 높인다. 성공의 확률을 높이는 더욱 확실한 비결은 한 번 더 시도하는 것이다.

나의 스트레스 처방전	
내가 선택한 관리법	실천 계획 (실행할 상황과 빈도를 구체적으로)
1.	
2.	
3.	
4.	
5.	
6.	
7.	
8.	
9.	
10.	

오늘 시작하라. 미룬 일은 포기해 버린 일이나 마찬가지라는 피터 드러커의 말을 기억하라. 실천 여부를 다이어리나 달력 귀퉁이에 매일 짧게라도 기록하라. ('적자생존', 적는 자가 살아남는다는 말도 있지 않은가?) 매일의 기록은 꾸준히 실천할 수 있는 동기, 그리고 중단했다가도 다시 시작할 수 있는 동기를 계속 공급해 준다.

84

신에게서 받은 10가지 규칙

당신에게 남겨진 숙제

끝으로, 산스크리트어로 전해져 오는 오래된 가르침을 소개한다. 이것은 오래전에 당신이 신에게서 받았던 10가지 규칙에 관한 것이다. 누구나 태어나기 전에 반드시 이 규칙들을 배운다. 배운 기억이 나지 않는가? 10가지 규칙을 천천히 읽어 보라. 정확히 언제, 어디서 배웠는지는 기억이 나지 않아도 글자들이 마음속에 어떤 울림을 만든다면, 당신의 마음속 어딘가에 남아 있는 기억과 공명하기 때문일 것이다.

1. 당신은 '몸'을 받게 될 것이다. 그것이 마음에 들 수도 있고 들지 않을 수도 있다. 하지만 이번 생에서는 그 몸을 가지고 살아야 한다.
2. 당신은 '교훈'을 배우게 될 것이다. 당신은 '인생'이라고 불리는 평생학교에 다니게 된다. 그 학교에서 매일 무언가 교훈을 얻을 기회를 얻게

될 것이다. 당신은 그 교훈을 좋아할 수도 있고, 무의미하다거나 바보 같다고 여길 수도 있다.

3. 실수란 없다. 교훈만 있을 뿐이다. 시행착오라는 실험을 통해 당신은 성장하게 된다. 실패라는 실험은 중요한 과정의 일부분일 뿐 아니라, 인생에서 결정적인 역할을 해줄 것이다.

4. 교훈은 당신이 그것을 받아들일 때까지 계속 조금씩 모습을 바꾸어 당신 앞에 나타날 것이다. 그 교훈을 습득한 후에야 다음 교훈으로 넘어갈 수 있다.

5. 삶의 교훈을 배우는 공부에는 끝이 없다. 인생의 모든 부분이 당신에게 가르침을 줄 것이고, 당신이 살아 있는 한 배움은 계속될 것이다.

6. '지금 여기'보다 나은 곳이란 없다. 당신이 옮겨가고 싶어 안달하는 '그곳'에 도달하더라도 또 다른 '그곳'을 떠올리며 불만에 젖게 될 것이다.

7. 다른 사람은 당신의 거울이다. 다른 사람들에게 발견한 장점이나 단점이 있다면, 그것은 대개 당신 자신의 장점이나 단점일 것이다.

8. 당신이 인생을 어떻게 만들 것인가는 오로지 당신 몫이다. 필요한 도구와 자원은 모두 당신에게 주어져 있다. 그것을 무엇에 사용할지는 당신의 결정에 달렸다. 선택은 당신이 하는 것이다.

9. '인생의 해답' 역시 당신이 이미 가지고 있다. 당신이 할 일은 그것을 들여다보고, 그것에 귀를 기울이고, 그것을 믿는 것이다.

10. 아쉽게도 당신은 태어나자마자 이 모든 규칙을 기억하지 못할 것이다.

이 규칙을 다시 회복하는 것은 모두 당신의 몫이다. 이 땅에서 그것을 회복하기를!

'변화 목표 세우기' (421쪽)와
'나의 스트레스 처방전' (423쪽)에
작성한 내용을 검토해 보고
보완이 필요할 때는
다음 장의 '더 멋진 변화 목표 세우기'와
'더 완벽한 나의 스트레스 처방전'을 작성한다.

'더 멋진' 변화 목표 세우기			
평가 항목		현재	20 년 월까지의 변화 목표
심리적 상태	스트레스 행동유형		
	스트레스 반응 정도		
	행복지수		
	스트레스 취약성(180~181쪽 표에서 구체적 항목들을 골라내라)		
	스트레스 대처 양식(183~184쪽 표에서 구체적 항목들을 골라내라)		
	기타 :		
생리적 상태	BMI(체질량지수) 또는 체지방량		
	허리둘레		
	시력		
	혈압		
	진단된 질병 유무		
생활습관	흡연량		
	카페인, 탄산음료		
	음주		
	수면량, 수면습관		
	식습관, 식사시간		

'더 멋진' 변화 목표 세우기			
평가 항목		현재	20 년 월까지의 변화 목표
심리적 상태	스트레스 행동유형		
	스트레스 반응 정도		
	행복지수		
	스트레스 취약성(180~181쪽 표에서 구체적 항목들을 골라내라)		
	스트레스 대처 양식(183~184쪽 표에서 구체적 항목들을 골라내라)		
	기타 :		
생리적 상태	BMI(체질량지수) 또는 체지방량		
	허리둘레		
	시력		
	혈압		
	진단된 질병 유무		
생활습관	흡연량		
	카페인, 탄산음료		
	음주		
	수면량, 수면습관		
	식습관, 식사시간		

'더 멋진' 변화 목표 세우기		
평가 항목	현재	20 년 월까지의 변화 목표
심리적 상태 스트레스 행동유형		
스트레스 반응 정도		
행복지수		
스트레스 취약성(180~181쪽 표에서 구체적 항목들을 골라내라)		
스트레스 대처 양식(183~184쪽 표에서 구체적 항목들을 골라내라)		
기타 :		
생리적 상태 BMI(체질량지수) 또는 체지방량		
허리둘레		
시력		
혈압		
진단된 질병 유무		
생활습관 흡연량		
카페인, 탄산음료		
음주		
수면량, 수면습관		
식습관, 식사시간		

'더 완벽한' 나의 스트레스 처방전	
내가 선택한 관리법	실천 계획 (실행할 상황과 빈도를 구체적으로)
1.	
2.	
3.	
4.	
5.	
6.	
7.	
8.	
9.	
10.	

'더 완벽한' 나의 스트레스 처방전	
내가 선택한 관리법	실천 계획 (실행할 상황과 빈도를 구체적으로)
1.	
2.	
3.	
4.	
5.	
6.	
7.	
8.	
9.	
10.	

'더 완벽한' 나의 스트레스 처방전	
내가 선택한 관리법	실천 계획 (실행할 상황과 빈도를 구체적으로)
1.	
2.	
3.	
4.	
5.	
6.	
7.	
8.	
9.	
10.	

MANAGING STRESS FOR YOUR PERFECT LIFE
삶을 만점으로 만드는 스트레스 관리
스트레스 핸드북

초판인쇄　2017년 7월 27일
초판발행　2017년 8월　3일

저　　자　신경희
펴 낸 이　김성배
펴 낸 곳　도서출판 씨아이알

책임편집　박영지, 김동희
디 자 인　윤지환, 윤미경
제작책임　이헌상

등록번호　제2-3285호
등 록 일　2001년 3월 19일
주　　소　(04626) 서울특별시 중구 필동로8길 43(예장동 1-151)
전화번호　02-2275-8603(대표)
팩스번호　팩스번호02-2275-8604
홈페이지　www.circom.co.kr

I S B N　979-11-5610-327-1 03510
정　　가　17,000원